U0654058

住院医师规范化培训用书

精准医学出版工程·精确麻醉系列

丛书主审 罗爱伦 曾因明 总主编 于布为

博极

门诊及手术室外的精确麻醉

主编 马正良 杨立群 顾小萍

PRECISION ANESTHESIA
FOR AMBULATORY SURGERY
AND OUTSIDE THE OPERATING ROOM

上海交通大学出版社
SHANGHAI JIAO TONG UNIVERSITY PRESS

内容提要

  本书为"精准医学出版工程·精确麻醉系列"图书之一。全书共分为11章，内容涵盖了门诊及手术室外麻醉的各个方面，详细介绍了门诊及手术室外麻醉的基本概念、重要性和实施原则，为读者提供了一个全面的理论框架；深入探讨了各种麻醉药物的药理学特性、适应证和禁忌证，以及如何根据患者的具体情况进行合理选择和使用。本书可供麻醉科、日间手术临床医师及相关研究人员阅读参考。

图书在版编目（CIP）数据

门诊及手术室外的精确麻醉 / 马正良，杨立群，顾
小萍主编 ． -- 上海：上海交通大学出版社，2025.3.
ISBN 978-7-313-32036-0

 Ⅰ．R614

中国国家版本馆 CIP 数据核字第 2024RM9692 号

门诊及手术室外的精确麻醉
MENZHEN JI SHOUSHUSHIWAI DE JINGQUE MAZUI

主　　编：马正良　杨立群　顾小萍	
出版发行：上海交通大学出版社	地　　址：上海市番禺路 951 号
邮政编码：200030	电　　话：021-64071208
印　　制：上海万卷印刷股份有限公司	经　　销：全国新华书店
开　　本：787 mm×1092 mm　1/16	印　　张：16
字　　数：369 千字	
版　　次：2025 年 3 月第 1 版	印　　次：2025 年 3 月第 1 次印刷
书　　号：ISBN 978-7-313-32036-0	
定　　价：108.00 元	

版权所有　侵权必究

告读者：如发现本书有印装质量问题请与印刷厂质量科联系

联系电话：021-56928178

"精准医学出版工程——精确麻醉系列"
编委会

丛书主审　罗爱伦　曾因明

总　主　编　于布为

编　　委　（按姓氏笔画排序）

马正良	王秀丽	王英伟	王国年	王国林
石学银	冯艺	朱涛	华薇	刘学胜
严佳	苏帆	杨立群	吴镜湘	沈晓凤
宋海波	罗艳	姜虹	姜丽华	姚尚龙
袁红斌	夏明	顾小萍	顾卫东	徐子锋
徐美英	郭向阳	韩文军	熊源长	缪长虹
魏嵘				

学术秘书　薛庆生

本书编委会

主　　编　　马正良　杨立群　顾小萍

副 主 编　　欧阳文　苏　跃　杨　瑞　刁玉刚　吕蕴琦　孙德峰

编　　委　　（按姓氏笔画排序）
　　　　　　王　晓　冯　艳　刘友坦　孙玉娥　李冰冰　张　伟
　　　　　　张灵敏　郑吉健　侯百灵　聂　煌　钱　玥　桑诺尔
　　　　　　程智刚

秘　　书　　钱　玥　李轶璇

总　序

　　无论中西方，医学发展的早期都基于朴素的自然主义哲学思想。在远古时期，人类的生存主要依赖于狩猎活动。由于生产力低下，那时人类还无法制造高效率的生产工具和武器，只能依赖人海战术去围猎动物，因此受伤乃至死亡都是不可避免的，这就促使人们探索如何去救治这些伤者。人们发现，指压身体某个部位会产生酸麻胀感，以及镇痛作用，因而萌发了经络学说的基础。而在采集野生植物以果腹的同时，人类又对其药用价值有了体会，产生了中医药学的基础。在几乎同一时期，中国出现了扁鹊而古希腊出现了希波克拉底，这显然不是偶然。后来，火的发现以及冶炼技术的发展，使医疗器械的发展迈上了快车道。我在希腊博物馆里看到的据称是希波克拉底用过的手术器械，已与现代手术器械几无二致。这些都说明，在医学发展的早期，东西方走的几乎都是相同的路。

　　然而，在随后的历史岁月中，中医逐渐趋于以针灸、汤药、外敷为主要治疗手段，更加强调调理机体内部各脏腑间的功能平衡以及维持与外界的平衡关系。而西方医学的发展之路，则更加偏重于基于理论指导的所谓科学化的发展之路，如对人体解剖结构的研究，魏尔肖细胞病理学概念的提出，培根科学方法论的建立，基于解剖学的外科手术技术的发展，以及现代医院组织形式的确立及在全世界范围的推广。这些都使得西医这种所谓现代医学，在近代逐渐发展成为医学的主流。而在中华人民共和国成立后，有感于西医人才匮乏和广大农村地区缺医少药的现实，毛泽东特别强调要努力发掘中医药这座宝库，大力培养中医人才，把医疗卫生工作的重点放到农村去。这一系列的指示，使得中医药的发展得到了保证。尽管如

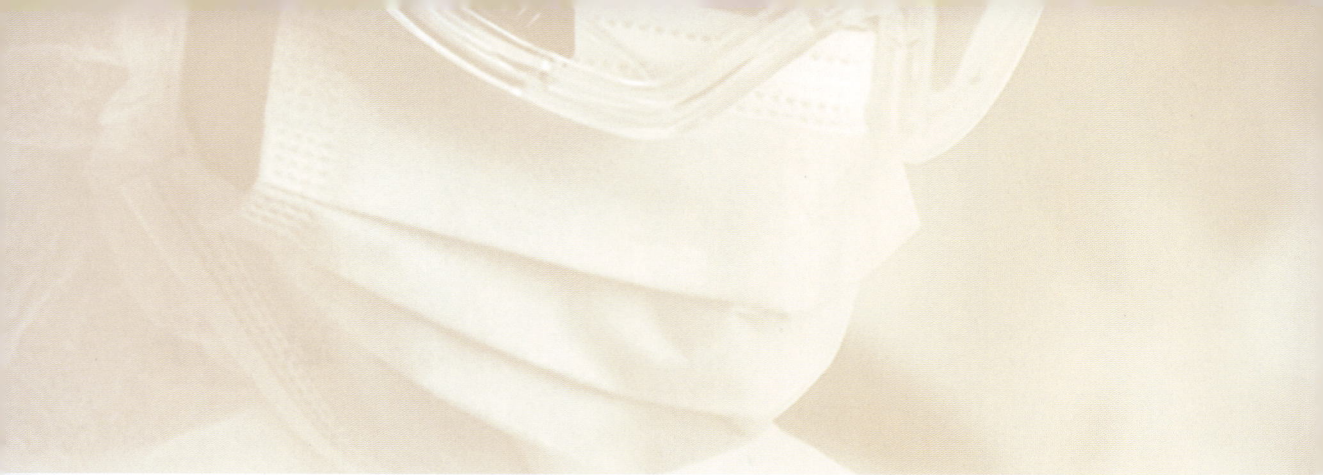

此，相较于西医系统而言，中医中药学的发展仍然滞后，特别是在麻醉学领域更是如此。以上对中医和西医这两个大类系统进行了简单的比较。

其实，从医学发展的趋势来看，无论西医还是中医，目前大体上仍然都处于经验医学为主的阶段，处于由经验医学向精准医学转化的进程中。精准医学，就我的理解而言，是一个相对于经验医学的概念；其需要被准确地定义，仍有待发展和完善。仔细回忆，"精准"这个词，在20年前，中国大陆是不太常用的。那时常用的词是什么呢？是精确。随着两岸交流的日益增多，一些来自中国台湾的惯用词开始在大陆流行，精准就是其中之一。特别是在美国前总统奥巴马提出发展"precise medicine"后，大陆的医学专家就将其译为精准医学。相对于以患者的症状体征和主诉为主要诊断依据的经验医学，精准医学更加强调客观证据的获取，这样的进步与循证医学的兴起不无关系。其实，精准医学也有不足的一面，很多问题有待进一步厘清。比如，我们经常需要抽取患者一定量的血液来做检查，将化验结果当作患者当前的状态，殊不知这个化验结果，不过是患者抽血时的状态而已。再比如，我们给患者口服用药，每日口服三次的药物，本应间隔8小时，却分别在白天的早、中、晚用药，这样真的合理吗？但大家很难改变现状。毕竟在半夜叫醒患者服药，对于患者和值班护士都是折磨。千里之行，始于足下，我们应当从最细微之处做起。

长久以来，麻醉界一直以心率、血压是否平稳，或者再加上苏醒是否迅速等，作为评判麻醉好坏的标准。这就导致在麻醉诱导后，使用小剂量血管收缩药来维持血压成为一种普遍的做法。近年来，以美国为代表的所谓干派麻醉，更是要求麻醉诱导后的整个手术期间都不允许输入较大量的液体，以避免体内液体超负荷，影响术后恢复；随着循证医学的强势崛起，以及国内规范化培训的全面铺开，这种理论和做法成为每一个接受培训的年轻医生都必须掌握的权威。但从结果来看，很多规培毕业生在临床麻醉的实践中"险象环生"，科室不得不对他们进行再培训，甚至强制他们短期脱岗接受再培训。因而，欧美主流麻醉理论在临床科学性方面是有待商榷的。

关于精确麻醉，1999年，我首次提出了"理想麻醉状态"这一中国麻醉的独创理论。理想麻醉状态，是对麻醉过程中所有可监测到的人体指标，都规定它们的正常值范围；在麻醉和手术过程中，只要将这些指标都控制在正常值范围内，就能杜绝患者发生意外的可能性。"理想麻醉状态"理论和欧美主流麻醉理论的最大区别，就在于前者是以人体各脏器的良好灌注为目标，而并非仅以血压这一相对表象的指标为判断标准。在1999年到2009年，我担任中华医学会麻醉学分会第十届委员会主任委员的十年间，就"理想麻醉状态"这一理论进行了全国巡讲，并举办了几十期的县级医院麻醉科主任培训班。约有数千人参加了这些培训，使得中国麻醉的整体安全水平得到迅速改善。在2018年国家卫生健康委新闻发布会上，国家卫生主管部门领导就中国何以能在短短十几年的时间里，将医疗可及性和医疗质量指数排名从110位快速提升到48位做了回答，其中就特别提到麻醉学科的进步所做的贡献。这是卫生主管部门领导对我们努力的高度肯定。在新冠病毒流行期间，应用这一理论指导新冠肺炎危重症患者的救治，也取得了良好的成绩。以上是精确麻醉在临床实际应用方面的贡献。

"精确麻醉系列"是"精准医学出版工程"丛书的一个组成部分。本系列目前已有13个分册，其内容涵盖了产科、儿科、骨科、胸外科、神经外科、整形外科、老年患者、肿瘤患者、手术室外及门诊手术的精确麻醉，以及中西医结合的精确麻醉、疼痛精确管理、精确麻醉护理、精确麻醉中的超声技术等。各分册的主编均为国内各相关麻醉领域的知名专家，均有扎实的理论基础和丰富的临床实践经验，从而保证了本系列具有很高的专业参考价值。本系列可作为临床专科医生工作中的参考书，规培医生和专培医生的自学参考书，对于已经获得高级职称的专业人员，也有望弥补经验方面的某些不足。总体而言，这是一套非常有意义、值得推荐的参考书籍。

精确麻醉今后将走向何方？以我个人之愚见，大概率有两个目标。其一是以人工智能为基础的自动化麻醉，这一突破，可能就在不远的将来。其二则是以遗传药理学为基础、完全个体化的、基于患者自身对药物不同敏感性所做出的给药剂量演算以及反馈控制计算机的给药系统，真正实现全自动的精确麻醉管理。只有完成了这两个目标，我们才真正意义上实现了完整的精确麻醉。

于布为

2024 年 6 月 20 日

草于沪上寓所

前　言

　　在现代医学领域，麻醉学作为一门至关重要的学科，不断推动着手术安全与患者舒适度的提升。随着医疗技术的发展和患者需求的多样化，门诊及手术室外的麻醉管理逐渐成为麻醉学领域关注的焦点。《门诊及手术室外的精确麻醉》一书旨在深入探讨和总结这一领域的最新进展和实践经验，为临床麻醉医师提供科学、实用的指导。

　　近年来，随着医疗资源的优化配置和患者对医疗服务便捷性需求的增加，门诊手术及手术室外的诊疗活动日益增多。手术室外麻醉主要指在手术室以外的场所为接受手术、诊断性检查或治疗性操作的患者所实施的麻醉；门诊手术麻醉是指在门诊进行的镇静镇痛诊疗以及麻醉诊疗；日间手术又称为门诊手术、非住院手术、当日手术以及诊室手术，是指患者的住院、手术与出院在24小时内完成的手术。这不仅包括了传统的门诊小手术，还涵盖了各种内镜检查、介入治疗、日间手术等，需要精确的麻醉管理以确保患者的安全和舒适。

　　然而，门诊及手术室外麻醉面临着诸多挑战。首先，由于手术室外环境的特殊性，如缺乏完备的监测设备、急救设施等，对麻醉医师的临床技能和应急处理能力提出了更高的要求。其次，患者群体的多样性和复杂性也增加了麻醉管理的难度。最后，快速康复的需求也对麻醉药物的选择和麻醉技术的运用提出了新的挑战。在这样的背景下，精确麻醉的概念应运而生。精确麻醉强调根据患者的具体情况和手术需求，制订个性化的麻醉方案，以最小的药物剂量达到最佳的麻醉效果，同时最大限度地减少麻醉并发症的发生。

　　《门诊及手术室外的精确麻醉》一书共分为11章，内容涵盖了门诊及手

术室外麻醉的各个方面，详细介绍了门诊及手术室外麻醉的基本概念、重要性和实施原则，为读者提供了一个全面的理论框架；深入探讨了各种麻醉药物的药理学特性、适应证和禁忌证，以及如何根据患者的具体情况进行合理选择和使用。本书的一大特色是根据具体的诊疗内容，提供丰富的临床经验和实用的策略，通过对常见并发症的分析，指导读者如何采取有效的预防措施和应急处理方法，以确保患者的安全。

参与编写本书的专家共22位，他们都是我国手术室外麻醉的著名专家，每位专家所在的医院年门诊及手术室外麻醉量均超过10万台，甚至更多，在门诊及手术室外麻醉管理方面拥有有丰富的经验。本书含有20余万字的文字叙述和多幅图表说明，根据常见的门诊及手术室外麻醉的类型进行章节划分，涵盖消化内镜、门诊妇科、无痛纤维支气管镜、日间手术、影像镇静检查等，内容广泛丰富。本书以其全面的内容、实用的指导和前沿的视角，为临床麻醉医师提供了一系列宝贵的参考资料。希望通过本书的学习和实践，相关麻醉医师能够提高门诊及手术室外麻醉的安全性和有效性，为患者提供更加优质的医疗服务。

尽管我们在编写本书时，力求内容的全面性、准确性和实用性，但由于医学领域的快速发展和个体差异的复杂性，书中可能存在一些局限性和不足之处。首先，由于篇幅和时间的限制，仍难全面概括门诊及手术室外麻醉有关的理论知识、技能以及最新研究成果；其次，本书虽然描述了相关患者的临床关注重点以及处理流程，但是每位患者都具有其个体性，因此书中的麻醉方案和建议可能需要根据实际情况进行调整；最后，尽管我们努力提供客观和科学的信息，但个人的经验和观点可能在一定程度上影响内容的呈现。我们鼓励读者结合自己的临床经验和最新的研究成果，对书中的内容进行批判性思考和应用。

我们深知，医学是一个不断发展和进步的领域，我们期待读者的反馈和建议，以便在未来的版本中不断改进和完善本书。我们希望《门诊及手术室外的精确麻醉》能够成为临床麻醉医师和相关医疗工作者的有益参考，同时也期待与广大同仁共同推动麻醉学的发展。

马正良　杨立群　顾小萍

目　录

第一章
门诊及手术室外麻醉概论

第一节 门诊及手术室外麻醉的发展简史

20 世纪初，一位美国麻醉医师 Ralph Waters 在艾奥瓦州 Sioux 市开设了一家门诊麻醉诊所，为牙科及小型外科手术提供麻醉，这是现代门诊手术麻醉中心的雏形。非住院患者手术麻醉（亦称门诊手术麻醉）的正式发展是在 1984 年。门诊手术的麻醉指为非卧床或门诊患者所实施的麻醉，最初仅指为医师诊所中的患者实施的简单麻醉，现已发展为临床麻醉的一个庞大分支。随着微创技术及麻醉药物的发展，发达国家门诊手术发展迅速，门诊手术占所有择期手术量的比例逐年攀升，甚至高达 70%。门诊手术给患者、医疗服务提供者带来诸多益处，可以将医院资源消耗降到最低。我国的门诊手术也正处于快速增长期。

手术室外麻醉主要指在除手术室以外的场所为接受手术、诊断性检查或治疗性操作的患者所实施的麻醉。随着麻醉与手术技术的提高，检查和治疗的种类、复杂程度及适应证的增加，门诊及手术室外手术和麻醉的发展得到迅速发展，麻醉医师走出手术室实施麻醉的机会不断增加。在门诊及手术室外实施麻醉的优点有很多，其中包括：患者易于接受，尤其是老年人及儿童；不需要依赖医院的床位；择期手术的安排更具弹性；感染、呼吸系统并发症等的发生率和死亡率低；患者总的手术花费减少。现代医学的发展对门诊及手术室外手术和麻醉的发展具有促进作用，门诊及手术室外手术的患者再次就诊率明显降低。

在门诊及手术室外全面开展中小型手术已是现代综合医院发展的一项新动向。近年欧美各国正在大力开展此方面的工作，建立了日间手术（ambulatory surgery）。日间手术患者数量占手术总例数的比例逐年攀升，有些国家已达到手术量的 50%～60%。治疗观念的改变、外科麻醉技术的改变及医疗保险的要求等因素是促使日间手术发展的重要因素。日间手术概念最早由英格兰的 James Henderson Nicoll 医师提出。Nicoll 医生鼓励患者术后早期下床活动并回家，术后由护士进行随访，这种方案不仅降低了交叉感染的风险，还克服了床位紧张和经费不足的问题。随着 1984 年日间手术麻醉学会（Society for Ambulatory Anesthesia，SAMBA）和 1989 年英国日间手术协会的成立，日间手术麻醉作为一个麻醉亚专科得到迅速发展。国际日间手术协会（International Association for Ambulatory Surgery，IAAS）于 2013 年将日间手术定义为患者入院、手术和出院在 1 个工作日中完成的手术，除外在医师诊所或医院开展的门诊手术。2015 年中国日间手术联盟（China Ambulatory Surgery Alliance，CASA）将日间手术定义为患者在一日（24 h）内入、出院完成的手术或操作（不含门诊手术），对于因病情需要延期住院的患者，住院最长时间不超过 48 h。目前，越来越多的大手术可以采取日间手术的模式，其具有明显的经济优势。外科微创技术的发展及优良麻醉性镇静、镇痛药物的出现，使得日间手术患者术后快速康复成为可能。

第二节　门诊及手术室外麻醉的实施范围

门诊及手术室外麻醉主要是指在手术室以外的场所，为接受手术、诊断性检查或治疗性操作的患者所实施的麻醉/镇静。主要涉及的范围包括以下几类。

（1）影像学检查：CT 检查（CT 引导下穿刺活检、CT 引导下介入手术、CT 引导下导管引流、CT 引导下射频消融、CT 引导下疼痛治疗）、MRI 检查及 MRI 成像引导介入治疗。

（2）功能性检查：听力检查、神经电生理检查等。

（3）穿刺性检查：骨髓穿刺、蛛网膜下腔穿刺等。

（4）内镜检查：消化内镜、纤维支气管镜检查、膀胱镜检查等。

（5）介入检查和治疗：血管造影与心导管检查及操作（脑血管造影术、血管栓塞治疗、心导管检查与治疗）、胆道及肝的介入手术、胃肠道和泌尿生殖系统的介入手术、肿瘤经皮介入手术、神经放射学治疗（脑动脉瘤的血管内治疗、动静脉畸形的血管内介入治疗）等。

（6）门诊及手术室外手术：门诊及手术室外手术可涵盖乳腺外科、普通外科、妇科、头颈外科、眼科、骨科、耳鼻喉科、泌尿外科、血管外科等。

（7）放疗患者的麻醉、电休克治疗、电复律等。

第三节　门诊及手术室外麻醉的围术期管理

门诊及手术室外麻醉的场所通常远离手术室，在紧急情况或麻醉仪器发生故障时常难以得到有效的支援和帮助。部分实施门诊及手术室外手术的场所在场所设计上没有考虑麻醉的需求，空间有限，不方便麻醉医师的操作。有些操作中，麻醉医师不能在患者身边直接观察患者情况，需要通过观察窗或者显示仪来观察和监护患者，存在对突发事件反应滞后的可能。此外，接受麻醉的患者当天就会离开医院。因此，门诊及手术室外麻醉的难度更大，风险更高，对麻醉医师的要求也更高，患者亟待快速、高效、安全的复苏。如何做好门诊及手术室外麻醉是麻醉医师亟需正视并解决的问题。

一、设备准备

门诊及手术室外麻醉的设备准备需与手术室内麻醉一致。实施麻醉的场所需包括氧源、鼻导管/吸氧面罩、简易呼吸囊等在内的供氧和吸氧装置。麻醉前的设备需包括监护仪（可监测血氧饱和度、心电图、血压、呼气末二氧化碳等），以及便携式监护仪［至少可以监测脉搏血氧饱和度（pulse oxygen saturation，SpO_2）及脉率等］。此外，负压吸引装置、除颤仪、包含急救药品及抢救设备的急救车、用于复苏及转运的手推车、足够的空间和充分的照明设备等，都是实施门诊及手术室外麻醉的必备条件。对于可开展气管插管全身麻醉的场所，还应配备麻醉机。开展门诊及手术室外麻醉的地方需配备恢复室以供麻醉后患者苏醒及观察，恢复室应配备氧源、吸氧装置、负压吸引装置、监护仪及抢救设备，必要时应配有麻醉机或呼吸机。

二、麻醉前评估

大多数拟行门诊及手术室外手术患者的美国麻醉医师协会（American Society of Anesthesiologists，ASA）分级应为 I ~ II 级，随着手术和麻醉技术的进步，越来越多的 ASA III 级患者在病情控制良好的情况下也可接受手术。由于接受门诊手术的患者和手术的范围不断扩大，患者的术前情况越来越复杂，麻醉医师应充分重视术前评估和术前准备，以减少不必要的住院和推迟手术。各级医院应根据自身情况制订术前评估方案。

行门诊及手术室外麻醉的患者大多病情稳定，对麻醉和手术的耐受性好，但仍不能排除有部分患者术前存在焦虑、紧张等情绪，不同程度地影响患者的术后康复。合理的术前宣教可以减少患者的焦虑，其方式主要包括：录音、影像资料、手册等。

门诊及手术室外麻醉患者的术前评估应在麻醉科门诊完成。术前评估的目的主要是根据患者的病情及手术特点制订符合患者的麻醉方案。术前评估的主要内容包括仔细了解患者病史、完成体格检查、进行 ASA 分级及气道评估，根据患者的病情特点制订辅助检查项目。对于特殊类型的患者应采用特定的量表进行术前筛查。对于高度怀疑阻塞性睡眠呼吸暂停（obstructive sleep apnea，OSA）但尚未经确诊和治疗的患者可采用 STOP-Bang 量表进行筛查，尤其是合并肥胖的患者。合并心血管疾病的患者围术期缺血、心律失常等的发生率高，运动耐量是围术期心血管事件的主要决定因素，因此可采用改良心脏风险指数（revised cardiac risk index，RCRI）、代谢当量（metabolic equivalent of task，MET）评估围术期发生严重心脏并发症及心血管事件的风险。对于既往合并呼吸系统疾病的患者，在术前应了解患者的肺功能情况，必要时嘱患者进行呼吸功能锻炼。

三、术前用药准备

门诊及手术室外麻醉的患者不常规使用镇静抗焦虑的药物。对于有严重焦虑或紧张的患者可酌情使用短效抗焦虑药。虽然老年患者术中发生心血管不良事件的风险明显增加，但年龄不是门诊及手术室外麻醉的禁忌证。老年患者常合并多种基础疾病，服用多种药物，针对这部分患者的术前用药准备可根据《麻醉科门诊建设专家指导意见》进行调整。

四、术前禁食禁饮

对于拟行门诊及手术室外麻醉的患者，为了降低术中误吸的发生率，术前应进行合理的术前代谢准备。术前 6 h 可进食淀粉类固体食物，但不包括油炸、脂肪及肉类食物；术前 2 h 可口服清流质。研究表明，术前 2～4 h 口服的含 12.5% 碳水化合物的饮品可降低围术期胰岛素抵抗的发生率（糖尿病患者除外）。对于拟行消化内镜检查的患者，应根据消化科医生的要求进行术前胃肠道准备。对于有胃排空延迟或胃肠梗阻的患者，需适当延长禁食、禁饮时间。随着现代科技的发展，超声技术不断应用于临床并发挥着重要的作用。超声评估胃窦部容积可作为患者胃容量评估的重要手段。

五、麻醉设备

拟行门诊及手术室外麻醉的患者所需的麻醉设备与手术室内麻醉相同。门诊及手术室外麻醉需具备麻醉机、监护仪、气管插管、喉罩通气等设备，以便进行无创血压、心电图及 SpO_2 等的监测。对于需建立气道的患者，应具备呼气末二氧化碳监测探头。对于手术时间大于 30 min 的患者，应具备体温监测设备。

六、麻醉药物及麻醉方法

在选择门诊及手术室外麻醉方法时，需考虑患者的安全及手术的类型。理想的麻醉方案应能满足患者的需求并使患者恢复快、不良反应少。门诊及手术室外麻醉需选择起效快、作用时间短、消除快、对肝肾功能影响小的药物。丙泊酚、七氟烷、地氟烷等可以安全地应用于门诊及手术室外麻醉。对于围术期镇痛药物的使用，麻醉医师可以根据手术的类型及患者的情况选择合适种类的镇痛药物，如阿片类药物、非甾体抗炎药（nonsteroidal anti-inflammatory drugs，NSAIDs）等。对于需使用肌肉松弛药（以下简称"肌松药"）的门诊及手术室外麻醉，可以选用短效的非去极化肌松药，原则上不使用肌松拮抗剂。

全身麻醉可用于门诊及手术室外麻醉。制订全身麻醉方案时需考虑患者在恢复室的特点、术后恶心呕吐（postoperative nausea and vomiting，PONV）及围术期镇痛等因素。全身麻醉应选择起效快、作用时间短、消除快的药物。椎管内麻醉存在出血、感染、尿潴留等风险，因此在门诊及手术室外麻醉中，椎管内麻醉不作为常规推荐的麻醉方式。外周神经阻滞可显著减少镇痛药物的使用量，但在门诊及手术室外实施神经阻滞时，应注意局麻药的浓度及剂量，避免术后对肢体运动功能的影响，尤其是下肢神经阻滞。局部浸润麻醉及监护麻醉（monitored anesthesia care，MAC）等可很好地应用于门诊及手术室外麻醉。

七、麻醉后管理

有效的术后镇痛、减少恶心呕吐是提高患者满意度的重要措施。疼痛是延迟门诊及手术室外手术患者出院的重要因素。多模式镇痛策略是解决围术期疼痛的重要方式。在手术前需对患者的慢性疼痛病史及药物滥用情况等进行评估，并对患者进行镇痛教育，让患者学会使用视觉模拟评分法（visual analogue scale，VAS）。研究表明，术前口服 NSAIDs 可以显著减轻术后疼痛，并能减少术中阿片类药物的使用。术后多模式镇痛的要点包括：术中镇痛药物首选口服用药，避免肌内注射用药；对于轻、中度急性疼痛的患者可以使用弱阿片类药物；对于中、重度疼痛的患者可以使用强阿片类药物；κ 受体激动剂可用于有明显内脏痛的患者；氯胺酮、普瑞巴林、右美托咪定等药物可用于多模式镇痛；评估患者的疼痛评分，并根据疼痛评分合理调整镇痛方案，严密监测镇痛相关不良并发症并予以相应的处理。

PONV 严重影响患者的术后康复，是患者延迟出院的重要因素之一。根据 Apfel 简易风险评分可以将患者分为发生 PONV 的低危（具备 0～1 个危险因素）、中危（具备 2 或 3 个危险因素）和高危（具备 3 个以上危险因素）风险人群。目前针对 PONV 防治最可靠的方式为非药物预防与药物预防相结合的多模式预防。降低基线风险可以减少 PONV 的发生率，如尽量避免全身麻醉、最小量使用阿片类药物、缩短术前禁食/禁饮的时间、充分补液等。对于 PONV 低、中危风险患者，采用 1～2 种干预措施；PONV 高风险的人群在降低基线风险的基础上建议采用联合治疗（≥2 种干预措施）或多模式治疗预防。对于未接受预防性药物治疗或者预防性治疗失败的 PONV 患者，应予以止吐药物治疗，并且应选用与预防性药物不同作用机理的药物。

八、离院标准

对于经历过麻醉的门诊及手术室外患者，麻醉医师和手术医生共同决定患者是否可以离院。麻醉后离院评分（post-anesthesia discharge score，PADS）≥9 分的患者方可离院。

九、术后随访

门诊及手术室外患者应在术后 24 h 内接受随访，随访的结果需及时记录并反馈，以保证继续改进。对于门诊及日间手术常见并发症，如嗜睡、疼痛、恶心、呕吐等，如患者症状严重，需提供合理的治疗方案并延长随访时间。

参考文献

［1］ 中华医学会麻醉学分会 "麻醉门诊建设专家指导意见" 工作小组.麻醉科门诊建设专家指导意见［J］.中华麻醉学杂志,2019,39(1):7-13.

［2］ 中华医学会麻醉学分会.日间手术麻醉指南［J］.中华医学杂志,2023,103(43):3462-3471.

［3］ 刘友坦,郭荣鑫,陈向东,等.老年患者手术室外麻醉/镇静专家共识［J］.临床麻醉学杂志,2023,39(6):659-662.

第二章
门诊消化内镜诊疗的精确麻醉

第一节　消化内镜操作的气道管理

消化内镜的发明是医学史上最具有创造性的技术之一，临床医生以消化内镜为载体，以超声或放射技术为媒介，在不断更新完善的内镜器械辅助下，采取多种手术方式对消化道腔内、管壁及腔外疾病进行诊断和治疗。理想的消化内镜麻醉既要求充分镇静、镇痛，避免患者术中体动，又要求维持血流动力学稳定，避免术后恶心呕吐，还要起效快、作用时间短、苏醒迅速，以尽快达到离院标准。

麻醉或镇静药物的使用能降低操作并发症、增加患者舒适度，但易发生气道梗阻、呼吸抑制、低氧血症甚至呼吸暂停等。特别在一些高龄、衰弱、肥胖或是合并各类疾病的患者，麻醉和镇静可引起严重的低氧血症，导致氧化应激、交感兴奋或心肺等重要器官的损害，增加并发症和病死率。此外，消化内镜诊疗麻醉通常在无人工气道条件下经口实施，与麻醉共用一个气道，患者反流误吸或是内镜操作治疗引起的出血、穿孔等手术并发症导致气道管理成为消化内镜治疗麻醉管理中最为棘手的问题。目前，消化内镜麻醉的气道管理设备主要分为三类：经鼻通气设备、经口通气设备和体外通气设备。

一、经鼻通气设备

（一）鼻导管

无痛胃镜检查时，鼻导管给氧 4 ~ 5 L/min，低氧发生率显著低于不给氧，但高于面罩给氧和高频通气给氧。鼻导管吸氧，特别是高流量鼻导管吸氧可能会引起鼻黏膜干燥等并发症。普通鼻导管为临床常用开放式吸氧装置，鼻导管为一管路系统，连接患者端设计为可置入鼻孔的两段短小开放管路，另一端可直接连接湿化瓶的氧输出接口。其使用简易方便，根据湿化瓶上刻度可调节氧流量为 0 ~ 10 L/min。

（二）新型双腔鼻导管

这类新型的双腔鼻导管设计为一根采样导管在胃镜检查操作过程中可监测呼气末二氧化碳分压（partial pressure of end-tidal carbon dioxide，$P_{ET}CO_2$），而另一根导管提供声门上的氧气输送，当氧气流速提高时，采样与供氧使用独立腔室，$P_{ET}CO_2$ 数值保持稳定。该通气装置和普通鼻导管比较，在供氧的同时，可以监测微旁流 $P_{ET}CO_2$，尽早发现通气不足，为低氧血症的处理赢得宝贵时间。

（三）经鼻高流量吸氧装置

经鼻高流量（high-flow nasal cannula，HFNC）湿化氧疗是指一种通过高流量鼻塞持续为患者提供可调控并相对恒定的吸氧浓度（21% ~ 100%）、温度（31 ~ 37℃）和湿度的高流量（8 ~ 80 L/min）吸入气体的治疗方式。该设备主要包括空氧混合装置、湿化治疗仪、高流量鼻塞以及连接呼吸管路。高流量湿化氧疗仪与患者连接部分为高流量鼻塞，高流量鼻塞的尖端呈斜面形的出口，质地柔软，用一个有弹性、可调节的过耳头带固定于患者面部。

（四）鼻咽通气道

无痛胃肠镜诊疗术中使用鼻咽通气道可以预防、快速解除舌后坠所致的呼吸道梗阻，降低低氧血症发生率，可显著降低低氧血症发生率和减少气道辅助操作次数，确保患者通气安全。鼻咽通气道可以改善无解剖畸形患者麻醉时的氧供，降低小颌畸形、继发性腭裂等颌面部异常患者的气道梗阻率。

对于内镜诊疗出现低氧血症的高风险患者，如高龄、衰弱、肥胖、颈部活动受限、氧储备差或面罩通气困难的患者等，推荐诱导后将润滑过的鼻咽通气管置入，不必等到氧饱和度下降后再置入。鼻咽通气道鼻腔外接口为可连接呼吸回路的标准接口，直接接呼吸机行正压通气，在各类内镜诊疗包括内镜治疗气管插管全麻诱导期以及拔除气管插管后恢复期均可使用。

鼻咽通气道沿下鼻道插入，保持插入方向与面部完全垂直；插入深度约为外鼻孔到耳垂的距离，咽端位于声门上 0.5 cm 处。置入过程要注意鼻咽管的方向，遇到阻力勿暴力插入，可再次润滑更换鼻孔置入，若多次尝试后仍不能置入，需放弃鼻咽通气道，更换其他气道管理工具。注意鼻咽管置入最佳深度，虽然新型硅胶鼻咽通气道更加柔软亲肤，但若置入过深，仍具有鼻黏膜损伤、鼻出血等风险，浅麻醉时还可能引起恶心、呕吐、喉痉挛等并发症。

（五）魏氏喷射鼻咽通气道

魏氏喷射鼻咽通气道是一种新型的特殊鼻咽通气道。与普通的鼻咽通气道相比，该通气道有两根导管连接，一根通过喷射口连接喷射通气装置，提供足够的声门上脉冲氧合和通气，另一根连接管壁内的小通道，用于监测 $P_{ET}CO_2$，以了解患者的呼吸抑制情况。有研究表明，在以异丙酚深度镇静的无痛胃镜操作期间，魏氏喷射鼻咽通气道较鼻导管吸氧可显著降低托下颌的次数，但不影响总不良事件、亚临床呼吸抑制、低氧、严重缺氧和面罩通气的发生率。

二、经口通气设备

（一）咬口器

咬口器可以防止牙齿损伤胃镜，方便痰液吸引，有利于患者氧供。部分咬口器还具有辅助吸氧以及防止舌后坠等设计，极大降低了无痛消化道内镜术中低氧血症的发生率。麻醉或镇静的患者咽部组织塌陷易导致上呼吸道梗阻，特别是肥胖患者的软腭脂肪层增厚以及咽腔变窄加重了上呼吸道梗阻。大部分咬口器不能越过咽部直接向喉部供氧，因此这类通气装置对无痛消化道内镜术中低氧血症的影响尚需进一步研究。

（二）喉罩

改良胃镜喉罩有一个专用的内镜通道，与通气道平行，终止于气囊远端尖部，与上食管入口对齐，在上消化道内窥镜检查中具有独特的优势，不仅增加了操作胃镜的空间，还可以通过引导胃十二指肠镜进入食管，可能更有利于无痛上消化道内镜检查术中的氧供和胃镜置入，同时提供无阻塞气道和肺正压通气，具有临床满意的密封压力。内镜治疗中反流风险低的手术也可使用喉罩通气控制气道。

以胃底超声为例，评估患者及诊疗术式反流风险，喉罩置入时可根据胃底隆起大小及操作时长选择是否使用肌松药，给予少量舒芬太尼，使用瑞芬太尼、丙泊酚和依托咪酯混合溶液诱导后置入喉罩，连接麻醉机行机控呼吸，可以静脉持续泵注或静吸复合麻醉维持。喉罩内镜通道末端在食管入口处，若食管入口被喉罩尖端遮盖，可在胃镜直视下略微调整方向及深度，直至胃镜可顺利进入食管。

喉罩置入可能会引起反流误吸、咽喉损伤、咽喉疼痛、喉痉挛、分泌物增加等并发症，咽喉炎、解剖畸形等患者须谨慎使用。喉罩下行无痛上消化道内镜检查的安全性类似于气管插管，但恶心、呕吐发生率和总住院天数显著降低。

（三）单腔气管导管

单腔气管导管常见于气管插管全身麻醉中，具有保持呼吸道通畅、防止反流误吸的优点。其用于内镜逆行胰胆管造影术（endoscopic retrograde cholangiopancreatography，ERCP）、内镜黏膜下剥离术（endoscopic submucosal dissection，ESD）等复杂胃镜操作时需要气道保护。此通气设备置入需特殊设备辅助，通过直接喉镜、可视喉镜、纤维支气管镜等设备置入单腔气管导管，在导管的气道端有一个可充气气囊，在导管置入气囊过声门后，适量充气，可隔断气管和食管，防止反流误吸。尤其是在幽门梗阻、消化道出血、需要反复大量冲洗胃的患者行无痛胃镜时，气管导管是患者安全的保障。但气管导管置入可能会发生咽喉损伤、咽喉疼痛、喉痉挛、环杓关节脱位等并发症。

三、体外通气设备

（一）面罩

面罩可增加自主呼吸患者鼻腔和口腔的氧气吸入浓度，还可对患者行辅助呼吸和控制呼吸，可有效用于消化内镜诊疗的术中氧供。面罩通气可能会限制上消化道胃镜操作时患者的体液和血液等飞溅至操作者面部，降低疾病传播风险。但面罩通气可能具有幽闭恐惧、面部皮肤损伤和 CO_2 重复吸入等缺点，部分患者单纯面罩通气并不能改善氧供，部分患者可能出现面罩通气困难，此外其也不能避免气道阻塞以及误吸的发生。

目前国内外存在以下几类面罩。

（1）Panoramic 面罩：在普通吸氧面罩基础上进行改进，面罩侧面有外接大容量储气囊的接头，为供氧来源通路；面罩上还设有呼吸单向阀，吸气时开放，呼气时关闭；由于高容量储备氧气的供给以及吸气单向阀所致患者重复吸入氧气，该面罩保证了 80%~90% 氧浓度的供给。此外，面罩上配有外接 CO_2 监测管的接头，可全程监测患者 CO_2 以了解患者呼吸情况。最主要的是面罩设计了两个"自愈孔"，面罩中下方有允许各种尺寸胃镜通过的"经口自愈孔"，中上方有允许各种尺寸纤维支气管镜通过的"经鼻自愈孔"，两孔在无操作设备通过时处于封闭状态，当有操作设备通过时，两孔则紧密贴合操作设备，减少氧气外漏。

（2）Endoscopy 面罩：在面罩贴合人脸的部分增加了硅胶充气密封垫，该面罩可以提供接近 100% 浓度氧气的供给，外接呼吸机和麻醉机时不仅可以进行正压通气，还可以进行气体麻醉。该面罩也有从儿童到成年人的尺寸。即使有上述优点，该面罩也并不是无痛胃镜的理想通气设备，因为它除了会导致面部皮肤坏死外，还具有误吸的风险。

（3）DEAS Endoscopy 面罩：其有一个单独的端口测量 $P_{ET}CO_2$，另外还有一个测量吸气压力的端口，这两种测量方法都提高了安全性。面罩配有可伸缩的弹性膜，可以密封在几乎任何尺寸的内镜周围，防止在手术过程中出现气体泄漏。与上述内镜面罩类似，它有一个外接呼吸回路的通用端口，可以连接麻醉工作站的闭合回路。

（二）鼻罩

鼻罩轮廓贴合鼻周，有的鼻罩具有硅胶充气密封垫，可防止气体外漏，通过呼吸回路连接呼吸机或麻醉机时可进行正压通气。在无痛胃镜操作时，其和胃镜置入互不干涉，可提供高浓度氧气吸入甚至正压通气，但对于用口呼吸患者效果差。鼻罩通气比起面罩通气有重量轻、无效腔更小、不良反应少等优势，但它进行正压通气时，压力不可过高，否则容易刺激鼻黏膜，造成充血水肿。

无痛上消化道内镜诊疗术中，患者气道管理是临床安全工作的重点关注目标，以上各类气道管理设备均可有效降低无痛上消化道内镜诊疗术中低氧血症的发生，但各有优劣势，需根据患者体重、基础疾病、所行诊疗方案等个体化选择不同通气装置和方式。

第二节　上消化道内镜的精确麻醉

随着近年来消化内镜诊断和治疗技术的飞速发展，消化内镜麻醉作为手术室外麻醉的典型代表，其目的也与手术室内麻醉一致，即保障患者的安全、防止相关并发症、为术者提供良好的操作条件以及有利于患者术后早期康复。消化内镜以功能区分为内镜检查与内镜下治疗，其中内镜检查时间短、周转快，患者创伤小，内镜下治疗时间长、手术刺激强，并发症较多。鉴于消化内镜诊治的病种、手术方式、体位、并发症、气道管理等都具有自身的特殊性，本节将详细讲述上消化道内镜麻醉。

消化内镜麻醉适应证为患者有消化内镜检查或治疗需求，且无麻醉禁忌证，ASA 分级Ⅰ～Ⅱ级，年龄下限一般为 6 个月，有陪伴亲友并对术前、术后护理指导具备充分理解能力。ASA Ⅲ～Ⅳ级患者在接受完善的治疗和调整后，处于稳定或代偿状态，亦可在密切监测下接受无痛内镜检查或治疗。麻醉相对禁忌证主要包括 ASA Ⅳ级及以上、重要器官功能障碍如近期心肌梗死或脑梗死、严重的传导阻滞、恶性心律失常、重要器官功能失代偿、哮喘持续状态、严重肺部感染或上呼吸道感染等。

一、麻醉前设备准备

诊室：建议每单元诊疗室面积不小于 30 m^2，应配置急救车，供摆放急救药品和除颤仪等急救设备。急救药品主要为各类血管活性药物以及麻醉药拮抗剂等。

除颤仪：应定期检查维护，时刻处于备用状态。

麻醉机：功能完善，并有相应的供气系统，建议麻醉机配置空气气源。

麻醉监护仪：监测心电图、SpO_2、无创血压、呼气末二氧化碳以及体温等常规功能，建议配置有创动脉血压监测模块。

专项气道工具：应配置胃镜专用面罩、鼻罩、鼻咽通气道、喉罩等，以及气管插管用具，包括可视喉镜、各型号气管导管、负压吸引装置、简易呼吸器等。

麻醉恢复室（post-anesthesia care unit，PACU）：在恢复室摆放一定数量的床位，并配备监护仪、输液装置、吸氧装置、负压吸引装置以及急救设备与药品等。

二、麻醉前患者准备

（一）评估、宣教

重点关注困难气道、反流误吸的风险，高龄及严重合并症的患者应做相关系统检查。依据评估结果选择麻醉方式，签署麻醉知情同意书，告知麻醉注意事项，指导患者术前用药并建议咨询相关专科医师（如心血管药物、抗凝药物、糖尿病药物的使用等），解答患者及家属的相关问题。

（二）禁饮禁食

消化内镜手术前禁食至少 8 h，禁饮至少 2 h，对胃排空无异常的患者，推荐治疗前 2 h 适量饮用碳水化合物，胃肠道术前准备要求可参照有关消化内镜手术的指南。存在上消化道梗阻、胃排空障碍、胃食管反流等情况的特殊患者，应延长禁饮禁食时间，必要时需术前胃肠减压。

（三）现场核对再评估

麻醉前由实施消化内镜手术和麻醉的医师及护士三方共同核实患者身份和内镜手术方式，确认无误后方可实施麻醉及消化内镜手术。

三、上消化道内镜手术的麻醉实施

（一）麻醉药物准备

应选择起效快、消除快、镇痛镇静效果好、心肺功能影响小的药物，常用的药物包括以下几类。

（1）镇静药：可选择咪达唑仑、瑞马唑仑以及右美托咪定等。右美托咪定具有抑制交感神经、镇静、催眠、镇痛和麻醉的作用，不良反应少且轻微，用于消化内镜手术的镇静，可以减少其他麻醉药物的用量。

（2）麻醉性镇痛药：可选择芬太尼、舒芬太尼、瑞芬太尼、阿芬太尼以及纳布啡等。

（3）全麻药：可选择依托咪酯或丙泊酚。依托咪酯对呼吸无明显抑制作用，对心血管功能影响很小，适用于心血管功能不健全的患者行内镜手术。

（4）肌松药：一般情况可选择罗库溴铵或维库溴铵。对于肝肾功能异常的患者可选用顺阿曲库铵。

（二）具体麻醉方案与实施

1. 中度镇静

患者神智淡漠、有意识、对语言和触觉刺激有反应，无须气道干预，心血管功能可维持。中度镇静能降低患者的恐惧，减少不良事件的发生，主要适用于 ASA Ⅰ~Ⅲ级、能够合作的患者。患者入室前咽喉部喷洒表面麻醉剂或者含服利多卡因凝胶后静脉给予小剂量瑞芬太尼，术中可根据患者及手术情况酌情调整剂量；也可使用舒芬太尼 0.1 μg/kg、咪达唑仑 1~2 mg、静脉泵注右美托咪定等其他方法。

2. 深度镇静/麻醉

使患者嗜睡或意识消失，但保留自主呼吸，有发生呼吸抑制的可能，应监测呼吸并采用适合消化内镜的辅助给氧及通气设备，如胃镜专用面罩、鼻咽通气道、鼻罩（小号面罩可作为成人鼻罩）等。因未行气管插管或喉罩控制呼吸，主要适用于呼吸功能储备良好的患者和气道可控性强的手术。静脉推注瑞芬太尼 $0.4 \sim 0.6 \mu g/kg$，或舒芬太尼 $0.1 \sim 0.2 \mu g/kg$，或纳布啡 $0.1 mg/kg$，复合使用丙泊酚或丙泊酚依托咪酯混合溶液达到深度镇静/麻醉状态。

3. 气管插管全身麻醉

适用于操作时间长、有潜在误吸风险及可能影响气体交换的消化内镜手术，如 ERCP、经口内镜食管下括约肌切开术（peroral endoscopic myotomy，POEM）、上消化道 ESD 和超声内镜（endoscopic ultrasonography，EUS）。针对反流误吸发生率高的患者，推荐使用快速序贯诱导加环状软骨压迫法，也可在视频喉镜辅助下行侧卧位气管插管。麻醉诱导可采用静脉注射：咪达唑仑 $1 \sim 2 mg$，舒芬太尼 $0.4 \sim 0.6 \mu g/kg$，丙泊酚 $1.5 \sim 2.5 mg/kg$，罗库溴铵 $0.6 \sim 1.0 mg/kg$。诱导可复合 $1 \mu g/kg$ 瑞芬太尼，减少舒芬太尼用量至 $0.15 \sim 0.2 \mu g/kg$，丙泊酚可被丙泊酚依托咪酯混合溶液代替以减轻对患者循环系统影响，肌松药可根据手术时长选择米库溴铵或顺阿曲库铵。麻醉维持可采用静吸复合全身麻醉，也可采用全凭静脉麻醉（total intravenous anesthesia, TIVA）。

（三）麻醉监测

1. 常规监测项目

（1）血压监测：一般患者行无创动脉血压监测（间隔 $3 \sim 5 min$）即可，但特殊患者（严重心肺疾病、血流动力学不稳定）可能还需有创动脉血压监测。

（2）心电监护：密切监测心率和心律的变化和异常，必要时及时处理。

（3）氧合监测：在实施镇静或麻醉前即应监测患者 SpO_2，并持续至手术结束患者完全清醒后。

2. 建议监测项目

呼气末二氧化碳分压（$P_{ET}CO_2$）：可利用鼻罩、面罩、鼻导管、鼻咽通气道或经气管导管监测其图形变化，该方法可在患者 SpO_2 下降前发现窒息和低通气状态，行气管插管全身麻醉时应常规监测此项目。

3. 可选监测项目

（1）有创血压监测。

（2）体温监测：建议长时间的消化内镜手术麻醉监测体温，这对小儿及危重患者尤为必要。

（四）常见并发症及处理

并发症的预防比并发症的处理本身更为重要，常见的并发症主要包括麻醉和内镜手术相关的并发症。

1. 麻醉相关并发症

（1）反流误吸：上消化道内镜检查或治疗多是左侧卧位操作，行不插管麻醉时发生反流误吸的风险增加。一旦发生反流，应立即吸引口咽部；使患者处于头低足高位，必要时行气管内插管，在纤维支气管镜明视下吸尽气管内误吸液体及异物，行机械通气，对症处理，纠正低氧血症。

（2）上呼吸道梗阻：深度镇静或麻醉时可致舌后坠引起气道梗阻，应行托下颌手法，并可放置口咽或鼻咽通气管；麻醉较浅加之胃镜或分泌物刺激喉部易导致喉痉挛，应注意预防和及时处理。如果患者的 SpO_2 低于90%，则应给予辅助或控制呼吸，如规律挤压胸廓或腹部，可采用胃镜专用面罩或鼻罩正压通气，必要时嘱内镜医师退出内镜，行气管内插管或放置喉罩。

（3）呼吸抑制：麻醉或镇痛药相对过量或推注过快、心肺功能较差者易发生呼吸抑制，应加强呼吸监测，包括呼吸频率、潮气量、气道内压力、$P_{ET}CO_2$ 以及 SpO_2 等，以便早期发现并及时给予辅助或控制呼吸。

（4）循环系统并发症：内镜操作本身对自主神经的刺激以及镇静和（或）麻醉药物的作用均可能引起心律失常。如心率小于50次/min，可酌情静脉注射阿托品 0.2～0.5 mg，可重复给药。如同时伴有血压下降，可选用麻黄碱 5～10 mg，单次静脉注射。

2. 内镜手术相关并发症

（1）术中出血：对于出血风险高或大出血的患者，需要保护气道，维持循环功能稳定。

（2）消化道穿孔：消化道穿孔是内镜手术时出现的严重并发症之一，常危及患者的呼吸及循环功能，需及时发现、及时处理。

四、上消化道麻醉后管理

对于气管插管的患者，需在麻醉医师监护下，按医疗常规拔管。对于麻醉后出现的恶心、呕吐，给予对症处理。内镜手术后的疼痛常见于术后创面、腹腔积气、胃肠胀气、胃肠持续痉挛等，可请专科医师予以相应处理。

（一）离监护室标准

离监护室的标准为：患者通气、氧合和血流动力学指标正常，无呼吸抑制的风险，并且意识清楚或者恢复到基础状态的水平。建议采用改良的 Aldrete 评分作为评估离室的标准。危重患者必要时应送重症监护室。

（二）术后随访

消化内镜手术结束 24 h 内应积极随访，了解患者是否出现麻醉或手术相关的并发症，必要时积极配合主管医师并及时处理相关并发症。

五、各类上消化道内镜麻醉

（一）胃镜的麻醉

患者入室前咽喉部喷洒表面麻醉剂或者含服利多卡因凝胶，诱导前充分吸氧去氮（8～10 L/min，3～5 min），静脉给予瑞芬太尼 0.4～0.6 μg/kg，复合使用丙泊酚、依托咪酯混合溶液达到深度镇静状态，术中可根据患者及手术情况酌情调整剂量。靶控输注（targetcontrolled infusion，TCI）可采用以下方式：① 舒芬太尼 0.1～0.15 μg/kg，设定丙泊酚效应室靶浓度为 1.0 μg/ml，2 min 后靶浓度递加 0.5 μg/ml，直到睫毛反射消失，内镜插入后适当降低丙泊酚 TCI 浓度维持麻醉。② 可用丙泊酚 0.5～2.0 μg/ml 复合瑞芬太尼 0.75～2.0 ng/ml 至目标效应室靶浓度，也可使用静脉泵注右美托咪定等其他方法。

深度镇静有发生呼吸抑制的可能，应监测呼吸并采用适合消化内镜的辅助给氧及通气设备，如胃镜专用面罩、鼻咽通气道、鼻罩（小号面罩可作为成人鼻罩）等。

（二）超声内镜的麻醉

近年来，超声内镜（EUS）和超声内镜引导细针穿刺抽吸术（endoscopic ultrasound-guided fine needle aspiration，EUS-FNA）被广泛应用到胃肠道内外组织的检查中，逐渐成为消化道和非消化道恶性肿瘤的诊断和分期手段。EUS 体位一般为左侧卧位、口角低位。EUS 分为大探头 EUS 和小探头 EUS：大探头 EUS 多数情况下不必向检查部位注水，最末端比一般内镜更坚硬，不可弯曲部分长度为 4～5 cm；小探头 EUS 在检查时需要向检查部位注入无气水作为超声介质。

若病变位于食管下段/胃，或行大探头 EUS，可由有经验的麻醉医师行深度镇静/麻醉，建议谨慎选择。若进行超声内镜下治疗（如超声内镜下囊肿穿刺引流），建议行气管插管全身麻醉；如果 EUS 操作时间预计较长或评估患者有困难气道、通气/供氧有风险，或有反流的问题，也建议行气管插管全身麻醉。术前访视明确患者检查部位，重点关注患者反流误吸的风险。术中常规监测心电图、呼吸、血压、SpO_2，必要时监测气道内压和 $P_{ET}CO_2$。

1. 麻醉及手术相关并发症

（1）反流与误吸：非气管插管静脉麻醉行上消化道 EUS，特别是检查部位位于食管时，因气道保护性反射降低或消失，小探头超声检查向检查部位注入无气水作为超声介质时，易发生反流与误吸。应备有双吸引设备，患者左侧卧位，口角低位以利于液体排出。一旦发生误吸，应立即退出内镜并沿途吸引，尤其在口咽部，同时使患者头低足高位、嘴角向下，必要时气管内插管，在纤维支气管镜引导下吸净误吸液体及异物，冲洗干净后机械通气辅助改善低氧血症。

（2）呼吸抑制：检查期间密切观察患者的呼吸频率和呼吸幅度。如因舌根后坠引起气道梗阻，可行托下颌法，或放置鼻咽通气管，同时应增加氧流量并给予高浓度氧。对于低氧血症不改善者可请内镜医师暂停操作，经面罩、鼻罩正压辅助呼吸，必要时退出内镜，行气管插管控制呼吸。

（3）穿孔：术中并发穿孔时，建议吸净消化管腔内的气体和液体，内镜下及时闭合破孔。

（4）局部机械性损伤：保证麻醉深度及内镜医师轻柔操作，可减少损伤发生。

2. EUS 术中注意事项

（1）超声引导下相关治疗操作时间较长，在穿刺及治疗过程中，需要患者良好的配合，不能出现躁动或频繁呃逆等情况。

（2）EUS-FNA 要求胃肠道蠕动减弱或消失，以便穿刺定位，穿刺时麻醉深度不可太浅，不能发生呛咳，故建议在行穿刺前适当加深麻醉。

（3）检查者操作粗暴或麻醉效果不完全时，患者可能出现躁动挣扎，引起消化道黏膜擦伤或撕裂，严重者致穿孔。故检查过程中，需要内镜医师与麻醉医师配合，共同完成诊疗操作。

（4）检查过程中低氧血症没有改善时，应请内镜医师暂停操作，退出内镜，必要时辅助呼吸或气管内插管控制呼吸。

（5）选择合适的进镜时机，应达到足够的镇静深度。探头插入的过程是整个操作中刺激最大的，也是防止呛咳和误吸最为关键的操作。

（6）内镜镜头到达检查部位，准备注入无气水介质之前，可将患者上身抬高 15°～30°，有利于体位性引流；开始注水前，尽量使患者处于较深的镇静或麻醉状态，避免在注水后患者出现躁动或呃逆，引起液体反流至食管，增加误吸风险。

（7）术中操作者应控制单次注水量及注水速度，以水面淹没病变为宜，并且需反复多次吸引。

（8）食管上段超声：小病变用干超法，由经验丰富的内镜医师操作；大病变采用自制水囊的方法。

（三）经口内镜食管下括约肌切开术的麻醉

贲门失弛缓症是由胃食管结合部神经肌肉功能障碍所致的功能性疾病，主要特征是食管缺乏蠕动，食管下括约肌高压和对吞咽动作的松弛反应减弱。临床表现主要为吞咽困难、反流、胸痛、烧心感、肺炎、肺不张、体重下降等。经口内镜食管下括约肌切开术（POEM）手术现已成为治疗贲门失弛缓症的首选方法，一般采用仰卧位或左侧卧，经口消化内镜在食管黏膜层与固有肌层之间建立隧道后，切开食管下括约肌，以治疗食管及胃动力障碍相关疾病。

POEM 通常采用气管插管全身麻醉。建议麻醉诱导前使用大钳道内镜行食管胃十二指肠检查并吸除食物残留，如仍有较多固体残渣无法清除，应推迟手术。明确已清除食物残渣后，则可实施常规麻醉诱导。如有反流误吸可能，应采用快速序贯诱导。气管插管后，置入胃镜咬口，将气管导管固定于右侧口角。手术麻醉期间的微误吸需引起重视，应选择合适的气管导管并注意套囊的充气压力。

麻醉维持需持续静脉泵注小剂量瑞芬太尼 [0.05～0.10 μg/(kg·min)] 以及丙泊酚或吸入地氟烷/七氟烷维持。如果手术时间超过 1 h，应考虑追加芬太尼或舒芬太尼等。因为在建立隧道及肌切开时需灌注 CO_2 气体，应根据允许性高 CO_2 血症等肺保护策略调整呼吸参数。根据气道压可适当追加肌松药。有时，需要静注抗胆碱能药物以解除胃肠道痉挛，注意前者可能引起心动过速。术中常规监测无创血压、心电图、SpO_2 和 $P_{ET}CO_2$ 等。建议监测中心体温，施行术中保温策略；危重患者增加监测有创动脉压等。手术末期有策略地减浅麻醉，当患者意识清醒、吞咽反射和自主呼吸恢复，达到指征后拔除气管导管；麻醉恢复室应配备专职麻醉科护士；少数危重患者送入重症监护室。

1. POEM手术的相关并发症及防治

（1）皮下气肿及纵隔积气：POEM术中和术后最常见的两种并发症，主要是术中 CO_2 气体灌注所致。通常情况下无须特殊处理，CO_2 可在数小时内被吸收并排出。

（2）气腹：术中注意观察腹部张力及隆起，如叩诊鼓音，气道峰压升高 20% 以上，应考虑是否通过经皮腹腔穿刺针减压。使用 14～16 G 套管穿刺针行右侧麦氏点放气可明显改善症状，继续施行手术。

（3）气胸：术中、术后气胸的发生率可达 25% 以上。术中出现气道平均压 > 20 mmHg（1 mmHg = 0.133 kPa），$SpO_2 < 90\%$，经胸片证实，则需行胸腔闭式引流。

（4）其他：肺炎、胸腔积液、黏膜损伤、穿孔、出血以及术后疼痛和术后恶心呕吐等。

2. POEM 术中注意事项

术前加强合作，针对特殊或危重病例应共同评估与优化。麻醉医师帮助调整内科合并症，内镜医师应提醒麻醉医师注意特殊病例；麻醉诱导前内镜吸引后，内镜医师应告知麻醉医师食管残留物及反流误吸的风险；麻醉医师术中仔细监测气道压力和 $P_{ET}CO_2$，如显著升高，应提醒内镜医师穿孔、气肿、气胸、气腹等风险；如操作过程中有意外或并发症，内镜医师也应及时告知麻醉医师。

（四）食管异物胃镜治疗的麻醉

食管有三处狭窄，分别为与咽连接处、与主动脉弓和左主支气管交叉处、穿膈肌处。其中异物多嵌于与咽连接处，而穿膈肌处是异物滞留的好发部位。

患者多急诊就医，部分患者在普通胃镜取异物失败临时需要麻醉医师介入，故缺乏充分的麻醉前准备，致麻醉风险增加。麻醉医师更应重视与患者及其家属、接诊医师的沟通，短时内了解患者及治疗情况，评估麻醉风险，确定麻醉方法，尽可能了解以下事项：① 异物种类、嵌顿部位及是否损伤周围组织；② 取异物的难易程度，副损伤可能性；③ 患者禁食水时间；④ 患者既往手术史，尤其食管手术史，手术瘢痕可增加取出难度；⑤ 老年患者呼吸、循环系统疾病及控制情况，预估麻醉风险及耐受情况；⑥ 对于婴幼儿，应关注是否流涎，易呛咳，异物是否完全阻塞食管。麻醉医师应重视患者禁食水时间，确定患者空腹后再进行麻醉，尤其普通胃镜取异物失败者。对于有冠心病、高血压等循环系统疾病患者，术前应检查心电图，必要时行电解质检查。

对于大多数意识清楚、可配合的患者，可行中度镇静复合表面麻醉；对于胃未完全排空、不配合内镜操作、高危异物取出患者，应在麻醉下进行操作；对不配合的老年患者、异物相对较大及不耐受操作的成年患者实施深度镇静/麻醉；对于婴幼儿、异物邻近大血管有出血风险、异物取出需一定肌松及操作时间长的患者，建议气管插管全身麻醉。常规监测无创血压、心电图、SpO_2，必要时监测 $P_{ET}CO_2$。非气管插管患者应监测呼吸频率和呼吸幅度，维持气道通畅。对于气管内插管患者，应监测患者气道压变化，必要时监测肌松作用。

麻醉中出现的反流误吸多见于食管上段异物取出后，麻醉医师应关注局部损伤出血或分泌物反流，注意抬高床头和及时吸引，避免异物取出过程中脱落至气管。特别需要注意的是，异物拔除过程中可能出现大出血等严重并发症，异物邻近大血管者应在手术室内气管插管全身麻醉下进行，必要时联合胸科手术。

第三节　肠镜的精确麻醉

肠镜是结直肠疾病诊断和治疗的重要方法，对结直肠疾病的筛查和预防具有重要意义。随着肠镜技术的普及，肠镜检查和治疗越来越受到人们的重视。无痛技术的开展提高了肠镜诊疗的耐受性和满意度。无痛技术不仅可以降低肠镜诊疗给患者带来的痛苦及不适感，为内镜医师创造良好的诊疗条件，还可以最大限度地降低操作过程中发生损伤和意外的风险，提高了肠镜诊疗的安全性。

一、麻醉前评估及准备

1. 麻醉前评估

所有患者均应在进行无痛诊疗前在麻醉门诊完成麻醉前评估。麻醉门诊医师应根据手术室外麻醉的术前评估要求，对所有的患者进行全面的评估。

（1）常规进行困难气道评估：如肥胖、颈围大小、头颈活动度、颞下颌关节活动度、舌体大小、甲颏距、张口度以及 Mallampati 分级等。麻醉医师对困难气道患者应在评估记录单上做详细记录，同时做出明显标识。

（2）患者合并症：是否存在未控制的高血压、心律失常和心力衰竭等可能导致严重心血管事件的情况；是否存在阻塞性睡眠呼吸暂停、急性上呼吸道感染、肥胖、哮喘等可能导致严重呼吸系统事件；是否存在内分泌系统、血液系统、泌尿系统、肝脏等可能导致不良事件的疾病。

（3）反流误吸：胃肠道潴留、活动性出血、反流、梗阻等可能导致反流误吸。

（4）详细询问患者的病史，查阅辅助检查结果。

（5）在麻醉评估记录单上记录患者的阳性体征和检查结果，根据评估结果选择麻醉方式，签署麻醉知情同意书，告知麻醉注意事项（禁食至少 8 h，禁饮至少 2 h），指导患者术前用药并建议咨询相关专科医师（如心血管药物、抗凝药物、糖尿病药物的使用等），解答患者及家属的相关问题。

2. 禁忌证

肠镜麻醉禁忌证：患者拒绝；ASA Ⅳ级及以上；重要器官功能障碍如近期心肌梗死或脑梗死、严重的传导阻滞、恶性心律失常、哮喘持续状态、严重肺部感染或上呼吸道感染、重要器官功能失代偿等。

肠镜禁忌证：疑有肠穿孔、腹膜炎、腹腔内有广泛粘连者；严重的坏死性肠炎、巨结肠危象、完全性肠梗阻。

3. 现场核对再评估

当日由实施消化内镜手术的医师、麻醉医师及护士三方共同核实患者身份、肠镜操作、禁饮食及肠道清洁情况，确认无误后方可实施麻醉。

4. 麻醉准备

确认麻醉机、监护仪、负压吸引装置处于功能状态；各种气道工具（可视喉镜、鼻/口咽通气管）、气管导管等触手可及；急救设备和药品完善；根据患者和诊疗情况选择合适的麻醉药品；给患者开放可靠稳定的静脉通路。

二、麻醉管理

（一）麻醉方法

（1）轻中度镇静：给予镇静及适量镇痛药物，使患者处于轻中度镇静水平，并保留自主呼吸。临床上最常选择咪达唑仑或合用芬太尼或舒芬太尼，适用于患者耐受力较好且操作简单的肠镜诊疗。

麻醉医师可用滴定法给予咪达唑仑，成年患者的初始剂量为 0.03 ~ 0.05 mg/kg，于操作前 5 ~ 10 min 给药，注射后 2 min 起效，逐渐达到中度镇静的程度，在操作 30 ~ 40 min 内一般无须再次追加。咪达唑仑静脉给药应缓慢，约为 1 mg/30 s；若操作时间延长，必要时可追加 1 mg，但使用总量不宜超过 5 mg。老年患者的咪达唑仑用量应酌减。成年患者合用阿片类药物时，宜分次给予芬太尼 1 μg/kg 或者舒芬太尼 0.1 μg/kg，也可给予瑞芬太尼 0.2 ~ 1 μg/kg，5 min 后追加。轻中度镇静可明显提高患者耐受程度。

（2）深度镇静/麻醉：适用于耐受性差、气道可控性好的患者。

右美托咪定联合应用麻醉性镇痛药物适用于肠镜诊疗。在 10 ~ 15 min 内静脉泵入右美托咪定 0.2 ~ 1 μg/kg，随后 0.2 ~ 0.5 μg/(kg·h) 维持。宜合用适量阿片类药物。

咪达唑仑或丙泊酚也可用于肠镜诊疗的深度镇静/麻醉，建议联合应用阿片类药物，以改善患者耐受程度。成年患者咪达唑仑的用量多为 1 ~ 3 mg，或在 1 ~ 5 min 内静脉注射丙泊酚 1 ~ 1.5 mg/kg，维持剂量为 1.5 ~ 4.5 mg/(kg·h)。芬太尼静脉注射常用剂量为 1 μg/kg，其起效速度迅速，可维持 30 ~ 60 min。舒芬太尼静脉注射的常用剂量为 0.1 μg/kg，其起效较快，作用时间较长。瑞芬太尼可每次静脉注射 0.5 ~ 1 μg/kg，5 min 后追加，也可单次注射后持续静脉输注 0.05 ~ 0.1 μg/(kg·min)。

靶控输注技术：舒芬太尼 0.1 ~ 0.15 μg/kg，设定丙泊酚效应室靶浓度为 1.0 μg/ml，2 min 后靶浓度递增 0.5 μg/ml，直到睫毛反射消失，内镜插入后适当降低丙泊酚 TCI 浓度维持麻醉。可用丙泊酚 0.5 ~ 2.0 μg/ml 复合瑞芬太尼 0.75 ~ 2.0 ng/ml 至目标效应室靶浓度。

（3）喉罩或气管内插管全身麻醉：适用于操作时间长、有潜在误吸风险及可能影响气体交换的肠镜手术。

麻醉诱导可采用静脉注射：咪达唑仑 1 ~ 2 mg，舒芬太尼 0.4 ~ 0.6 μg/kg，丙泊酚 1.5 ~ 2.5 mg/kg，罗库溴铵 0.6 ~ 1.0 mg/kg。麻醉维持可采用静吸复合全身麻醉，也可采用全凭静脉麻醉。

（二）麻醉监测

1. 常规监测项目

（1）血压监测：一般患者行无创动脉血压监测（间隔 3～5 min）即可，但特殊患者（严重心肺疾病、血流动力学不稳定）可能还需行有创动脉血压监测。

（2）心电监护：密切监测心率和心律的变化及异常，必要时及时处理。

（3）氧合监测：在实施镇静或麻醉前即应监测患者 SpO_2，并持续至手术结束完全清醒后。

2. 建议监测项目

麻醉医师可利用鼻罩、面罩、鼻导管、鼻咽通气道或经气管导管监测 $P_{ET}CO_2$ 及其图形变化，该方法可在患者 SpO_2 下降前发现窒息和低通气状态，行气管插管全身麻醉时应常规监测此项目。

3. 可选监测项目

（1）有创血压监测。

（2）体温监测：建议在长时间的消化内镜手术麻醉中监测体温，这对小儿及危重患者尤为必要。

（三）吸氧管理

（1）去氮给氧：所有接受内镜诊疗镇静/麻醉的患者在镇静/麻醉前应在自主呼吸下充分去氮给氧（8～10 L/min，3～5 min）。

（2）鼻导管给氧：是轻中度镇静时最常用的给氧方式，患者乐于接受，但不能保证患者足够的氧合，只适用于轻中度镇静下患者肺功能良好且操作简单、时间短的肠镜诊疗。

（3）面罩通气给氧：有利于维持患者充分氧合，也可显著改善患者通气，是值得推荐的通气方式。当 $SpO_2 < 90\%$ 时，应采取面罩辅助呼吸或控制呼吸，适用于深度镇静/麻醉下氧合和（或）通气功能明显下降的患者。

（4）喉罩通气：其优点在于使用方便迅速，气道较易维持；喉罩放置难度小，成功率高，可用于自主通气和控制通气；患者在较浅麻醉下也可耐受，麻醉恢复期咳嗽发生率低。喉罩通气也适用于全身麻醉下较复杂、时间较长的肠镜操作。

（5）气管导管内通气：效果确切可靠，适用于全身麻醉下复杂、精细及高危反流误吸患者的肠镜操作。

（四）液体管理

患者术前禁饮、禁食加上肠道准备，围术期建议适量补充液体，有利于患者的早期恢复，提高患者的舒适度。笔者所在医院的肠镜患者多补充 10 ml/kg 的平衡盐溶液，可维持良好的组织灌注，保持内环境和生命体征稳定。对于术前有头晕、脱水表现、血压较平时血压降低超过 20% 的患者，应先快速输注平衡盐溶液 500 ml，观察患者临床症状好转、生命体征平稳后再开始肠镜诊疗。

（五）并发症及处理

1. 麻醉相关并发症

（1）反流误吸：多发生于肠梗阻、胃肠动力欠佳的患者。一旦发生反流，应立即吸引口咽部；必要时行气管内插管，在纤维支气管镜明视下吸尽气管内误吸液体及异物，行机械通气，纠正低氧血症。

（2）上呼吸道梗阻：深度镇静或麻醉时可致舌后坠引起气道梗阻，应行托下颌手法，并可放置口/鼻咽通气管；麻醉较浅加之分泌物刺激喉部易导致喉痉挛，应注意预防和及时处理。如果患者 SpO_2 低于 90%，则应给予辅助或控制呼吸，采用面罩正压通气，必要时行气管内插管或放置喉罩。

（3）呼吸抑制：麻醉或镇痛药相对过量或推注过快、心肺功能较差者易发生呼吸抑制，应加强呼吸监测，包括呼吸频率、潮气量、气道内压力、$P_{ET}CO_2$ 以及 SpO_2 等，以便早期发现并及时给予辅助或控制呼吸。

（4）循环系统并发症：肠镜操作时间长，肠管注气及被牵拉刺激自主神经，以及镇静和（或）麻醉药物的作用均可能引起心律失常。如心率慢于 50 次/min，可酌情静脉注射阿托品 0.2～0.5 mg，可重复给药。如同时伴有血压下降，可选用麻黄碱 5～10 mg，单次静脉注射。

2. 肠镜相关并发症

（1）结肠穿孔：由机械损伤、过度充气和治疗性手术等引起，需要及时发现，及时处理。

（2）气胸、纵隔气肿：若腹腔气体通过横膈裂孔，进入胸腔，则出现气胸；若气体进入后腹膜腔，继而进入纵隔，则发生纵隔气肿。少量气体时，患者可吸收，若影响患者呼吸和循环，需及时行胸腔闭式引流，必要时行手术治疗。

（3）下消化道出血：大量活动性出血时注意保护气道，维持循环稳定。

（4）电解质紊乱：肠道准备时注意监测电解质，有异常时及时纠正，维持内环境的稳定。

（六）术后管理

积极处理麻醉相关并发症如恶心、呕吐，若患者有肠镜相关并发症，请内镜医师行专科治疗。

（1）离监护室标准：患者通气、氧合和血流动力学指标正常，无呼吸抑制的风险，并且意识清楚或者恢复到基础状态的水平。建议采用改良的 Aldrete 评分作为评估离室的标准。危重患者必要时送重症监护室。

（2）术后随访：肠镜结束 24 h 内应积极随访，了解患者是否出现麻醉或手术相关并发症，必要时积极配合主管医师及时处理相关并发症。

三、各类肠镜麻醉

1. 结肠镜检查

使用镇痛、镇静药使患者达到中度镇静、深度镇静/麻醉后进行结肠镜检查，方法如前述。近年来，新型麻醉药不断涌现，地佐辛、布托啡诺、阿芬太尼、瑞马唑仑等均可应用于结肠镜检查。

2. 结肠镜内镜下简短治疗

肠道息肉及平滑肌瘤摘除、内镜黏膜切除术（endoscopic mucosal resection，EMR）在操作时要求患者无体动，多选择在中度镇静、深度镇静/麻醉下进行。在肝曲、脾曲等部位操作时，若患者自主呼吸影响手术操作，可置入喉罩，机控呼吸，为手术提供良好的操作条件。同时因结肠镜下治疗引起出血、穿孔等并发症发生率较高，应要求经验丰富的内镜医师操作，并随时保持与外科医师和麻醉医师多学科的良好协作关系。

3. 结肠镜内镜下复杂治疗

如内镜黏膜下剥离术（ESD）是一种利用各种电刀对长径大于 2 cm 的病变进行黏膜下剥离的内镜微创技术。此方法手术时间较长，术中出血、穿孔及皮下气肿的发生率较高，并且技术难度较大、刺激较大，同时可因长时间注气和手术并发症影响患者气体交换，多选择喉罩或气管内插管全身麻醉。出现穿孔、出血时，内镜医师要及时告知麻醉医师；麻醉医师发现气道压高或者生命体征较大变动时应及时告知内镜医师，积极寻找病因并及时处理。

4. 经肛小肠镜

检查时间较长，通常需 0.5 ~ 2 h，为避免患者痛苦并获得患者配合，应在深度镇静/麻醉下进行。若患者有肠梗阻或胃内有大量液体潴留，应采用气管插管全身麻醉，以免出现意外。

5. 特殊患者的肠镜麻醉

（1）肥胖患者：肥胖患者的呼吸道结构异常，在麻醉过程中极容易出现呼吸道梗阻，同时肥胖患者肺储备功能下降，进而导致低氧血症；肥胖患者多合并高血压、心功能不全、血液高凝状态，术中容易出现血流动力学不稳定和心脑血管意外。肥胖患者应进行充分的去氮吸氧，以瘦体重给予基础用药，根据患者反应追加药物，使用 $P_{ET}CO_2$ 监测，早期发现呼吸抑制，使用口/鼻咽通气管、喉罩等声门上工具解决上呼吸道梗阻，加强生命体征监护。

（2）儿童患者：儿童肠息肉在婴幼儿和学龄前儿童中所占比例高于其他年龄段，内镜下高频电凝切除术是治疗儿童结肠息肉的主要方法。但是结肠镜下治疗息肉时，尤其是无蒂或亚蒂息肉，若圈套器所套位置过于贴近肠壁，电凝功率、电凝时间及部位掌握不好，同时由于儿童肠腔小、肠壁薄、肠黏膜娇嫩及血管丰富的特点，容易引起术中肠出血和肠穿孔等并发症。儿童肠镜的麻醉可以避免因紧张和疼痛所引起的躁动挣扎，减轻相关不良反应，有利于医师结肠镜检查操作和治疗。因儿童呼吸系统代偿能力差，儿童中央室分布容积大且清除率快，故儿童按体重计算用药量比成人大，易造成呼吸抑制。可使用丙泊酚 2 ~ 3 mg/kg、瑞芬太尼 0.5 ~ 1 μg/kg 或舒芬太尼 0.1 μg/kg 诱导，间断推注首量的 1/3 ~ 1/2 或静脉泵注均可，呼吸抑制面罩控制呼吸或置入喉罩，进行内镜下治疗时加深麻醉，保持患者无体动的状态。

（3）高龄患者：对药物的耐受性和需要量均降低，对镇静催眠剂、阿片类镇痛药很敏感。高龄患者反应迟钝、应激能力较差，其自主神经系统的自控能力不强，不能有效地稳定血压，甚至造成意外或诱发并发症突然恶化。高龄患者多采用少量多次给药，必要时采用监测下麻醉以减少对患者生理状态的干扰。同时要重视术前肠道准备对患者的影响，以免出现电解质紊乱、神经系统并发症、心脑血管意外等。围术期要严密监测，细心观察，精心调控，确保高龄患者围术期的安全。

门诊及手术室外的精确麻醉

第四节　内镜逆行胰胆管造影术的精确麻醉

一、概述

内镜逆行胰胆管造影术（ERCP）自 20 世纪 60 年代问世以来，开创了胆胰疾病新的治疗领域。ERCP 在早期用来诊断胆道疾病，后来随着医学材料科学、影像学及临床经验的累积，逐渐发展到胆道及胰腺疾病的治疗，包括括约肌切开、扩张、引流等，在清除肝外胆管结石、缓解梗阻性黄疸等方面，较传统外科手术有创伤小、患者恢复快等优点。ERCP 已经作为临床的重要治疗手段在世界范围内得到普及，其疗效、安全性得到广泛认可。

二、ERCP 的开展条件

ERCP 应在设有消化内科、麻醉科、普外科或肝胆外科、重症监护室、影像科和内镜中心的综合性医院开展，需要多学科协同合作来完成。

ERCP 需要特殊的操作室，一般要求大于 40 m^2 的空间，具有良好性能的 X 线机，可旋转调整的操作床，放射防护设施和心电图、血压、脉搏、氧饱和度监护等设备，以及麻醉机和供氧、吸引设备，同时备有急救药品和除颤仪。应配置胃镜专用面罩、鼻罩、鼻咽通气道、喉罩等专项气道工具，以及气管插管用具，包括可视喉镜、各型号气管导管、简易呼吸器等。

ERCP 主要由主刀医生、助手和护士完成，如在麻醉下完成操作，需有资质的麻醉医生实施麻醉，建议由主治及以上职称的医师担任。ERCP 患者多为老年人且合并症较多，与一般内镜治疗相比，要求特殊操作间、操作时间更长、麻醉风险更大。镇静/麻醉下行 ERCP 能增强患者的耐受性，也为内镜医生提供了良好诊疗条件。

三、ERCP 手术方法

ERCP 通过将特殊的上消化道侧式内镜引导进入十二指肠，使操作器械到达胆管和胰管，通过注入造影剂显影胆管和胰管，从而对其进行多种治疗操作。常规操作包括内镜十二指肠乳头括约肌切开术（endoscopic sphincterotomy，EST）、内镜乳头球囊扩张（endoscopic papillary balloon dilation，EPBD）、取石、鼻胆管引流、置入胆管支架，以及置入胰管支架等。

ERCP 常在俯卧位或半俯卧位下进行，体位限制了患者气道可控性，麻醉下可能会发生不利的生理变化。俯卧位导致胸腹顺应性的下降以及下腔静脉受压引起的循环不稳定和心脏指数下降。然而，俯卧位由于功能残气量的增加和通气血流比值的改善，可促进气体交换。在ERCP 过程中，医务人员可在患者身下垫软枕，胸前区及腹部留有一定空间，并用约束带固定，在减轻患者自身重力对胸腹压迫的同时，防止处于镇静/麻醉状态的患者坠床，发生危险。

四、ERCP麻醉管理

（一）术前访视和麻醉准备

在ERCP术前，患者应前往麻醉门诊就全身症状、合并症、器官功能状态进行评估。主要关注患者是否存在潜在困难气道、重度肥胖、睡眠呼吸暂停综合征、重度或发作期慢性阻塞性肺疾病（chronic obstructive pulmonary disease，COPD）、过去6个月内发生心肌梗死或最近3个月内发生脑卒中、终末期肾病或肝病、严重贫血、异常出血或凝血倾向、急性或慢性药物滥用、因中毒、焦虑或精神问题控制不佳而无法配合等。

一般推荐认为，并不是所有患者都需要在内镜操作前常规进行术前实验室检查、胸片或心电图检查。应根据患者病史、体格检查结果和操作相关危险因素，选择性地进行相关检查。

参考美国消化内镜协会（American Society for Gastrointestinal Endoscopy，ASGE）于2014年发布的指南，推荐对以下情况进行术前检查。

（1）如果有生育能力的女性提供的妊娠史不明确，或病史提示当前有可能妊娠，则应进行妊娠检查（特别是将应用透视检查时）。

（2）对有活动性出血、已知或疑似出血性疾病（包括异常出血史）、应用药物导致出血风险增加（如持续使用抗凝药、长期使用抗生素等）、长期胆道梗阻、营养不良或与获得性凝血障碍相关的其他疾病患者，应检查凝血功能。如果预计将要进行介入治疗，也需行凝血功能检查和全血细胞计数。

（3）有新发呼吸系统症状或失代偿性心力衰竭的患者应行胸片检查。

（4）既往有严重贫血或活动性出血的患者，或操作过程中大出血风险高的患者，应行血红蛋白/血细胞比容检查。

（5）对很可能需要输血的活动性出血或贫血患者，应行血型检查。

（6）对于有显著内分泌、肾脏或肝脏功能障碍的患者，如要使用会进一步损伤这些器官功能的药物，则应行血清生化检查。

ERCP麻醉评估工作中，大于65岁患者评估前常规行心电图检查。对于严重合并症患者，必要时建议其咨询相关专科医生指导用药及治疗。同时，ERCP患者常常还需关注是否有胃肠道潴留、反流或梗阻等情况。

依据评估结果选择麻醉方法，告知麻醉相关事项及风险，签署麻醉同意书。

无论选择何种麻醉方法，患者术前均需遵从术前禁食指南。即术前至少禁食8h、禁水2h。存在上消化道梗阻、胃排空障碍、胃食管反流等特殊患者，则应延长禁饮、禁食时间，必要时需术前胃肠减压。对于急性化脓性胆管炎、急性胆源性胰腺炎需要紧急手术的患者，应按急诊饱胃患者处理。

（二）麻醉方法

麻醉方法的选择应该基于患者因素及操作需求，包括预计持续时间和操作的复杂性。

1. 气管插管全身麻醉

（1）适应证：适用于大多数患者，尤其是对于儿童（年龄＜12周岁）、重度肥胖（体重指数＞35 kg/m²）、消化道出血、反流误吸风险高、预计操作复杂手术时间过长（超过2 h）、呼吸道梗阻或十二指肠梗阻，以及合并严重疾病，如肝硬化、腹水、冠心病心绞痛等患者，更应采用经口或经鼻气管插管的全身麻醉。

（2）麻醉实施：采取快速序贯诱导插管，注意备好吸引装置，可采用视频喉镜辅助下插管，提高成功率。麻醉诱导时可采用静脉注射咪达唑仑1~2 mg，舒芬太尼0.4 μg~0.6 μg/kg，丙泊酚1.5~2.5 mg/kg，罗库溴铵0.6~1.0 mg/kg。麻醉维持可采用静吸复合全身麻醉［瑞芬太尼0.05~0.1 μg/（kg·min）、七氟烷1%~1.5%］，也可采用全凭静脉麻醉［瑞芬太尼0.05~0.1 μg/（kg·min）、丙泊酚4~6mg/（kg·h）］，必要时追加肌松药。

2. 中度镇静

（1）适应证：ASA Ⅰ~Ⅲ级、依从性良好的患者；经评估后内镜医生进行镇静操作的患者。

（2）麻醉实施：含服达克罗宁或利多卡因凝胶做咽喉部表面麻醉，后静脉注射咪达唑仑1~2 mg，舒芬太尼0.1 μg/kg，术中视情况可单次追加0.05 μg/kg舒芬太尼，也可在采用咽喉表面麻醉的基础上，静脉泵注右美托咪定复合小剂量瑞芬太尼行中度镇静。

3. 深度镇静/静脉全身麻醉（未插管）

1）适应证

对于不接受中度镇静或不能配合的患者，在全身状态及呼吸功能储备良好、侧卧位下手术且手术相对简短的情况下，可由有经验的麻醉科医师在必要的辅助通气条件下谨慎实施。

2）麻醉实施

（1）静脉推注：自主呼吸下充分吸氧去氮（8~10 L/min，3~5 min），静脉注射舒芬太尼0.1~0.2 μg/kg，或纳布啡0.1 mg/kg，复合丙泊酚1.5~2.5 mg/kg达到深度镇静/麻醉状态，术中静脉泵注丙泊酚4~6mg/（kg·h）维持，根据手术操作情况适时追加适量舒芬太尼或纳布啡。

（2）靶控输注（TCI）：可用以下两种方式。

① 静脉注射舒芬太尼0.1~0.15 μg/kg，TCI泵设定丙泊酚效应室靶浓度为1.0 μg/ml静脉泵注，2 min后靶浓度递增0.5 μg/ml，直到睫毛反射消失，内镜插入后适当降低丙泊酚TCI浓度维持麻醉。

② 可静脉泵注丙泊酚0.5~2.0 μg/ml复合瑞芬太尼0.75~2.0 ng/ml至目标效应室靶浓度。

（三）监测方法

1. 常规监测

（1）血压：常规采用无创血压监测，一般3~5 min测量一次。对于病情危重、血流动力学不稳定的患者，考虑行有创动脉血压监测，实时监测血压变化情况，适时补液或者使用血管活性药物，同时方便必要时行动脉血气分析检查。

（2）心电图、SpO_2：术中全程监测心电图与SpO_2，注意心率、心律、SpO_2的变化，必要时及时处理。

2. 推荐监测

（1）$P_{ET}CO_2$：利用鼻罩、面罩、鼻导管、鼻咽通气道或经气管导管监测 $P_{ET}CO_2$ 及其图形变化，其可在患者 SpO_2 下降前发现窒息和通气不足状态，提前进行必要处理。行气管插管全身麻醉时则应常规监测此项目。

（2）体温、脑电双频指数（bispectral index，BIS）：长时间 ERCP 手术时要注意保温并在术中监测体温，可采用鼻咽温或肛温监测。体温监测对小儿尤为重要。在有条件的情况下，可以使用 BIS 监测，指导用药，维持合适麻醉深度。

（四）术后管理

1. 术后复苏

对于气管插管的患者，操作结束后，麻醉医生按手术室内医疗常规标准拔管。ERCP 术后患者均需转运至麻醉复苏室（anesthesia recovery room，PACU），密切监测其生命体征，并及时对术后疼痛、恶心、呕吐行对症处理，必要时可请专科医生予相应处理。待患者意识清醒、肌力恢复、通气功能恢复、生命体征稳定后送返病房。危重患者必要时应送往 ICU 继续治疗。

2. 术后随访

术后 24h 内应积极随访，了解患者术后情况，是否出现麻醉或者手术后并发症，必要时协助病房主管医生进行处理。

五、ERCP 常见并发症及防治

（一）麻醉相关并发症

1. 呼吸系统并发症

行 ERCP 的患者在麻醉下未行气管插管时呼吸抑制、上呼吸道梗阻、反流误吸的风险增加，可能导致低氧血症的发生。为预防呼吸抑制，主要注意密切监测、早期识别，必要时给予辅助呼吸或控制呼吸。上呼吸道梗阻时可置入口咽或鼻咽通气道，必要时转为气管插管全身麻醉。发生反流时，麻醉医师应立即吸引口咽部，使患者处于头低脚高位；必要时行气管插管，气管纤维支气管镜下吸引误吸液体及异物，严重时可考虑生理盐水灌洗。

同时，高龄、肥胖、睡眠呼吸暂停综合征以及病情危重也是导致患者低氧血症的危险因素，术前应仔细评估。气管插管全身麻醉下气道相对安全，最大限度地减少了呼吸系统并发症的可能，推荐无禁忌证患者尤其是气道高危患者选择气管插管全身麻醉下行 ERCP。

2. 循环系统并发症

麻醉药物的作用可能导致患者血压降低，ERCP 应常规建立液体通道，补充液体，出现低血压时可加快补液速度，必要时给予去氧肾上腺素 $25 \sim 100\ \mu g$ 或去甲肾上腺素 $4 \sim 8\ \mu g$，可反复使用。当患者合并明显窦性心动过缓时，可静脉注射麻黄碱 $5 \sim 15\ mg$。

内镜操作刺激自主神经以及麻醉药物作用均可能诱发心律失常。如心率小于 50 次/min，应静脉注射阿托品 $0.3 \sim 0.5\ mg$，可重复给药；必要时可静脉注射肾上腺素 $0.02 \sim 0.1\ mg$。

ERCP 操作无论选择何种麻醉方法，都可能诱发或加重心肌缺血。因此术中应加强监测，做好液体管理，合理应用血管活性药物，确保心肌氧供、氧耗平衡。

（二）手术相关并发症

常见的手术并发症有胰腺炎、穿孔、出血及感染；其他少见并发症有肝脓肿、气胸/纵隔气肿、门静脉气体及空气栓塞、十二指肠血肿、腹膜腔出血等。这些并发症主要由专科医师按照相关指南处理，麻醉医生主要负责密切监测生命体征，及时发现问题，保护患者气道，维持循环稳定。

六、讨论

有研究对 650 例 ERCP 进行了回顾性分析，其中 367 例在深度镇静下进行，238 例在气管插管全身麻醉下进行。镇静组患者的呼吸系统并发症明显多于全身麻醉组，其中 13 例低氧血症患者中有 2 例需要面罩通气，另外 2 例需要气管插管。在全身麻醉组，只有 1 名患者需要延长机械通气时间。大量研究支持全身麻醉气管插管可以减轻 ERCP 围术期严重并发症发生率，尤其是对高龄、复杂并发症以及气道高危患者。安全而稳定的气道控制，可以为内镜医生提供更加良好的操作环境，让其可专心于手术操作，减少操作时间。

近年来，新气道辅助工具的发展，为配合熟练的麻醉、内镜团队对通气储备功能好、操作简单的患者进行静脉全身麻醉（未插管）提供了新的共用气道可能。如内镜专用面罩（图 2-1）、胃镜喉罩（图 2-2）等，可以同时达到术中通气以及监测的目的。

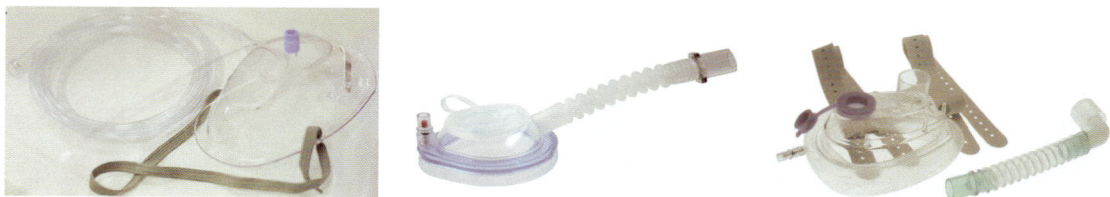

图 2-1　内镜专用面罩

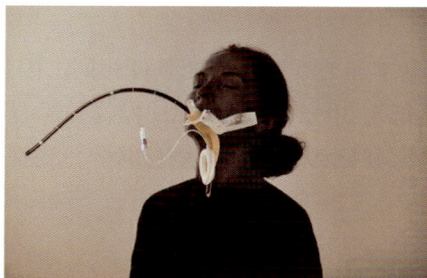

图 2-2　胃镜喉罩

用药方面，右美托咪定具有抑制交感神经、镇静、催眠、镇痛和麻醉的作用，不良反应少且轻微，用于ERCP手术的镇静可以减少丙泊酚和阿片类药物的用量。

<h1 style="text-align:center">第五节　内镜黏膜下剥离术的精确麻醉</h1>

一、概述

内镜黏膜下剥离术（ESD）是一种成熟的治疗胃、食管和结/直肠早期恶性病变的方法，利用改良的针刀将病变与黏膜下层分离并切除病变。ESD在不用考虑病变大小的情况下为整块切除黏膜及黏膜下层肿瘤创造了可能（图2-3、图2-4）。与传统外科手术相比，ESD具有创伤小、并发症少、恢复快、费用低等优点，并且疗效与外科手术相当。经过多年发展，胃ESD是目前治疗胃部非浸润性肿瘤和早期胃癌的首选治疗方式。

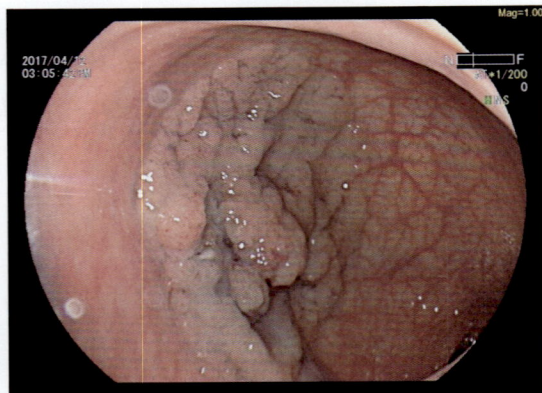

图2-3　胃镜下可见病变

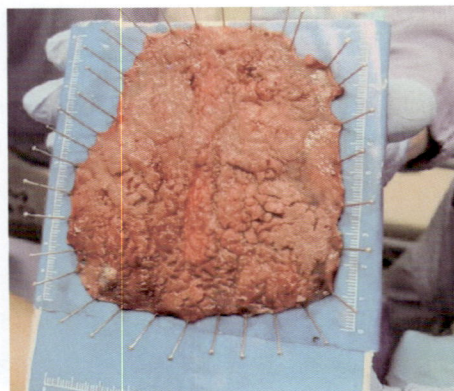

图2-4　ESD可整块切除黏膜及黏膜下层肿瘤

二、ESD的开展条件

ESD开展的医院条件、硬件设施、人员配置基本与ERCP开展的条件相同。因为不需要X线机及特殊的操作床，所以每单元的诊室面积不低于30 m² 即可。ESD操作技术复杂且精细，操作难度大，操作时间长，所以多数需要气管插管全身麻醉或静脉全身麻醉，增强患者耐受，避免患者体动，便于内镜医生操作。

三、ESD 手术方法

1. ESD 术前评估

ESD 术前评估的内容包括：① 组织病理学分型；② 病变大小；③ 是否伴有溃疡；④ 病变浸润深度；⑤ 病灶边界。

2. 适应证

ESD 的适应证包括：直径＞2 cm 的息肉、癌前病变；高级别上皮内瘤变；局限于黏膜层的分化型癌，尤其是未侵犯黏膜肌层的分化型癌；侵犯黏膜下层浅层的分化型癌；黏膜内且直径＜1 cm 的未分化胃癌；黏膜下肿瘤如平滑肌瘤、间质瘤、脂肪瘤；超声内镜检查确定来源于黏膜肌层和黏膜下层甚至固有肌层的病变。

3. 主要手术步骤

ESD 主要手术步骤包括：① 环周标记；② 黏膜下注射；③ 环形切开；④ 黏膜下剥离；⑤ 创面处理。

四、ESD 麻醉管理

（一）术前访视和麻醉准备

术前门诊评估基本同手术室内麻醉，包括病史、体格检查和实验室检查。重点注意判别患者是否存在困难气道、睡眠呼吸暂停综合征、急性上呼吸道感染、重度肥胖、支气管哮喘等可能导致围术期严重呼吸系统事件的情况；是否有未控制的高血压、心律失常和心力衰竭等可能导致围术期严重心血管事件的情况。

同时，ESD 治疗在消化内镜出血风险分层中属于高风险分级，术前必须进行凝血功能检测，若存在明显出凝血异常，应纠正之后再予手术。服用抗凝药和抗血小板药物的患者，建议阿司匹林和氯吡格雷至少停用 5 天；若使用华法林，需在治疗前至少提前 5 天停用，必要时可用低分子肝素替代治疗 2 天，最后一次使用低分子肝素的时间距离行 ESD 的时间需间隔 ≥ 24 h。对于高度栓塞风险的患者，可与内镜医生沟通，权衡 ESD 手术的紧迫性以及出血与栓塞的风险，调整用药，决定是否手术。

术前须严格禁食、禁饮，禁食 8 h，禁水 2 h。术前 30 min 按需服用 50 ml 黏膜清洁剂，以改善手术视野、减少冲洗、缩短手术时间；可酌情使用质子泵抑制剂和抗胆碱能药物。

（二）麻醉方法

ESD 麻醉方法的选择主要取决于操作部位、时间与复杂程度，同时也要考虑患者的耐受情况。

1. 上消化道（食管、胃）

ESD 术中冲洗液和出血会增加误吸风险，应首选气管插管全身麻醉，保护气道；少部分手术时间短、刺激小、患者可以耐受的，可采用中度镇静；深度镇静/静脉全身麻醉（未插管）

发生误吸的风险较高，需谨慎选择，并随时做好转气管插管全身麻醉的准备。

2. 下消化道（结、直肠）

ESD 一般可在深度镇静/静脉全身麻醉（未插管）下完成；手术时间＞2 h 或术中创伤较大者可采用喉罩或气管插管全身麻醉；部分时间短、操作简单、患者可耐受的，也可采用中度镇静。

麻醉实施基本同 ERCP，ESD 大部分在侧卧位下完成，可考虑使用视频喉镜辅助，于侧卧位下插管，减少患者体位搬动，可减少误吸可能。术中需灌注 CO_2 气体，应根据允许性高 CO_2 血症等肺保护策略调整呼吸参数。根据气道压可适当追加肌松药。

（三）监测方法

同 ERCP，常规监测无创血压、心电图、SpO_2；非气管插管患者密切关注呼吸频率和呼吸幅度，用鼻罩、面罩、鼻导管、鼻咽通气道等监测 $P_{ET}CO_2$ 及其图形变化，气管插管患者常规行 $P_{ET}CO_2$ 监测，并注意气道压变化；儿童或老年患者注意监测体温；危重患者监测有创动脉血压，必要时行动脉血气分析；有条件的情况下推荐行 BIS 监测麻醉深度。

（四）术后管理

1. 术后复苏

对于气管插管或喉罩置入的患者，操作结束后，麻醉医生按手术室内医疗常规标准拔管。所有 ESD 术后患者均需转运至 PACU，密切监测其生命体征，及时发现 ESD 相关并发症或麻醉相关并发症，行对症处理，必要时可请专科医生予相应处理。待患者意识清醒、肌力恢复、通气功能恢复、生命体征稳定后送返病房。危重患者必要时应送往 ICU 继续治疗。

2. 术后随访

术后 24 h 内应积极随访，了解患者术后情况，是否出现麻醉或者手术后并发症，必要时协助病房主管医生进行处理。

五、ESD 常见并发症及防治

（一）麻醉相关并发症

1. 反流与误吸

多发生在非气管插管全身麻醉行上消化道 ESD 的患者，因气道保护性反射降低或消失，易发生反流与误吸。应使患者采取左侧卧位、口角低位，以利于液体排出。一旦发生误吸，应立即吸引口咽部，同时使患者居头低脚高位，必要时气管内插管，在纤维支气管镜引导下吸净液体及异物，机械通气辅助改善低氧血症。

2. 低氧血症

呼吸抑制导致的低氧血症多发生于非气管插管全身麻醉患者，困难气道、肥胖、高龄、睡眠呼吸暂停综合征等是高危因素。术前高流量面罩给氧，可嘱患者深呼吸数次，术中出现低氧血症时可使用消化内镜专用面罩、鼻罩、鼻咽通气道给氧或正压通气，必要时可行气管插管控

门诊及手术室外的精确麻醉 ■

制呼吸。气管插管全身麻醉时出现低氧血症，常见于 ESD 术中出现气胸或腹腔严重积气，处理见下文"手术相关并发症"。

3. 喉痉挛

喉痉挛多见于麻醉过浅进镜刺激时。对于未插管全身麻醉患者，一般在给药结束后，待心率升至最高点并开始下降时入镜，较少引起体动或喉痉挛。如发生喉痉挛，应立即退出内镜，面罩纯氧加压通气。如无效，可给予肌松药后，再行气管插管全身麻醉。

4. 低血压或心律失常

全身麻醉气管插管行 ESD 易发生术中低血压。术前可适当输液，扩充血容量，若术中出现低血压，可以加快补液速度，必要时给予去氧肾上腺素 25 ~ 100 μg 或去甲肾上腺素 4 ~ 8 μg，可反复使用。当患者合并明显窦性心动过缓时，可静脉注射麻黄碱 5 ~ 15 mg。当心率小于 50 次 /min 时，静脉注射阿托品 0.3 ~ 0.5 mg，可重复给药；必要时可静脉注射肾上腺素 0.02 ~ 0.1 mg。

（二）手术相关并发症

1. 穿孔

若发生术中穿孔，可内镜下通过金属夹夹闭；如内镜下裂口未能闭合，出现腹膜炎征象，须及时请普外科医生会诊，评估是否需要手术治疗。

2. 出血

ESD 术前及操作中预防出血比止血更重要。术前对于患者凝血功能以及抗凝、抗血小板药物应用的把握，以及术中充分的黏膜下注射可有效预防出血。一旦出现出血，可用含肾上腺素的冰盐水冲洗出血创面，或电凝处理小出血点，明显出血处可以使用血管夹止血。

3. 气体相关并发症

主要包括皮下气肿、纵隔积气、气胸及气腹等。轻微皮下气肿和纵隔气肿可不处理，患者一般可自行吸收并排出 CO_2；气胸可引起低氧血症，气道平均压 > 20 mmHg，SpO_2 < 90%，经胸片证实，则需行胸腔闭式引流，紧急情况下可使用套管针于锁骨中线第二肋间穿刺放气；腹腔积气可致气道峰压升高，并可引起血流动力学变化，术中注意观察腹部张力及隆起，如叩诊鼓音，气道峰压升高 20% 以上，可使用 14 ~ 16 G 套管穿刺针行右下腹麦氏点或右侧腹中部穿刺放气。

六、讨论

近期有一些静脉全身麻醉（未插管）下进行 ESD 的研究，包括对其可行性的分析，以及 BIS 指导下行静脉全身麻醉 ESD 术等，但是从患者安全管理的角度来看，持续 2 h 或以上的内镜操作不属于低风险手术，需要系统地进行呼吸、心血管管理等。此外，随着患者日益老龄化，出于安全考虑，还应思及并发症的可能性，如误吸、低氧血症、心脑血管意外、肺栓塞，以及 ESD 相关的意外事件，如出血和穿孔等。仅在内镜室进行静脉麻醉不足以应对上述任何并发症，在气管插管全身麻醉下进行 ESD 是麻醉医师早期发现和立即治疗并发症所必需的。

除较简单、术程较短的左半结肠或直肠 ESD 外，内镜医师在进行下消化道 ESD 时，对气管插管或喉罩全身麻醉满意度更高。因肠壁较胃壁更薄，操作较上消化道 ESD 更为困难，气管插管或喉罩全身麻醉可以减轻腹式呼吸对手术操作的影响，从而缩短手术时间，减少并发症，提高手术完成率。

ESD 术中情况复杂，需要多学科共同协作。麻醉医师和内镜医师术中需及时沟通，当术中气道压或 $P_{ET}CO_2$ 突然变化时，麻醉医师应提醒内镜医师警惕穿孔可能；内镜医师也应告知麻醉医师术中出现的特殊情况，如出血、穿孔等，以便对症处理。同时，随时沟通手术进程也有助于麻醉医生调整麻醉深度，加快周转。

参考文献

[1] 中华医学会麻醉学分编.2020版中国麻醉学指南与专家共识[M].北京：人民卫生出版社，2022.

[2] 中华医学会消化内镜学分会麻醉协作组.常见消化内镜手术麻醉管理专家共识[J].中华消化内镜杂志，2019，36(1)：9-19.

[3] 邓小明，姚尚龙，于布为，等.现代麻醉学[M].4版.北京：人民卫生出版社，2014.

[4] 郭曲练，姚尚龙.临床麻醉学[M].北京：人民卫生出版社，2016.

[5] Deng C. Wang X, Zhu Q, et al. Comparison of nalbuphine and sufentanil for colonoscopy: a randomized controlled trial[J/OL]. PLoS One, 2017, 12(12): e0188901.

[6] 黄晓刚.无痛消化内镜患者临床常见并发症原因分析及应对策略[J].临床医药文献电子杂志，2019，6(38)：60.

[7] Nayar D S, Guthrie W G, Goodman A, et al. Comparison of propofol deep sedation versus moderate sedation during endosonography[J]. Dig Dis Sci, 2010, 55(9): 2537-2544.

[8] ASGE Standards of Practice Committee, Early D S, Lightdale J R, el al. Guidelines for sedation and anesthesia in GI endoscopy[J]. Gastrointest Endosc, 2018, 87(2): 327-337.

[9] Merry A F, Mitchell S J. Complications of anaesthesia[J]. Anaesthesia, 2018, 73 Suppl：7-11.

[10] 陈百胜，李平，吕意达，等.无痛消化内镜患者临床常见并发症原因分析及策略[J].中外医疗，2018，37(28)：80-81，84.

[11] Agostoni M, Fanli L, Arcidiacono P G, et al. Midazolam and pethidine versus propofol and fentanyl patient controlled sedation/analgesia for upper gastrointestinal tract ultrasound endoscopy: a prospective randomized controlled tria l[J]. Dig Liver Dis, 2007, 39(11): 1024-1029.

[12] Nayar D S, Guthrie W G, Goodman A, et al. Comparison of propofol deep sedation versus moderate sedation during endosonography[J]. Dig Dis Sci, 2010, 55(9): 2537-2544.

[13] Althoff F C, Agnihotri A, Grabitz S D, et al. Outcomes after endoscopic retrograde cholangiopancreatography with general anaesthesia versus sedation[J]. Br J Anaesth, 2021, 126(1): 191-200.

[14] Farina D A, Komanduri S, Aadam A A, et al. Endoscopic retrograde cholangiopancreatography (ERCP) in critically ill patients is safe and effective when performed in the endoscopy suite[J]. Endosc Int Open,

2020, 8(9): 1165-1172.

[15] Hormati A, Aminnejad R, Saeidi M, et al. Prevalence of anesthetic and gastrointestinal complications of endoscopic retrograde cholangiopancreatography[J/OL]. Anesth Pain Med, 2019, 9(4): e95796.

[16] De Cosmo G, Levantesi L, Del Vicario M. Sedation in digestive endoscopy: innovations for an old technique [J]. Minerva Anestesiol, 2020, 86(5): 565-570.

[17] Hagan K B, Carlson R, Arnold B, et al. Safety of the LMA®Gastro ™ for endoscopic retrograde cholangiopancreatography[J]. Anesth Analg, 2020, 131(5): 1566-1572

[18] Kilic E T, Sayar S, Kahraman R, et al. The effects of obesity on sedation-related outcomes of advanced endoscopic procedures[J]. North Clin Istanb, 2019, 6(4): 321-326.

[19] Lieber S R, Heller B J, Martin C F, et al. Complications of anesthesia services in gastrointestinal endoscopic procedures[J]. Clin Gastroenterol Hepatol, 2019, 18(9): 2118-2127.

[20] Law R, Cardenas A. General endotracheal anesthesia for ERCP: Don't sleep on it[J]. Gastrointest Endosc, 2019, 89(4): 863-864.

[21] Liang C M, Kuo C M, Lu L S et al. A comparison between non-sedation and general endotracheal anesthesia for retrograde endoscopic common bile duct stone removal: A tertiary center experience [J]. Biomed J, 2019, 42(2): 131-136.

[22] Pushkarna G, Sarangal P, Pushkarna V, et al. Comparative evaluation of dexmedetomidine versus midazolam as premedication to propofol anesthesia in endoscopic retrograde cholangiopancreatography[J]. Anesth Essays Res, 2019, 13(2): 297-302.

[23] Smith Z L, Nickel K B, Olsen M A, et al. Type of sedation and the need for unplanned interventions during ERCP: analysis of the clinical outcomes research initiative national endoscopic database (CORI-NED) [J]. Frontline Gastroenterol, 2019, 11(2):104-110.

[24] Sidhu R, Turnbull D, Newton M, et al. Deep sedation and anaesthesia in complex gastrointestinal endoscopy: a joint position statement endorsed by the British Society of Gastroenterology (BSG), Joint Advisory Group (JAG) and Royal College of Anaesthetists (RCoA)[J]. Frontline Gastroenterol, 2019, 10(2): 141-147.

[25] Zhang C C, Ganion N, Knebel P, et al. Sedation-related complications during anesthesiologist-administered sedation for endoscopic retrograde cholangiopancreatography: a prospective study[J]. BMC Anesthesiol, 2020, 28; 20(1): 131.

[26] Hamada K, Kawano K, Yamauchi A, et al. Efficacy of endoscopic submucosal dissection of esophageal neoplasms under general anesthesia[J]. Clin Endosc, 2019, 52(3): 252-257.

[27] Ishihara R, Arima M, Iizuka T, et al. Endoscopic submucosal dissection/endoscopic mucosal resection guidelines for esophageal cancer[J]. Dig Endoscy, 2020, 32(4): 452-493.

[28] Kim S H, Choi Y S, Lee S K, et al. Comparison of general anesthesia and conscious sedation in procedure-related complications during esophageal endoscopic submucosal dissection[J]. Surg Endosc, 2020, 34(8): 3560-3566.

[29] Ono H, Yao K, Fujishiro M, et al. Guidelines for endoscopic submucosal dissection and endoscopic mucosal resection for early gastric cancer(second edition) [J]. Dig Endosc, 2021, 33(1): 4-20.

[30] Tanaka S, Kashida H, Saito Y, et al. JGES guidelines for colorectal endoscopic submucosal dissection/endoscopic mucosal resection[J]. Dig Endosc, 2019, 27(4): 417-434.

2

［31］ van de Ven S, Leliveld L, Klimek M, et al. Propofol sedation without endotracheal intubation is safe for endoscopic submucosal dissection in the esophagus and stomach［J］. United European Gastroenterol J, 2019, 7(3): 405-411.

［32］ Yoshio T, Ishiyama A, Tsuchida T, et al. Efficacy of novel sedation using the combination of dexmedetomidine and midazolam during endoscopic submucosal dissection for esophageal squamous cell carcinoma［J］. Esophagus, 2019, 16(3): 285-291.

第三章
门诊妇产科诊疗的精确麻醉

第一节　人工流产术的精确麻醉

一、无痛人工流产术的现状

全球每年人工流产约 5600 万例，根据中国《人工流产后避孕服务规范（2018 版）》，近年来我国的人工流产每年为 900 多万例。随着舒适化医疗理念的推广及患者就医需求的提高，无痛人工流产术成为患者的首选。

二、无痛人工流产术的特点

无痛人工流产术是在全身麻醉状态下完成人工流产手术的方法。一方面可以减轻患者躯体上的痛苦，消除其恐惧心理，另一方面利于产科医师手术操作，保证手术顺利完成。相对于传统非无痛人工流产术（宫腔表面麻醉、宫旁阻滞）而言，无痛人工流产术具有安全性高、易实施、患者舒适痛苦小、苏醒迅速、术后能够安全及时离院等优点。

三、无痛人工流产术的麻醉实施

（一）麻醉方法

在实施人工流产手术过程中，宫颈被牵拉扩张、负压吸引、刮匙吸刮等强烈刺激，容易引起患者体动反应，可导致子宫穿孔、术后出血，甚至引发人工流产综合征等不良反应。因此，在手术过程中要保证足够的麻醉深度，目前广泛使用以丙泊酚为主的短效静脉麻醉药，辅以强效的镇痛药。

（二）麻醉药物

1. 静脉麻醉药

（1）丙泊酚：丙泊酚因起效迅速、诱导平稳、作用时间短、清醒质量好等优点，在日间门诊及各种短小手术中应用广泛。治疗剂量下的丙泊酚还能抑制迷走神经反射，降低人工流产综合征的发生率。丙泊酚虽镇静效果较强，但镇痛作用较弱。如果术中单一应用丙泊酚进行麻醉，当遇到疼痛等强烈刺激时，常常需要增加丙泊酚的用量，导致呼吸抑制、循环不稳定等情况，如不及时处理会威胁患者的生命安全，所以常需要复合镇痛药以减轻单一使用丙泊酚所引起的不良反应。静脉快速注射丙泊酚还可引起注射痛，其发生率为 30%～90%。在给药前经该静脉缓慢注入适量的镇痛药或利多卡因，能够降低疼痛的发生率、提高患者的舒适度。

（2）依托咪酯：与丙泊酚相比，依托咪酯对呼吸、循环的抑制轻，很少产生心肌抑制作用，主要适用于合并心脑血管系统疾病以及呼吸系统疾病的患者。主要的不良反应包括肾上腺皮质功能抑制、术后恶心呕吐和肌震颤。据不完全统计，10%～65.5% 的患者应用依托咪酯后会出现肌阵挛，其机制可能与依托咪酯对控制锥体外系运动活性的神经系统部位产生的去抑制作用有关。对于肾上腺皮质功能不全、免疫功能低下、卟啉病和具有恶心、呕吐倾向的患者，应避免使用。

（3）丙泊酚联合依托咪酯：考虑到丙泊酚和依托咪酯在药效学特点上的互补效应，相关临床研究显示，在无痛人工流产术中使用丙泊酚和依托咪酯混合液可获得良好的麻醉效果，既可以降低丙泊酚引起低血压、心率降低、呼吸抑制等不良反应的发生风险，又可以减少依托咪酯引起的肌颤、恶心、呕吐等不良反应。两种药物混合使用可以相互取长补短，充分发挥 1+1 > 2 的药物协同作用。

2. 镇痛药

（1）芬太尼：芬太尼因镇痛作用强、起效快、维持时间短以及无组胺释放作用，对心肌收缩力和循环功能影响较小，故在各种短小手术及门诊日间手术中广泛使用。但是芬太尼对呼吸系统影响较大，尤其是对有呼吸系统疾病的患者，主要表现为呼吸频率减慢、潮气量减少甚至呼吸停止等。资料显示，1 μg/kg 的芬太尼复合丙泊酚应用于无痛人工流产术中的麻醉效果确切，值得在临床上推广使用。

（2）舒芬太尼：舒芬太尼是人工合成的新型阿片类镇痛药，其镇痛效能是芬太尼的 5～10 倍，反复多次用药不易蓄积，不引起组胺释放和血浆儿茶酚胺浓度升高，使循环更加平稳。

（3）地佐辛：地佐辛是一种人工合成的新型混合阿片受体激动-拮抗剂，既能拮抗 μ 受体，又能激动 κ 受体，常用于超前镇痛。使用地佐辛进行超前镇痛能显著提高无痛人工流产术的麻醉效果，减轻术后宫缩痛，提高无痛人工流产术的安全性。

（4）氟比洛芬酯：氟比洛芬酯是一种新型的脂微球非甾体抗炎药，经过脂微球包裹和修饰获得靶向性，可以更好地聚集在手术切口和炎症部位，加快药物跨过细胞膜，从而促进药物吸收、缩短起效时间。其镇痛机制主要是通过作用于外周及中枢，抑制环加氧酶从而减少前列腺素的合成，降低中枢和外周的敏感性，减轻手术切口的炎症反应和组织水肿，有效减轻神经末梢的伤害性感觉和疼痛知觉，减少有害刺激所致疼痛的不良反应，从而起到镇痛作用。使用氟比洛芬酯进行超前镇痛能够减轻患者的应激反应，提高麻醉效果，减少麻醉药用量，缩短患者苏醒时间，降低不良反应的发生率，提高人工流产手术的安全性。

四、无痛人工流产术的并发症及其处理

（一）出血

1. 原因

其原因大多为妊娠月份大、用的吸管较小、负压太低、大块组织未能及时被吸出而妨碍子宫收缩，人工流产次数较多，子宫收缩不良，以及宫颈裂伤等。

2. 处理

术中出血一旦发生，应输液备血，应用宫缩剂，最有效的止血方法是迅速清除宫内残留组织。对有宫颈裂伤者进行缝合止血，术后应用抗生素预防感染。预防术中出血的重要方法是严格掌握手术的适应证，严格遵守技术操作规程，熟练手术技术。选用大小合适的吸管，负压应按规定，不宜过低。此外，应在术前询问病史及检查，询问有无凝血机制障碍、有无多次人工流产史，以及准确判断孕周大小等。

（二）子宫穿孔

子宫穿孔是人工流产术的严重并发症。发生率与手术者操作技术以及子宫本身情况（如哺乳期妊娠子宫、剖宫产后瘢痕子宫妊娠等）有关。子宫穿孔易出血、感染，甚至损伤周围脏器如肠管等，引起严重并发症，必要时还需剖腹探查或腹腔镜检查，根据情况做相应处理。

（三）人工流产综合征

人工流产综合征是人工流产过程中常见的一种病理反应。由于宫颈、宫壁受手术机械性的刺激，强烈的子宫收缩及负压吸引引起迷走神经兴奋，释放大量的乙酰胆碱，产生心率减慢、血压下降等一系列心血管症状。

子宫除接受交感神经、副交感神经的支配以外，还有丰富的感觉神经分布，子宫颈部的神经末梢更为敏感。人工流产术中，宫颈被牵拉、扩张以及负压、刮匙对宫壁的影响，刺激了分布在这些区域的神经末梢。绝大部分孕妇通过神经系统的自身调节，能够耐受人工流产术中的这些机械刺激，但也有少数孕妇由于自主神经稳定性较差，迷走神经自身反射增强，体内释放出大量的乙酰胆碱，促使冠状动脉痉挛，心肌收缩力减弱，心输出量减少，发生恶心、呕吐、头晕、胸闷、气喘、面色苍白、大汗淋漓、四肢厥冷等一系列症状。人工流产综合征的发生是神经、精神综合作用的结果，与心理因素有很大关系。据临床观察，这种综合征比较容易发生在精神紧张、对人工流产术充满疑虑的孕妇中。

预防人工流产综合征的发生，首先要从心理因素上着手，消除患者对人工流产的恐惧心理，避免精神过度紧张，也要尽可能避免在过分疲劳、饥饿的情况下实施手术。其次，手术中尽可能地减轻对子宫口和宫壁的刺激强度（包括牵拉、扩张宫口、刮搔宫壁等），负压适当，避免反复多次吸宫。患者发生人工流产综合征后应立即停止手术，平卧吸氧，严密监测患者的生命体征；严重且不能自行缓解者应静推 0.5～1.0 mg 的阿托品。

（四）羊水栓塞

羊水栓塞指大量羊水进入母体血循环后继发引起患者肺栓塞、休克、弥散性血管内凝血的综合征，是一种少见但极为凶险的并发症。其病理、生理机制复杂，加之临床医生一般对它缺乏足够的认识，往往不能及时做出处理，因此继发的母婴死亡率可高达 60%～80%。有关发生羊水栓塞确切的病理、生理机制仍不清楚，以前认为栓塞是主要的病因，现在认为羊水进入母体内后激发内源性介质的释放是整个过程的关键，从发病机理上来说，认为它在某种程度上和过敏性休克及败血症有些类似，推荐采用"妊娠过敏样综合征"来替代以前的名称。过去认为在母体血中查找胎儿的组织成分是诊断的关键，现在发现它并不敏感和特异，一些新的诊断方法开始从免疫组化的角度来诊断羊水栓塞。治疗上强调需要争分夺秒地及时抢救，推荐采用DROP-CHHEBS 治疗方案（D，多巴胺；R，酚妥拉明；O，氧；P，罂粟碱；C，西地兰；H，激素；HE，肝素；B，输血；S，碳酸氢钠）。

第二节　宫腔镜诊疗术的精确麻醉

一、无痛宫腔镜的现状

宫腔镜是指应用膨宫介质扩张宫腔，通过插入宫腔的光导纤维窥镜直视观察宫颈管、子宫腔及输卵管开口的生理与病理变化，以便针对病变组织直观准确地取材并送病理检查；同时也可直接宫腔镜下手术治疗。宫腔镜手术作为一种妇科微创诊疗技术，具有创伤小、恢复快、住院时间短等优点，已广泛应用于妇产科患者，主要适用于妇科可疑宫腔内病变的诊断和治疗。随着医疗服务水平的提高，宫腔镜手术在各级医院尤其是基层医院已经广泛开展。

二、无痛宫腔镜的特点

宫腔镜手术相关的应激反应主要与手术刺激部位和强度有关，多见于阴道置入器械、扩张宫颈以及子宫腔内操作等。牵拉和扩张子宫，刺激了支配子宫的自主神经，主要表现为体动、血压下降、心率减慢、心律失常甚至心搏骤停。该类手术多为日间手术，术前准备和住院时间较短，对安全、舒适化医疗的需求高。

三、无痛宫腔镜的麻醉实施

（一）麻醉方法

根据患者病情、手术方式及时间选择合适的麻醉方式。

（1）手术时间较短：通常可采用 MAC 进行镇静麻醉管理，常用短效镇静药进行深度镇静。

（2）手术时间长：如子宫腔粘连、狭窄、暴露困难的患者，推荐使用喉罩或气管插管全身麻醉。

（3）高风险患者：对于有严重心肺疾病、困难气道（通气和换气困难）、肥胖或有反流误吸高风险的患者，推荐住院择期行宫腔镜手术或检查，采用气管插管全身麻醉，并做好紧急气道和急救准备。

（4）其他麻醉方式：有宫颈旁阻滞、椎管内麻醉等，由于椎管内麻醉后患者下肢肌力恢复时间较长，应用受限。

（二）麻醉药物

（1）短效镇静药物：包括丙泊酚、咪达唑仑、依托咪酯等。

（2）短效阿片类药物：多选用芬太尼、舒芬太尼、羟考酮，常与镇静药物合用，须警惕呛咳和呼吸抑制。

（3）吸入麻醉药：因其快速起效、快速恢复的特点，也能用于宫腔镜手术，通常选用七氟烷和地氟烷，但地氟烷不宜用于麻醉诱导。有研究提示，与使用丙泊酚比较，七氟烷会增加膨宫液介质甘氨酸的吸收入血。因此，麻醉医师宜选用静脉麻醉药与低浓度吸入麻醉药复合，关注膨宫介质的种类，预防吸入麻醉药所致术后恶心呕吐。若选用氧化亚氮（nitrous oxide，N_2O）麻醉，应重视弥散性缺氧的预防和处理。

（4）喉罩或气管插管全身麻醉时可选用短效肌松药。对于术后疼痛治疗，以 NSAIDs 为主，慎选容易引起恶心、呕吐和头晕的药物。

四、无痛宫腔镜的并发症及其处理

（一）膨宫液过量吸收综合征

膨宫液过量吸收综合征指因手术时间较长，膨宫压力过大，使用非电解质的膨宫液较多，膨宫液吸收超过机体排出的安全阈值，导致容量超负荷、稀释性低钠血症等出现的一系列临床表现。其不同时期的临床表现不同，可表现为意识障碍、言语不清、视觉障碍、癫痫发作，甚至昏迷；血压、心电图异常改变，进而出现急性心力衰竭、肺水肿；辅助检查发现稀释性贫血、低钠血症、低晶体渗透压、高氨血症、高血糖症、酸中毒等，严重者甚至出现心搏骤停。由于膨宫液可经输卵管进入腹腔，并延缓吸收入血，应关注上述情况可延至苏醒期出现的现象。为此，麻醉医师需要加强监测和管理，建议如下。

（1）膨宫技术专人管理：包括实施、监测并记录膨宫压、灌流速度和进出量，尤应重视膨宫液出入量的差值，以防出现膨宫液过量吸收综合征，如出现须及时救治。

（2）监测膨宫液出入量差值：① 当术中膨宫液出入量差值达 500 ml 时，手术医师应该暂停手术、评估患者状况；② 若使用非电解质膨宫液，出入量差值达到 1000 ml 时，应停止手术；③ 对于无合并症的年轻患者，当含电解质的膨宫液出入量差值达 2500 ml 时，应终止操作。有研究提示，膨宫液出入量差值超过 1000 ml 时会增加气体栓塞的发生风险，然而其安全阈值存在个体差异，应综合患者体重、心肺功能以及其他合并症，确定适宜阈值，通常为 750～1000 ml。

（3）监测膨宫压：应严格控制膨宫压 ≤ 100 mmHg 或低于平均动脉压，通常为 70～80 mmHg。其压力大小取决于子宫情况和手术医师技巧。如出现宫内出血、血凝块或其他碎片、子宫壁顺应性下降、子宫较大、肌壁间子宫肌瘤等，可能需要增加灌流液和膨宫压力（不超过 100 mmHg），但同时膨宫液吸收、水中毒、心功能不全以及气体栓塞等风险也会增加。

（4）救治措施：包括保证气道通畅、吸氧、利尿、纠正内环境失衡等措施，防治急性心力衰竭、肺水肿和脑水肿。纠正稀释性低钠血症应按照补钠计算公式计算：所需补钠量 =（正常血钠值－测得血钠值）× 52% × 体重（kg）。初始补给量按照计算总量的 1/3 或 1/2 补给，根据患者生命体征、意识及电解质的变化，决定后续补给量，切忌快速、高浓度静脉补钠，以免引起神经组织脱髓鞘。

（二）空气栓塞

宫腔镜诊疗时空气栓塞的检出率为 10%～50%，而空气栓塞综合征罕见（发生率 0.03%），但严重威胁患者生命，与进入的空气量和速度有关。主要原因有：① 操作不规范，膨宫液容器排空且与大气相通，膨宫液管路未排气，三通接头开放错误，电外科系统汽化组织时产生的气体；② 操作者经验不足。清醒患者可有烦躁不安、呼吸困难、发绀、胸痛等临床表现。不论是否使用全身麻醉，此时患者均可出现循环不稳定、心电图异常、$P_{ET}CO_2$ 降低、PaO_2 下降、$PaCO_2$ 升高，甚至心搏骤停。

治疗：一旦出现空气栓塞综合征，应立即停止手术操作；气管插管纯氧正压通气，并将患者置于头低脚高左侧卧位；酌情使用血管加压药、容量复苏等支持治疗，必要时经中心静脉置管抽气。如遇气胸、纵隔气肿、广泛皮下气肿，应紧急抽气或安置引流之后才能行正压通气。

（三）穿孔

穿孔是宫腔镜操作最常见的并发症，其高危因素包括宫颈狭窄、宫颈手术史、子宫过度屈曲、宫腔过小、宫腔镜器械型号选择不当及施术者经验不足等。术中表现为宫腔镜放入子宫腔后术野突然消失，子宫底处可见网膜、肠、腹腔，也可伴有血尿或突然增加膨宫液需求量。出血量与穿孔部位相关：子宫底穿孔最常见，但出血量少；宫侧壁穿孔出血量大；宫颈穿孔多为迟发型出血。

治疗：一旦诊断明确，应立即停止手术，查找穿孔部位，确定有无邻近脏器损伤，密切监测和评估患者生命体征，对子宫微小穿孔者需严密观察，使用缩宫素及抗生素治疗，加强随访；对穿孔大、有撕裂伤、出血明显者，应紧急手术治疗。

（四）出血

主要因为子宫内膜损伤，合并子宫穿孔、动静脉瘘、胎盘植入、宫颈妊娠、瘢痕妊娠和凝血功能障碍等时，出血更易发生。术前常规行凝血功能检测。根据出血量、出血部位、范围和手术种类确定止血方案。

（五）副交感神经反射综合征

由于麻醉方式和药物的应用，副交感神经反射综合征已明显减少。扩张宫颈和膨胀宫腔导致副交感神经兴奋性增高，患者表现为头晕、胸闷、心悸、面色苍白、心动过缓或出汗，甚至心搏骤停。立即停止手术操作、采用被动抬腿试验（passive leg raising，PLR）、注射格隆溴铵或阿托品等可以改善。

第三节　分娩镇痛

一、分娩镇痛在我国的开展现状

2018 年 11 月 15 日，国家卫生健康委员会下发《关于开展分娩镇痛试点工作的通知》（国卫办医函〔2018〕1009 号），913 家医院成为第一批国家分娩镇痛试点医院。这些试点医院在 2017 年底的无痛分娩普及率在 27.5% 左右，经过 3 年努力，2020 年底达到了 53.2%。但放到全国范围内，分娩镇痛的普及率也仅仅为 30%。而且在分娩镇痛的具体管理中，包括分娩时机、禁饮食要求、实施方案、效果评价等方面在各大医院存在着巨大差异，怎样提高产妇的满意度和安全性仍然是亟待解决的问题。"精确麻醉"概念的提出，为分娩镇痛管理提供了新的思路。

二、分娩镇痛的生理基础

1. 产程的概念

从规律性子宫收缩开始到胎儿胎盘娩出为止的全过程称为总产程。总产程在临床上分为 3 个阶段，即 3 个产程。第一产程，又称宫口开全期，从产妇出现间隔 5 ~ 6 min 的规律性宫缩开始，到宫颈口开全。第二产程，又称胎儿娩出期，从宫颈口开全到胎儿娩出。第三产程，又称胎盘娩出期，从胎儿娩出到胎盘娩出。

2. 不同产程的疼痛机制

不同产程的疼痛机制如**表 3–1** 所示。

表 3–1　不同产程的疼痛机制

产程	产生部位	机制	牵涉部位	神经支配
第一产程	子宫	子宫平滑肌收缩，内脏痛	下腹部、背部	$T_5 \sim T_{10}$ 交感神经、$T_{10} \sim L_1$ 交感神经
	子宫下段、宫颈	子宫下段、宫颈进行性扩张	下腹部、腰部及骶部以及肠	$S_2 \sim S_4$ 副交感神经

产程	产生部位	机制	牵涉部位	神经支配
第二产程	会阴及阴道	先露部压迫骨盆底组织，肛提肌收缩会阴及阴道扩张产生疼痛	会阴、大腿、小腿	$S_2 \sim S_4$
第三产程	子宫、阴道会阴创面	子宫收缩和创面	下腹部、会阴部、直肠	子宫体的交感神经来自$T_{11} \sim T_{12}$和L_1，运动神经来自$T_5 \sim T_{10}$，宫颈、阴道和会阴的运动和感觉神经均来自S_2、S_3、S_4

三、分娩镇痛的实施

（一）分娩镇痛前的准备

分娩镇痛前对产妇系统的评估是保证镇痛安全及顺利实施的基础。

1. 产妇的评估

病史：产妇基本情况、既往病史、麻醉手术史、药物过敏史、是否服用抗凝药物、合并症。

体格检查：基本生命体征（血压、心率、呼吸频率、SpO_2、体温），全身情况，确认是否存在困难气道、脊椎间隙异常、穿刺部位感染灶或占位性病变等禁忌证。

相关实验室检查：血常规、凝血功能。对于存在合并症或异常情况者，应进行相应的特殊实验室检查。

2. 适应证和禁忌证

1）适应证

（1）产妇自愿。

（2）经产科医师评估，可进行阴道分娩试产者（包括瘢痕子宫、妊娠期高血压及子痫前期等）。

2）禁忌证

（1）产妇拒绝。

（2）经产科医师评估不可进行阴道分娩者。

（3）椎管内阻滞禁忌：包括颅内高压、凝血功能异常、穿刺部位及全身性感染、严重低血容量、神经系统疾病、产科异常情况（如脐带脱垂、持续性宫缩乏力或宫缩异常、前置胎盘、头盆不称及骨盆异常等），以及产妇在穿刺时不能配合，影响穿刺操作的情况。

3. 知情同意书

分娩镇痛的实施应该由产妇本人自愿同意，由产妇本人或其委托代理人签署知情同意书后方能实施。

4. 设备、物品及人员等的准备

1）设备及物品

（1）麻醉机。

（2）多功能心电监护仪。

（3）气道管理用品（喉镜、气管导管、口咽通气管、喉罩、困难气道器具等）。

（4）吸痰器、吸痰管、负压吸引器。

（5）供氧设备（中心供氧、氧气瓶、面罩）。

（6）椎管内镇痛穿刺包、镇痛泵。

（7）胎心监护仪、新生儿抢救复苏设备。

（8）加压加热输血设备、加热毯。

（9）抢救车（包括抢救物品及药品）。

2）药品

局麻类药物（利多卡因、罗哌卡因、布比卡因、氯普鲁卡因等）、阿片类药物（芬太尼、舒芬太尼等）、配置药品的生理盐水、急救类药品（肾上腺素、脂肪乳剂等）、消毒液。抢救设备及麻醉药品由专人负责维护补充、定期检查并做登记。

3）场地

在产房建立一个无菌房间，专为分娩镇痛操作使用；或产房单间能够达到无菌要求。麻醉科医师或护士进入分娩操作室必须更换衣裤、鞋帽，严格遵守无菌操作规范要求。穿刺部位按要求范围消毒，各操作环节严格按无菌要求操作。穿刺包及镇痛泵药盒为一次性，其他物品应定期清洁、消毒，房间应定时消毒并定期做细菌培养，检测房间无菌达标情况。

4）产妇准备

（1）产妇进入产房后避免摄入固体食物，可饮用高能量无渣饮料，以免在紧急情况下实施全麻手术中发生反流误吸。

（2）开放静脉通路，保障出现异常情况时能及时、快速用药处理。

（3）签署分娩镇痛同意书（产妇本人或委托人）。在进行分娩镇痛操作之前，首先要告知产妇所采取的镇痛方式以及可能出现的并发症或医疗风险，在镇痛过程中怎样配合及注意事项。医师有告知义务，产妇有知情同意权，医师应在取得产妇及家人的同意后让其在知情同意书上签名。

（二）实施时机

传统观念认为宫口开至 3 cm 时，疼痛逐渐剧烈，此时开始分娩镇痛，对宫缩不会产生明显影响。然而，近年来国内外诸多研究为潜伏期分娩镇痛的应用提供了充分的依据，即在宫口扩张到 1~3 cm 时实施分娩镇痛并不延长产程，也不增加剖宫产率。此外，目前将第二产程延长的概念从第二产程超过 2 h 更新为 3 h。美国产科麻醉指南提出，只要规律宫缩开始并且产妇要求镇痛，即可给予分娩镇痛。目前，已有大量临床研究及荟萃分析表明潜伏期开始椎管内镇痛并不增加剖宫产率，也不延长第一产程。因此不再以产妇宫口大小作为分娩镇痛开始的时机，产妇进入产房后只要有镇痛需求即可实施。值得注意的是，产妇进入产房即开始分娩镇痛，便于镇痛期间的管理，并提高安全性。

（三）实施方法

1. 连续硬膜外镇痛

硬膜外镇痛具有临床镇痛效果确切、便于调控、对母婴影响小、产妇清醒能主动配合、满意度高等优点，是目前应用最为广泛的分娩镇痛方法之一，并且当分娩过程中发生异常情况，需实施紧急剖宫产时，可直接用于剖宫产麻醉，因此是分娩镇痛的首选方法。

1）操作方法

（1）穿刺过程中监测产妇的生命体征。

（2）选择 $L_2 \sim L_3$ 或 $L_3 \sim L_4$ 间隙，严格按椎管内穿刺操作规范进行硬膜外穿刺，向头端置入硬膜外导管。

（3）经硬膜外导管注入试验剂量（含 1 ∶ 20 万肾上腺素的 1.5% 利多卡因）3 ml，观察 3 ~ 5 min，排除导管置入血管或蛛网膜下腔。

（4）若无异常现象，注入首剂量（表 2-2），持续进行生命体征监测。

（5）测量镇痛平面（维持在 T_{10} 水平）、进行疼痛（VAS）和运动神经阻滞（Bromage 评分）评分。

（6）助产师常规观察产妇宫缩、胎心改变及产程管理。

（7）镇痛维持阶段建议使用患者自控硬膜外镇痛（patient-controlled epidural analgesia，PCEA），根据疼痛程度调整镇痛泵的设置或调整药物的浓度。

（8）观察并处理分娩镇痛过程中的异常情况，填写分娩镇痛记录单。

（9）分娩结束观察 2 h，产妇无异常情况离开产房时，拔除硬膜外导管返回病房。

2）常用分娩镇痛的药物浓度及剂量

常用分娩镇痛的药物浓度及剂量如表 3-2 所示。

表 3-2　常用分娩镇痛的药物浓度及剂量

药物	首剂量 （ml/次）	维持量 （ml/h）	自控量 （ml/次）
罗哌卡因 0.0625% ~ 0.15%+芬太尼 1 ~ 2 μg/ml 或舒芬太尼 0.4 ~ 0.6 μg/ml	6 ~ 15	6 ~ 15	8 ~ 10
布比卡因 0.04% ~ 0.125%+芬太尼 1 ~ 2 μg/ml 或舒芬太尼 0.4 ~ 0.6 μg/ml	6 ~ 15	6 ~ 15	8 ~ 10

注：若局麻药浓度高，注药容量应减少；若局麻药浓度低，注药容量应增加。

3）推荐给药方案

首剂量后，维持剂量根据产妇疼痛情况个性化给药，浓度剂量在表 3-2 所列范围之内进行调整。PCEA 每次 8 ~ 10 ml，锁定时间 15 ~ 30 min。

2. 腰硬联合镇痛

腰硬联合镇痛是蛛网膜下腔镇痛与硬膜外镇痛的结合，此方法集两者之优点，起效迅速、镇痛完善。

1）具体操作方法

（1）准备同硬膜外分娩镇痛。

（2）首选 $L_3 \sim L_4$ 间隙穿刺，如穿刺困难再选择 $L_2 \sim L_3$ 间隙，最好在 B 超下定位。

门诊及手术室外的精确麻醉

（3）经腰穿针注入镇痛药，退出腰穿针后，向头侧置硬膜外导管，当镇痛效果随时间延长而减退时，继续硬膜外给药。

（4）在硬膜外给药之前经硬膜外导管注入试验剂量（含 1 ∶ 20 万肾上腺素的 1.5% 利多卡因）3 ml，观察 3 ~ 5 min，排除硬膜外导管置入血管或蛛网膜下腔。

（5）镇痛管理同硬膜外镇痛。

2）蛛网膜下腔注药物剂量

蛛网膜下腔注药物剂量如**表 3-3** 所示。

表 3-3　蛛网膜下腔注药物剂量

单次注阿片类药	单次局部麻醉类药	联合用药
舒芬太尼 2.5 ~ 7 μg	罗哌卡因 2.5 ~ 3.0 mg	罗哌卡因 2.5 mg + 舒芬太尼 2.5 μg（或芬太尼 12.5 μg）
芬太尼 15 ~ 25 μg	布比卡因 2.0 ~ 2.5 mg	布比卡因 2.0 mg + 舒芬太尼 2.5 μg（或芬太尼 12.5 μg）

蛛网膜下腔注药 45 min 后，硬膜外腔用药参照硬膜外镇痛方案（**表 3-2**）。

产妇合适的体位对椎管内分娩镇痛的成功实施以及母婴的安全都很重要。椎管内镇痛开始时产妇可以采用侧卧位或者坐位，对于肥胖的产妇而言，坐位更有优势。硬膜外置管后，产妇应使用侧卧左侧倾斜位或者完全侧卧位，避免仰卧位引起仰卧位低血压综合征，导致胎盘供血供氧障碍。

3. 静脉分娩镇痛

不推荐常规实施静脉分娩镇痛，当产妇椎管内分娩镇痛方式存在禁忌时，可根据医院条件选择静脉分娩镇痛方法，但必须在麻醉科医师的严密监控管理下实施，以防危险情况发生。

（四）并发症

椎管内阻滞的并发症包括以下几个方面。

（1）仰卧位低血压综合征：发生低血压、心率减慢。首先调整产妇体位为侧卧或半坐位，根据产妇的心率选择升压药物，如低血压同时心率缓慢，应选择麻黄素；如果产妇低血压同时心率增快，可选择去氧肾上腺素，合并妊娠高血压者慎用。

（2）宫缩乏力：由产科医师使用缩宫素调整，加强宫缩，积极进行产程管理；由麻醉医师调整好局麻药的剂量及浓度。

（3）胎儿心率减速：产程进展有复杂性和多变性，胎儿心率减速及宫缩乏力由多种原因导致，按产科常规处理。可立即吸氧，调整产妇体位，排除镇痛平面过高、全脊麻等引起的低血压（即使产妇血压正常），加快静脉输液，暂停缩宫素。

（4）镇痛不全：① 排除其他因素导致的疼痛（如膀胱膨胀、宫缩过强、子宫破裂等）。② 导管因素。检查导管位置情况，如硬膜外导管脱出，应重新穿刺置管；如导管打折或受压，则调整硬膜外导管位置或应用抗压性硬膜外导管，避免导管受压影响镇痛药的进入。③ 神经阻滞范围不足或者仅有单侧神经阻滞，调整镇痛液容量或导管位置；若处理无效，则重新穿刺置管。④调整镇痛液浓度或剂量。

（5）分娩镇痛后发热：根据文献和临床观察，硬膜外镇痛可能使分娩期发热率上升，产科医师或助产师根据母婴监测情况处理（如物理降温、抗感染、药物降温等），必须有降温措施，在无胎心及产妇其他异常情况下可以继续镇痛阴道分娩。如发生胎心变化及产妇异常情况，应立即实施剖宫产手术。

（6）硬脊膜意外穿破：按蛛网膜下腔注药方案注药镇痛或重新选择上一间隙穿刺行硬膜外镇痛，首次剂量分次注药，严密观察生命体征变化，备好急救物品、药品，加强镇痛期间管理。特别在产妇改剖宫产情况下，做好交接班，最好有明显的标记，以免注入高浓度剂量局麻药时发生全脊麻危险。

（7）尿潴留、瘙痒：通常是阿片类药物不良反应。鼓励产妇下床小便或导尿，掌握阿片类药物适合剂量。一般情况下为一过性，无须处理。对于中度以上的瘙痒，持续时间长不能忍耐者，静脉推注纳洛酮 $40 \sim 80 \ \mu g$（生理盐水稀释 0.4 mg 纳洛酮为 10 ml 溶液，静脉推注 $1 \sim 2$ ml），必要时 5 min 后重复。

四、分娩镇痛对母婴的影响

有研究发现，接受腰硬联合麻醉分娩镇痛产妇的第一产程短于对照组，而第二产程长于对照组。导致这一现象的原因可能是分娩镇痛缓解了母体剧烈的宫缩疼痛，增加了子宫血流，同时全身肌肉松弛，子宫平滑肌松弛，加速了宫口扩张，缩短了第一产程。但是宫缩疼痛缓解明显，特别是第二产程产妇屏气用力分娩受到一定程度影响，导致第二产程相对变长。此外，对照组产妇剖宫产率高于分娩镇痛组，分析原因可能有：① 分娩疼痛剧烈，产妇和家属坚持要求剖宫产，从而放弃阴道试产；② 剧烈分娩疼痛加重产妇紧张焦虑情绪，降低产妇阴道分娩的信心；③ 剧烈分娩疼痛加重了产妇的过度通气，导致酸碱失衡，继而对胎儿产生不利影响。两组产妇低血压的发生率差异无统计学意义。由于笔者所在单位腰硬联合麻醉分娩镇痛鞘内给予低浓度（0.1%）、低剂量（2 mg）罗哌卡因，之后硬膜外给予 0.1% 罗哌卡因持续输注，这种方法导致产妇发生低血压的概率较低。本研究观察组和对照组新生儿的体重、出生后 Apgar 评分、脐动脉血气分析差异均无统计学意义，进一步证实了腰硬联合麻醉分娩镇痛的临床安全性。

五、分娩镇痛期间发生的"即刻剖宫产"

（一）"即刻剖宫产"启动标准

（1）产妇心搏骤停。

（2）子宫破裂大出血。

（3）严重胎儿宫内窘迫。

（4）羊水栓塞。

（5）脐带脱垂。

（二）"即刻剖宫产"流程

（1）当产科医师决定立即启动"即刻剖宫产"时，由助产师发出紧急信号，通知救治团队（麻醉科医师、儿科医师、麻醉科护士、手术室护士）；同时安置产妇于左侧卧位，吸氧并转送至产房手术室。

（2）麻醉科医师接到危急情况信号，硬膜外导管内快速注入 3% 的氯普鲁卡因 10～15 ml，快速起效后完成剖宫产手术。

（3）没有放置硬模外导管或产妇情况极为危急时，采用全身麻醉气管插管，同时立即给予抗酸药（静脉注射甲氧氯普胺 10 mg + 雷尼替丁 50 mg，或口服抗酸药合剂 30 ml）。

六、团队合作

分娩镇痛是需要麻醉科医师、产科医师、助产师协作共同完成的医疗服务项目，助产师和麻醉科医师的配合尤为重要。这是一个紧密合作的团队，但又必须分工明确、责任到人，每一成员都有各自的工作范畴和职责。

（一）妇产科医师

（1）门诊期间的孕前检查、孕期产检、孕期筛查、分娩镇痛宣教。

（2）入院期间对待产妇分娩方式评估，评估产妇是否能自然阴式顺产，有无相关并发症及异常等情况。

（3）分娩镇痛期间产程的管理及产科异常情况的处理，严密观察产程情况，当发生宫缩和胎儿心率改变时及时处理。当产妇发生突发紧急情况（如子宫破裂、脐带脱垂、严重胎儿宫内窘迫等情况）时，立即决定启动"即刻剖宫产"及大出血应急预案。

（二）麻醉科医师

（1）进行分娩镇痛前的评估工作（可在麻醉门诊或产房进行）。

（2）向产妇及家属告知分娩镇痛的相关情况及风险，签署知情同意书。

（3）麻醉科医师专人负责操作及镇痛管理。

（4）运动神经阻滞及疼痛评分，根据产妇疼痛情况调整镇痛药的剂量及浓度。

（5）分娩镇痛期间产妇发生危急情况时实施剖宫产手术的麻醉。

（6）参与产妇异常情况的处理及抢救。

（7）完成分娩镇痛的记录，包括产妇的一般情况、镇痛方式、镇痛药的浓度剂量、穿刺的间隙、生命体征（血压、心率、呼吸频率、SpO_2）、阻滞平面、疼痛评分、运动神经阻滞评分、镇痛时间、胎心及宫缩情况、分娩方式、缩宫素应用情况、新生儿 Apgar 评分、分娩时间及其他相关信息等。

（三）麻醉科护士

有麻醉科护士的医院需配备一名麻醉科护士协助麻醉科医师完成分娩镇痛工作。

（1）了解分娩镇痛的流程及工作范围，每天准备好分娩镇痛的物品、药品（如穿刺包、药品、镇痛泵、抢救设备及药品），检查设备（麻醉机、监测仪、吸引器、气管插管物品等）的完好性。

（2）做好麻醉科医师的助手，分娩镇痛操作前，监测产妇的生命体征，协助麻醉科医师摆好产妇体位，配合麻醉科医师完成分娩镇痛操作工作。严格执行药品查对制度，配置镇痛泵。

（3）巡视观察产妇生命体征及镇痛情况，协助麻醉科医师分娩镇痛期间的管理等。

（4）协助麻醉科医师完成危急情况的处理以及"即刻剖宫产"手术麻醉的配合。

（5）登记、收费、统计工作量，维护、检查麻醉机、多功能监测仪等设备的工作状态。

（6）镇痛药物及毒麻药物管理、登记、发放；物品、药品的补充。

（7）设备的清洁保养与维护，检查麻醉机、多功能监测仪等设备的工作状态。

（8）分娩镇痛后对产妇的随访，了解产妇满意度及并发症等情况后汇报给麻醉科医师。

```
┌─────────────────────────────────┐
│ 相关物品、药品的准备及连接监护仪 │
└─────────────────────────────────┘
                ↓
┌─────────────────────────────────┐
│      助产士开放静脉通路          │
└─────────────────────────────────┘
                ↓
┌─────────────────────────────────┐
│    分娩镇痛开始实施与管理        │
└─────────────────────────────────┘
                ↓
┌─────────────────────────────────┐
│  分娩结束2 h后拔出硬膜外导管     │
└─────────────────────────────────┘
                ↓
┌─────────────────────────────────┐
│           随访                   │
└─────────────────────────────────┘
```

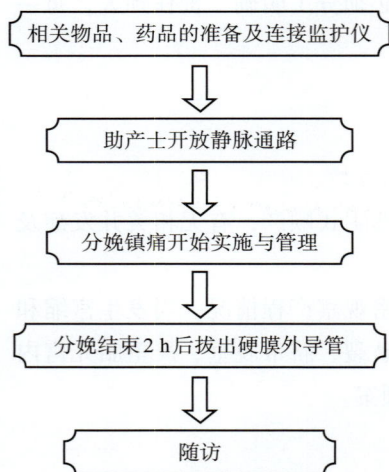

图3-1　分娩镇痛流程

（四）助产师

（1）分娩镇痛宣教，开放静脉输液通道。

（2）分娩镇痛期间调整产妇体位为侧卧或半坐位、吸氧、监测产妇血压、心率、SpO_2、心电图、宫缩、胎心等。

（3）观察产程及胎心情况，调整宫缩。

（4）发现异常情况报告给麻醉科医师或产科医师。

（5）条件容许时可增加导乐陪伴分娩。

分娩镇痛是否完善、产程进展及分娩是否顺利、胎儿评分高低均取决于麻醉科医师、产科医师、助产师以及麻醉科护士的密切配合。从事这项工作的医师和护士应严格执行各项操作规范，保证母婴的安全。分娩镇痛流程如图3-1所示。

参考文献

［1］戈洛博.米勒麻醉学［M］.9版.邓小明，黄宇光，李文志，译.北京：北京大学医学出版社，2020.

［2］邓小明，姚尚龙，于布为，等.现代麻醉学［M］.5版.北京：人民卫生出版社，2020.

［3］全佳丽，朱根海，孙大为，等.日间宫腔镜手术中心设置及管理流程中国专家共识［J］.中华妇产科杂志，2022，57(12)：891-899.

［4］中国心胸血管麻醉学会日间手术麻醉分会.宫腔镜诊疗麻醉管理的专家共识［J］.临床麻醉学杂志，2020，36(11)：1121-1125.

［5］中华医学会麻醉学分会产科学组.分娩镇痛专家共识(2016版)［J］.临床麻醉学杂志，2016，32(8)：816-818.

［6］贝辛格，巴克林，甘布林.产科麻醉学［M］.陈新忠，黄绍强，译.北京：中国科学技术出版社，2020.

第四章
门诊支气管镜诊疗的精确麻醉

支气管镜诊疗操作是诊断和治疗良性及恶性肺部疾病的重要手段，也是日益发展的胸科医学亚专科方向。可弯曲性支气管镜及硬性支气管镜越来越多地被胸科医师应用于更高级的临床诊断和治疗中。麻醉医师应熟悉每种诊疗操作需考虑的不同因素，特别是气道管理问题。目前支气管镜诊疗可分为基本诊断、高级诊断和（或）治疗（**表 4-1**）。麻醉医师应根据患者状态及诊疗操作特点选择不同的麻醉方式、人工气道、通气方式及药物组合（**表 4-2**）。精准适宜的镇静/麻醉方案可提高支气管镜诊疗操作的成功率及患者的舒适度，降低操作相关不良反应及并发症的发生率。本章将从术前评估及准备、麻醉用药、麻醉管理及术后管理四个方面进行详述。

表 4-1　支气管镜诊疗操作类型

诊疗名称	临床诊断/治疗意义
基本诊断操作	
动态纤维支气管镜	动态诊断评估中央气道塌陷
支气管内活检	支气管内病变的诊断
支气管肺泡灌洗	分析肺泡内容物（用于肺泡蛋白沉积症、机会性感染、嗜酸性肺炎的诊断）
经支气管活检	肺实质组织取样
支气管冲洗	获取支气管内病变和实质肿瘤的细胞学样本
经支气管镜活检术	纵隔和（或）肺门淋巴结病变的诊断
高级诊断操作	
超声引导下经支气管镜活检术	纵隔和（或）肺门淋巴结病变的诊断及评估孤立性肺结节或周围性肺病变
电磁导航/虚拟支气管镜冷冻组织检查	气管或肺实质组织取样
支气管镜下经肺实质肺结节抵达术	周围型孤立性肺结节取样

诊疗名称	临床诊断/治疗意义
高级治疗操作	
硬性支气管镜	治疗中央型气道梗阻、气道内出血、气道异物、放置支架
放置支架	继发于恶性肿瘤或良性疾病的气道阻塞
消融技术（激光、电烧灼、氩等离子、冷冻疗法、喷雾冷冻疗法、光动力疗法）	支气管/混合病变
支气管热成型术	严重哮喘
支气管内单向活瓣技术	治疗肺泡胸膜瘘
支气管内单向活瓣/弹簧圈或热蒸汽消融技术	严重肺气肿的肺减容术

表 4-2　支气管镜诊疗推荐麻醉方法、人工气道选择及常见并发症

支气管镜诊疗类型	麻醉选择		推荐气道选择	常见并发症
基本诊断操作	气道表面麻醉	中度镇静	无	低氧血症 喉痉挛 支气管痉挛 气胸 出血 术后咳嗽
		全身麻醉	声门上气道气管插管	
高级诊断操作	气道表面麻醉	中度镇静	无	
		全身麻醉	声门上气道气管插管	
高级治疗操作	气道表面麻醉	全身麻醉	声门上气道气管插管、喷射通气	

第一节　术前评估及准备

一、适应证与禁忌证

（一）适应证

（1）所有因诊疗需要并自愿接受支气管镜诊疗镇静/麻醉的患者。

（2）对支气管镜诊疗操作有顾虑或恐惧、高度敏感且不能耐受局部麻醉下操作的患者。

（3）操作时间较长及操作复杂的支气管镜诊疗技术，如经支气管镜热消融技术（包括电烧灼、激光、氩等离子体凝固、微波等）、支气管热成形术、硬性支气管镜诊疗技术、电磁导航支气管镜活检术等。

（4）一般情况良好，ASA Ⅰ 级或 Ⅱ 级的患者。病情处于稳定期的 ASA Ⅲ 级或 Ⅳ 级的患者亦可在谨慎评估及密切监测下实施镇静及麻醉。

（二）禁忌证

随着支气管镜诊疗技术及麻醉学科的发展，目前认为不存在绝对禁忌证，相对禁忌证的范

围亦日趋缩小。

（1）常规支气管镜诊疗操作禁忌的患者。

（2）ASA V级以上的患者。

（3）急性心肌梗死后4周内不建议行支气管镜检查，4~6周的患者建议请心内科医师会诊并充分评估其心脏风险。

（4）活动性大咯血，窒息风险较高。

（5）血小板计数 $< 20 \times 10^9/L$ 时不推荐行支气管镜检查，血小板 $< 60 \times 10^9/L$ 时不推荐行黏膜或肺组织活检。

（6）恶性心律失常、不稳定型心绞痛、严重心肺功能不全、高血压危象、严重肺动脉高压、颅内高压、急性脑血管事件、主动脉夹层、主动脉瘤、严重精神疾病以及全身极度衰竭等。

（7）妊娠期间不推荐行支气管镜检查，若病情需要应尽量推迟至28周以后进行，并与妇产科医师充分沟通，评估风险。

（8）饱胃或胃肠道梗阻伴有胃内容物潴留的患者。

（9）无陪同人员或监护人者，陪同人及监护人须具备完全行为能力。

（10）有镇静/麻醉药物过敏及其他严重麻醉风险者。

二、术前评估内容

（一）病史采集

（1）气道评估：应重点判断患者是否合并困难气道。对严重气道狭窄的患者需谨慎评估，应详细了解患者在自然睡眠状态下呼吸困难程度、体位改变对气道狭窄的影响以及气管狭窄的性质。在常规评估气道的基础上充分了解患者拟行支气管镜诊疗的病变类型、位置、大小、气道通畅情况并制订初步气道管理计划及紧急气道处理预案。了解患者牙齿松动及义齿情况，以免在诊疗过程中牙齿或义齿脱落而未发现。

（2）心血管系统：是否存在未控制的高血压、心律失常和心力衰竭等可能导致围术期严重心血管事件的并存疾病情况。

（3）呼吸系统：是否存在急性呼吸系统感染、活动性哮喘、吸烟等可能导致围术期呼吸系统事件的并存疾病情况。

（4）其他系统：是否合并胃食管反流及消化道梗阻等可能导致反流误吸的情况。

（二）体格检查

（1）气道评估：包括张口度、Mallampati分级、头颈活动度、甲颏距离的检查。

（2）呼吸系统检查：呼吸类型（胸式、腹式及反常呼吸）及呼吸频率及是否存在呼吸困难征象（三凹征）。

（3）对怀疑有通气功能障碍的患者可进行简易通气功能评估：包括屏气试验、吹气试验及吹火柴试验。

（三）辅助检查

（1）行胸部 X 线及 CT 检查：以确定病变部位（内生型或外压型）、范围、性质及严重程度等。

（2）建议行凝血酶原时间（prothrombin time，PT）、活化部分凝血活酶时间（activated partial thromboplastin time，APTT）及血小板计数以排除严重凝血功能异常。

（3）应进行血源性传播疾病的筛查，防止医源性感染。

（4）对有心脏病病史及危险因素的患者应进行心电图检查。

（5）对怀疑合并慢性阻塞性肺疾病（COPD）的患者推荐进行肺功能检查，若提示通气功能重度减退，建议行动脉血气分析。

（6）若存在或高度怀疑存在特殊合并症（如甲状腺功能亢进症等内分泌疾病），应进行相关检查（如激素水平监测等）。

三、术前准备

（一）患者准备

（1）禁食水时间：术前至少禁食 6 h，禁水 2 h。

（2）术前不推荐常规应用抗胆碱能药物，因为缺乏临床获益证据且存在血流动力学不稳定的潜在风险。

（3）抗血小板及抗凝药物调整：对拟行组织活检的患者推荐提前 5~7 天停用氯吡格雷，提前 3~5 天停用替格瑞洛，小剂量阿司匹林可继续使用。推荐提前 5 天停用华法林。需提前停用华法林的患者应评估停药期间血栓形成的风险。若为低风险，则停药期间无须替换为低分子肝素，否则应使用低分子肝素进行替换，并于诊疗前 24 h 停药。恢复华法林使用后仍应继续同时使用低分子肝素直至国际标准化比值（international normalized ratio，INR）达到治疗范围。达比加群酯及利伐沙班需提前 24 h 停药，不需要用低分子肝素替换。抗血小板及抗凝治疗方案应考虑到每个患者的病情，仔细评估临床风险及获益。

（4）合并 COPD 及支气管哮喘的患者在诊疗前应预防性使用支气管舒张剂。

（二）设备药物准备

（1）设备准备：支气管镜诊疗区域必须配备麻醉机、常规监护仪（包括心电、SpO_2 和无创血压）、供氧及吸氧装置和单独的负压吸引装置、除颤仪、常规气道管理设备（简易呼吸囊、麻醉喉镜片及气管与支气管插管用具等）以及困难气道处理设备（如喉罩、可视喉镜等）。建议配备 $P_{ET}CO_2$ 监测、动脉血气和（或）有创动脉压力监测等设备。开展气管内电灼烧或激光消融手术的单位应配备压缩空气装置或呼吸机。

（2）药物准备：需准备常用麻醉药物及其拮抗药（如丙泊酚、依托咪酯、咪达唑仑、阿片类药物、肌松药、氟马西尼、纳洛酮、新斯的明等）、常用心血管药物（如阿托品、麻黄碱、去氧肾上腺素等）及常用抢救药物（如肾上腺素、异丙肾上腺素、利多卡因等）。

（三）患者知情同意

应告知患者和（或）其委托代理人镇静/麻醉方案，并向患者和（或）其委托代理人解释镇静/麻醉的目的和风险，取得患者和（或）其委托代理人同意，签署麻醉知情同意书。

第二节　麻醉用药

一、局麻药物

口鼻、咽喉及气管内的表面麻醉对于支气管镜诊疗是必不可少的环节。研究表明，在此过程中使用丁卡因（1%）及利多卡因（1%～10%）可产生同样的麻醉效果。丁卡因有诱发高铁血红蛋白血症的风险，故应谨慎使用。

利多卡因是实施表面麻醉的首选用药，具有抑制呛咳、半衰期短、使用安全、组织毒性小的特点。临床可使用不同的制剂，包括凝胶、溶液和喷雾，浓度从1%到10%不等。当利多卡因作用于气管黏膜时，20～30 min内血药浓度可达到峰值。因其心脏和神经毒性与剂量相关，如果局部使用总剂量＞7 mg/kg或血药浓度＞5 mg/L，即可引发毒性反应。特别是对于高龄、肝功能受损或充血性心力衰竭的患者，术前和术中的应用剂量应严格把控。临床研究表明，1%与2%的利多卡因在麻醉效果及对镇静药物使用的影响方面均无明显差异，因此建议使用较低浓度的利多卡因以提高安全性。

二、镇静类药物

1. 苯二氮䓬类药物

苯二氮䓬类药物具有抗焦虑、顺行性遗忘及镇静的作用，而被广泛应用于支气管镜诊疗患者的镇静治疗。另外，由于其所产生的治疗效果可被特异性拮抗剂迅速逆转，也进一步巩固了其作为支气管镜诊疗操作镇静药物的适用性。使用苯二氮䓬类药物可延长恢复时间，但并不增加并发症发生率。

咪达唑仑因其起效快、作用时间短而成为支气管镜检查中最常用的苯二氮䓬类药物。由于药物有一定的个体差异，建议通过静脉滴注的方式用药。60岁以下成年患者的初始剂量为0.03～0.05 mg/kg，于操作开始前5～10 min给药，药物注射后2 min起效，在操作30～40 min内一般无须再次追加给药。咪达唑仑静脉给药速度应缓慢，约为1 mg/30 s。可根据操作时间适当追加剂量，但总量不宜超过5 mg。年龄超过60岁及肝功能障碍的患者建议减少用量，因为这些患者药物的代谢更慢，更容易产生不良反应，包括嗜睡、共济失调、宿醉反应、意识混乱及跌倒。相反，干细胞移植患者、接受肺移植的囊性纤维化患者及有药物依赖史的人类免疫缺陷病毒（human immunodeficiency virus, HIV）感染患者需要更高剂量的咪达唑仑。临床研究表明，苯二氮䓬类药物和阿片类药物联合使用较单独使用苯二氮䓬类药物可提供更好的患者舒适度、诊疗耐受性及更好的呛咳抑制效果。

瑞马唑仑作为一种新型短效苯二氮䓬类药物，具有起效快（1～3 min）、终末半衰期短（0.75 h）、代谢物无活性的优点。由于其半衰期明显短于咪达唑仑，在产生同等镇静效果的情况下患者恢复时间更短。在复合25～75 μg芬太尼的基础上单次静脉注射5 mg的瑞马唑仑，可根据患者镇静深度进行药物追加（每6 min可追加2.5 mg瑞马唑仑，最多5次），同时允许每5～10 min追加芬太尼25 μg（最大剂量不超过200 μg）。研究表明，瑞马唑仑用于支气管镜诊疗达到适度镇静是安全有效的，并且可能较咪达唑仑起效及恢复更快。将瑞马唑仑应用于支气管镜诊疗镇静，其剂量及不良反应仍需进一步的研究及探索。

2. 丙泊酚

丙泊酚作为一种静脉麻醉剂，可产生镇静、抗焦虑及遗忘作用，但无直接镇痛作用。根据患者的个人情况及具体诊疗操作过程，丙泊酚可与多种不同药物联合使用。有效的给药方案为初始剂量0.5～1.0 mg/kg，随后根据所需麻醉深度以75～250 μg/(kg·min)维持。对于需要适度镇静的短时间支气管镜诊疗操作，单次注射丙泊酚可能优于咪达唑仑。患者意识可更快恢复至基线水平，同时恶心及呼吸抑制的发生率更低。丙泊酚只能由具有资质的医生为患者在临床上使用，因其治疗窗较窄，可能很快导致患者进入全身麻醉状态或导致呼吸抑制。

三、阿片类药物

阿片类药物具有亲脂性、作用起效快及半衰期短等特性，主要对脑内μ受体具有相对选择性，进而发挥镇痛及止咳的药理作用。这些临床作用及其特异性拮抗剂的可用性使阿片类药物成为支气管镜诊疗麻醉的理想药物。对于需要保留患者自主呼吸的镇静麻醉，建议在诊疗过程中将镇静类药物与阿片类药物联合使用，因为二者之间存在协同作用。联合用药可以更好地提高患者的耐受性，增加阿片类药物抑制呛咳的特性。但应用阿片类药物有一些潜在的并发症，包括呼吸抑制、心血管不稳定、恶心/呕吐及胸壁强直。并发症的发生与给药速度、年龄、性别、并存疾病等因素相关。将阿片类药物与镇静药物复合使用时应强调两种药物用药的时间差，同时强调低剂量滴定给药和缓慢注射均可减少相关不良反应的发生率。对于拟实施全身麻醉控制呼吸的患者则可以加大阿片类药物的剂量（全麻剂量），以更好地发挥其镇痛及镇咳的作用。

1. 芬太尼

芬太尼复合其他镇静药物应用于镇静麻醉时，建议初始剂量为静脉缓慢注射0.5～1 μg/kg，根据需要可多次重复补充静脉注射剂量0.5 μg/kg直至满足镇痛需要。

2. 阿芬太尼

与芬太尼相比，阿芬太尼起效更快，作用时间仅为芬太尼的1/3。通常推荐用于镇静麻醉的剂量为 2.5～10 μg/kg 静脉缓慢注射，并可用 5～10 μg/(kg·h) 静脉持续注射进行麻醉维持。

3. 瑞芬太尼

短效阿片类药物瑞芬太尼是支气管镜诊疗镇静麻醉的一种安全选择，尤其是预计术后疼痛程度较低时。使用瑞芬太尼单次 1 μg/kg 静脉注射后，以 0.3 μg/(kg·min) 静脉持续给药，能较芬太尼 2 μg/kg 更有效地抑制支气管镜诊疗过程中的心血管反应。在硬性支气管镜诊疗过程中单次静脉使用 2 μg/kg 的瑞芬太尼降低心血管反应的效果优于 1 μg/kg。静脉持续输注 0.25～0.5 μg/(kg·min) 的瑞芬太尼可以降低患者诊疗过程中呛咳及喉痉挛的风险并增加医患满意度。对于需要保留自主呼吸的危重患者，瑞芬太尼以 2.5 ng/ml 的血浆靶控浓度作为镇静药物的选择是安全有效的。

四、吸入性麻醉药

吸入性麻醉药物如七氟烷，由于其气道刺激小及诱导迅速的优点，可用于麻醉的诱导。对于需要保留自主呼吸的患者可以选择七氟烷诱导，但建议在置入支气管镜之后转为静脉麻醉。支气管镜操作中需要持续的气道内吸引，使得吸入药物的浓度无法维持稳定而可能出现患者麻醉深度不足及操作室内空气污染的风险。为了避免气道内起火，对拟行电烧灼和激光操作的患者应避免使用氧化亚氮（N_2O）麻醉。

五、肌松药

大多数硬性支气管镜诊疗操作中需要使用适量的肌松药，以改善硬性支气管镜的置入条件并减少气道相关损伤。可选择的药物方案包括去极化肌松药及非去极化肌松药。短效的肌松药（如琥珀胆碱）适用于需要随后保留自呼吸以动态评估气道阻塞的患者。研究表明，静脉注射低剂量琥珀胆碱（0.5 mg/kg）与静脉注射低剂量罗库溴铵（0.25 mg/kg）随后使用舒更葡糖钠（0.5 mg/kg）拮抗相比，可改善进镜条件、降低成本。对于需要更长时间肌肉松弛的患者，可额外给予罗库溴铵 0.3 mg/kg。术前静脉注射使用低剂量罗库溴铵 5 mg 或维库溴铵 0.5 mg 可减少使用去极化肌松药引起的肌肉疼痛。

在诊疗操作结束后需要使用肌松拮抗剂完全逆转肌松作用，因为大多数接受硬性气管镜诊疗的患者肺功能储备明显减少，不能耐受肌松残余作用。

六、其他药物

1. 右美托咪定

右美托咪定是一种相对较新的用于支气管镜诊疗镇静的药物，是一种选择性 α_2 受体激动剂，具有抗焦虑、镇痛、交感神经阻滞和催眠作用。与丙泊酚或其他阿片类药物不同，右美托咪定的呼吸抑制作用较轻，但被发现可延长恢复时间，因此更常用于住院患者。与咪达唑仑相比，应用右美托咪定的患者低氧血症的发生显著减少，心率及血压显著降低，且患者舒适度评分无差异。临床应用可选择负荷剂量 0.5 ~ 2 μg/kg 于 10 ~ 15 min 静脉滴注，随后以 0.2 ~ 0.7 μg/(kg·h) 静脉维持。

2. 氯胺酮

氯胺酮是一种 N-甲基-D-天冬氨酸（N-methyl-D-aspartate，NMDA）受体拮抗剂，可产生一种解离麻醉状态。在这种状态下，患者的感觉（视觉、听觉及触觉）神经传入被阻断，进而达到无意识状态。与其他镇静药物相比，氯胺酮可兴奋交感神经系统并抑制去甲肾上腺素的再摄取，从而导致心率、心输出量和动脉血压的升高。其优点是同时具备镇静、镇痛效果，可有效扩张支气管，同时呼吸抑制作用轻微，患者能够保持呼吸道通畅和呼吸功能。有研究证实，将丙泊酚联合氯胺酮应用于支气管镜诊疗更有利于患者血流动力学的稳定，并且与丙泊酚联合芬太尼在有效性、安全性及恢复时间上无差异。目前临床上多应用亚麻醉剂量的氯胺酮与其他镇静药物联合使用，咪达唑仑和丙泊酚的使用可消除由氯胺酮引起的精神症状。负荷剂量通常为 0.2 ~ 0.5 mg/kg 静脉注射，诊疗中可酌情单次静脉追加 2.5 ~ 10 mg。值得注意的是，由于氯胺酮的交感兴奋作用可能对缺血性心脏病患者产生负性影响，因此在缺血性心脏病及心肌病患者中应谨慎使用。另外，氯胺酮可导致颅压及眼压的升高，因此颅内压（intracranial pressure，ICP）增高、中枢神经系统占位及急性闭角型青光眼的患者均应避免使用氯胺酮。临床使用氯胺酮的常见不良反应为谵妄及幻觉。

第三节　麻醉管理

一、麻醉方式的选择

1. 表面麻醉

支气管镜诊疗操作前及操作中使用表面麻醉可有效降低呛咳并减少镇静、镇痛药物的使用量。局部麻醉药可以通过浸润棉絮填塞、滴注、气溶胶喷雾、雾化吸入、经环甲膜或经气管穿刺注射、局部神经阻滞及经气管镜诊疗操作中向气管/支气管喷洒等方式使用。鼻腔内表面麻醉使用 2% 的利多卡因凝胶效果更佳，咽喉部表面麻醉推荐使用 1% 的利多卡因喷雾，支气管镜通过声带前应向咽喉部喷洒局麻药。由于雾化利多卡因给药气道麻醉效果差，且药物外漏可导致药物经眼结膜吸收，不良反应发生率较高并增加药物总用量，因此不推荐雾化给药方式。经环甲膜或经气管注射局麻药可获得较好的麻醉效果，有研究证明患者可以耐受该操作且不增加并发症风险。

适用于支气管镜检查的神经阻滞麻醉方法有舌咽神经阻滞及喉上神经阻滞。研究证明，局部神经阻滞可以提供完善的麻醉效果、较低的并发症发生率及良好的患者接受度，但掌握该项技术需要接受特殊的训练。

2. 镇静麻醉

充分的表面麻醉虽然可以降低患者在支气管镜诊疗过程中的不适感，但仍有部分患者因紧张、恐惧而出现窒息及呼吸困难等情况，因此建议对于无禁忌证的患者均应给予适度的镇静，并保留其自主呼吸。通常使用改良警觉/镇静量表（modified observer's assessment of alertness/sedation scale，MOAA/S）（**表4-3**）及 Ramsay 镇静评分（**表4-4**）对患者的镇静状态给予评估。

表4-3 改良警觉/镇静量表

反应能力	分值
对用正常语调说出的名字反应迅速	5
对用正常语调说出的名字反应迟钝	4
只有在大声或重复呼叫名字后才有回应	3
只有在轻微的刺激或摇晃后才有反应	2
只有在挤压斜方肌疼痛刺激后才有反应	1
对挤压斜方肌疼痛刺激无反应	0

临床意义：5分为警觉状态；2～4分为镇静状态；0～1分为无意识状态。

表4-4 Ramsay 镇静评分

分级		患者意识状态
1	清醒	患者焦虑、不安或烦躁
2		患者合作、定向力良好或安静
3		患者仅对命令有反应
4	睡眠	患者对轻叩眉间或强声刺激反应敏捷
5		患者对轻叩眉间或强声刺激反应迟钝
6		患者对轻叩眉间或强声刺激无任何反应

根据患者意识受抑制的程度，镇静/麻醉深度可分为轻度镇静、中度镇静、深度镇静和全身麻醉，分级方法可参考**表4-5**。

表4-5 镇静/麻醉深度分级

	轻度镇静	中度镇静	深度镇静	全身麻醉
MOAA/S评分	3～4分	3分	0～2分	
Ramsay镇静评分	2～3分	4分	5～6分	
意识反应	对语言刺激反应正常	对语言或触觉刺激存在有目的反应	对非伤害性刺激无反应，对伤害性刺激有反应	对伤害性刺激无反应
通气功能	无影响	无须干预	可能需干预	需要干预
循环功能	无影响	通常能维持	通常能维持	可能受损

理想的镇静麻醉应该是安全、可预测、快速起效及恢复并可使用拮抗剂迅速逆转。具体的用药及镇静方案应根据患者情况及诊疗类型进行个体化的制订。

3. 全身麻醉

随着支气管镜诊疗操作的日益复杂，为患者实施全身麻醉被证实是安全并有效的。患者接受全身麻醉并控制呼吸，可为支气管内镜医师提供良好的工作条件，有效减少患者应激及呛咳反应并保证充分的氧合。与镇静麻醉相比，全身麻醉还提供了更好的血流动力学稳定性和患者舒适度，并缩短诊疗操作时间。由于全身麻醉所使用的镇静及镇痛药物剂量较大，患者通常无法维持自主呼吸，故需在人工气道的建立及选择方面做好充足的预案，以保证患者安全。

二、人工气道及通气方式的选择

应根据拟实施的诊疗操作类型、患者合并症情况及镇静麻醉方案选择不同形式的气道管理方法。

1. 声门上气道（supraglottic airway，SGA）

择期的短小诊疗操作可以在适度镇静下完成，保留患者自主呼吸，无须建立人工气道。对于保留自主呼吸的患者可使用湿化高流量呼吸（high flow nasal oxygen，HFNO）治疗（40~60 L/min），HFNO是预防缺氧及高碳酸血症的有效选择。对于呼吸衰竭的患者，使用普通面罩行无创正压通气在维持充分氧合的方面优于HFNO。内窥镜面罩（图4-1）也是呼吸衰竭患者的另一种选择，因为它可以在进行支气管镜诊疗的过程中提供持续的正压通气。

相较于气管内插管，更建议选择使用喉罩（laryngeal mask airway，LMA）用于维持气道，因为放置喉罩所产生的刺激更小。例如，LMA®喉罩是一种常见的选择，因为它可以对喉部进行充分的检查，也便于高位淋巴结的活检取样。当存在气管病变（肿物或狭窄）时，喉罩是一种相对非创伤性的方法，还可以对声门下及主气道病变进行适当的诊断及治疗，并提供通气支持，提高氧饱和度并可协助支气管镜顺利置入气管。喉罩类型及型号的选择应取决于患者的身材和设备特点。成人通常选择4号及5号喉罩，4号的i-gel®型喉罩内径为12.3 mm，适合治疗性可弯曲支气管镜（外径5.9 mm）或超声可弯曲支气管镜（外径6.9 mm），并且不显著影响通气效果。研究表明，i-gel®喉罩是一种安全可靠的选择，可用于接受支气管镜诊疗的严重COPD患者，此类患者应避免喉镜的过度刺激以及气管内插管。使用喉罩时可以通过特殊的三通连接管（图4-2）与麻醉机相连，患者可保留自主呼吸或行控制通气。随着喉罩设计的不断进步及

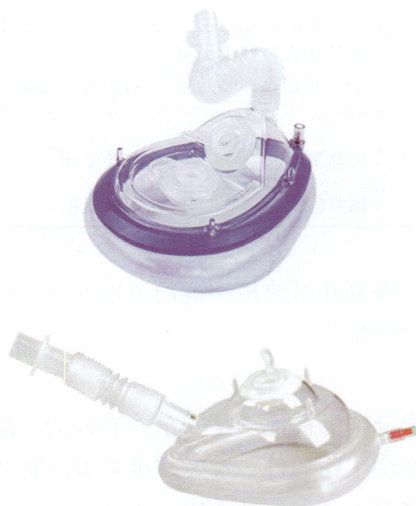

图4-1　两种内窥镜通气面罩

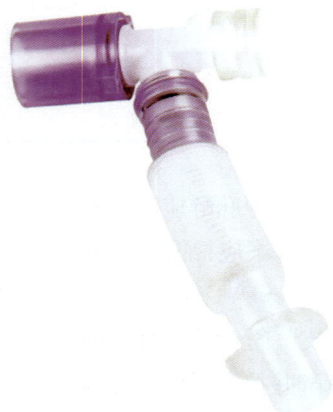

图4-2　喉罩/气管插管三通接头

完善，内窥镜喉罩可为临床医生及患者提供更多、更好的选择。

由于支气管镜诊疗过程中需要不断进退镜体，喉罩可能会发生移位而导致通气不良或漏气，故应随时监测患者通气情况。使用喉罩通气时，气道峰压应维持在 30 cmH$_2$O 以下，以减少漏气及胃内胀气。当喉罩经多次尝试后仍不能维持良好通气时，应尽快更换为气管插管并进行控制通气。进行支气管内球囊扩张时，由于球囊充气时需要暂停呼吸，故建议使用机械通气。

2. 气管内插管

对于 SGA 使用困难的患者，如肥胖或严重胃食管反流，气管内插管是一个合理的选择。通常推荐选择较大尺寸的导管（即 ID 8.0 ~ ID 9.0），特别是在诊疗过程中需要使用宽直径的治疗性支气管镜时。不同诊疗操作下可选择保留患者自主呼吸或行控制呼吸。行控制呼吸时可使用内镜三通接头连接麻醉机，并根据患者的生理情况调整机械通气参数，更推荐使用压力控制通气模式，将气道压维持在 15 ~ 20 cmH$_2$O，呼气末正压介于 5 ~ 10 cmH$_2$O。建议其他呼吸参数设置为潮气量 10 ml/kg，吸入氧浓度 100%，频率 12 次/min，以及吸呼比设置为 1 : 2。在进行电切操作时，建议采用低浓度吸氧（吸入氧浓度 < 40%）以防止气道内起火，如果患者不能耐受此吸氧浓度，则不能进行该类型手术。对于行支气管镜肺减容手术的患者，建议使用 1 : (3 ~ 4) 的吸呼比以避免使用呼气末正压。

对于特殊的诊疗操作，例如支气管肺灌洗术，则需要使用双腔支气管导管实施肺隔离技术，并且应在支气管镜的辅助下完善导管定位。

3. 喷射通气（jet ventilation）

喷射通气可应用于可弯曲性及硬性支气管镜诊疗过程中，分为手动或自动、高频或低频、声门上或声门下等多种方式。通过文丘里效应及其他物理学原理将新鲜气流带入气道，具有频率高、潮气量低、保持气道开放、不产生因通气引起的术区干扰、不与自主呼吸对抗、对循环功能干扰轻微等优点。低频喷射通气（low frequency jet ventilation，LFJV）或称为常频喷射通气，设定的通气频率为 10 ~ 30 次/min，而高频喷射通气（high frequency jet ventilation，HFJV）的频率则在 120 ~ 600 次/min。潮气量的设定为 1 ~ 3 ml/kg，通常小于或等于患者解剖无效腔。

声门上喷射通气（supraglottic jet ventilation）已被证明可以增强消化内镜及可弯曲性支气管镜诊疗镇静过程中的氧合作用并减少缺氧的发生，同时也可应用于"无法插管并无法通气"的紧急困难气道处理时。喷射通气管的远端口须对准声门上方中心位以保证满意的通气量。声门上喷射通气的风险包括胃胀气、低效通气（低氧血症）、组织及血液吹入气道及无法可靠监测气道压力等。魏华峰教授团队已将其发明的魏氏鼻咽喷射通气道应用于各类内窥镜的镇静麻醉管理中，均取得了良好的临床应用效果及较少的并发症发生率。

进行硬性支气管镜诊疗时可通过镜体的通气侧孔与喷射通气设备相连。喷射通气呼吸机的参数设置（如驱动压力和持续时间）可根据术中血气分析或达到足够的血氧饱和度所需的常规通气周期数量进行调整。短时间的高频喷射通气中断后的 P$_{ET}$CO$_2$ 可以用来估计动脉血 CO$_2$ 分压，或可以进行动脉血气分析以指导后续呼吸参数的调整。

气道压力性损伤是喷射通气过程中发生的严重不良事件。预防气道压力性损伤的建议包括：

保持驱动压力在 150 kPa（约 20 PSI）左右，并将吸气时间限制在整个呼吸周期的 30%～40%。压力参数可通过最大呼气末正压 10cmH2O 进行调整，特别是在治疗严重中央型气道梗阻的患者时，因呼气末正压过高可能会导致气道压力性损伤，喷射通气呼吸机可实时监测气道压力并报警。为了防止压力损伤，硬性支气管镜的通气道必须保持通畅。由于声门上喷射通气是在声带上方产生喷射脉冲，因此患者口鼻均应处于开放状态以确保上呼吸道的通畅，并将气道压力伤的风险降至最低。气道狭窄病变附近的喷射通气可显著增加病变远端的气道压力。可通过将喷射口放置在尽可能远离病变的位置或病变对侧的主支气管内或病变远端以防止气道内过度的压力积聚。减压后的医疗气体温度常低于 15℃ 且较为干燥，易损伤呼吸道黏膜上皮。新型的喷射通气装置可对输送的气体进行加温和湿化处理，更有利于临床应用。

喷射通气禁用于胸肺顺应性严重降低和呼吸道阻力显著增高的患者，如严重的 COPD、张力性气胸、湿肺、活动期哮喘、呼吸道完全梗阻。对于基础氧合状态差的病态肥胖患者、未控制的凝血功能障碍以及对气道梗阻处理经验不足的医师均属于相对禁忌证。

三、术中监测

镇静/麻醉中及麻醉恢复期对患者进行生命体征监测是支气管镜诊疗麻醉管理中的重要环节。

1. 心电监测

应密切监测心率及心律的变化及异常情况，并及时处理。约 90% 的心搏骤停前均会出现心动减缓的过程，若无连续动态的心电监测是很难及时发现的，因此在镇静/麻醉期间必须严密监测心电变化。

2. 呼吸监测

应密切监测患者呼吸频率及幅度，尤其是有无喉痉挛或气道梗阻。呼吸变慢、变浅提示镇静/麻醉过深；呼吸变快、变深提示镇静/麻醉不足；如出现反常呼吸，往往提示气道梗阻，常见原因包括喉痉挛、舌后坠及支气管痉挛。进行长时间诊疗操作及喷射通气时应动态监测动脉血气分析。

3. 循环功能监测

一般患者应进行无创动脉血压的监测（间隔时间为 3～5 min），危重患者（严重心肺疾病、循环不稳定）应进行有创动脉血压监测。

4. SpO_2 监测

所有患者均应常规监测 SpO_2，并持续至完全清醒后。值得注意的是，SpO_2 数值较实际动脉血氧饱和度有一定的滞后性，对于早期通气功能的下降并不敏感。在监测脉搏血氧饱和度的同时不能忽略对患者呼吸状态的监测。

5. $P_{ET}CO_2$ 监测

可利用面罩、鼻导管、喉罩或气管插管进行 $P_{ET}CO_2$ 的监测，并显示其波形的动态变化。有条件者应对所有接受程序性镇静/麻醉的患者监测 $P_{ET}CO_2$，有利于早期发现通气问题，可较 SpO_2 监测更早提示呼吸抑制或呼吸暂停。因支气管镜诊疗过程中无法维持各类人工气道的密闭性，故 $P_{ET}CO_2$ 结果会受到干扰。经皮二氧化碳分压（transcutaneous partial pressure of carbon dioxide，$PtcCO_2$）监测是通过电极对人体组织中扩散的 CO_2 进行监测的一种方法，其不受气道密闭性影响，也是一种监测肺通气的方法。但该技术也有一定的局限性，如技术因素（传感器使用不当、校准不当等）和（或）患者因素（血管收缩导致低灌注、低温、休克、局部静脉淤积、水肿及皮肤厚度）。值得注意的是，虽然有证据支持在深度镇静及全身麻醉中使用 $P_{ET}CO_2$ 监测可提高患者安全性，但在中度镇静过程中还未得到同样的证实。

6. 镇静 / 麻醉深度监测

在支气管镜诊疗过程中维持理想的镇静水平是比较复杂的，部分麻醉医师将脑电双频指数（BIS）作为镇静深度评价的客观指标应用于临床。研究证明，BIS 与 MOAA/S 及 Ramsay 镇静评分均具有良好的相关性，并且 BIS 指导的镇静/麻醉是安全的。在支气管镜诊疗过程中，应用 BIS 监测的主要目的在于预防镇静过深而引起的不良反应。

四、并发症处理

可弯曲性支气管镜诊疗目前是非常安全的。我国曾对 23 000 多名患者进行回顾性分析，发现严重并发症的发生率仅为 0.64%，病死率为 0.013%。其中最常见的并发症包括气道（喉、气管或支气管）痉挛（0.28%）、出血（0.16%）、心律失常（0.1%）和气胸/气道穿孔（0.03%）。硬性支气管镜诊疗并发症的发生率与患者并存疾病及手术方式相关，总体的发生率在 9% 左右，明显高于可弯曲性支气管镜。常见并发症包括低氧血症（3.2%）、喉痉挛（1.3%）、喉水肿（0.9%）、肺不张（0.3%）和气胸（0.3%）。另有报道认为硬性支气管镜诊疗时的并发症发生率高达 19.8%，30 天死亡率为 7.8%，特别是合并严重基础疾病和高 ASA 分级、身体状况差的患者行紧急支气管镜诊疗时。

常见并发症处理措施如下。

1. 呼吸抑制

呼吸抑制是镇静/麻醉以及支气管镜诊疗时最常见的并发症。当呼吸暂停或呼吸频率及幅度减少或患者屏气时，均可出现氧饱和度的明显下降（< 90%）。此时应暂停操作，提高吸入氧浓度并采用面罩辅助呼吸或控制呼吸，待患者呼吸及氧饱和度恢复正常后再继续操作。必要时可置入喉罩或进行气管插管直至患者呼吸完全恢复正常。若考虑镇静或镇痛药物过量，可适当给予特异性拮抗剂以逆转药物效果。

2. 气道痉挛

口腔内分泌物直接刺激咽喉部及支气管镜反复进出声门均可诱发喉部肌群反射性收缩，发生喉痉挛。麻醉不充分、患者高度紧张、操作技术不规范、强行刺激声带/气管壁，可造成气管或支气管痉挛。首先，应通过充分表面麻醉及适度镇静来预防气道痉挛的发生；其次，诊疗中应严密观察监测患者生命体征变化，及时发现并给予处理。一旦发生气道痉挛，应立即停止气道内操作，并充分清除气道内分泌物。轻度气道痉挛时可加深麻醉并面罩加压给氧，同时给予支气管舒张剂和（或）静脉注射糖皮质激素。严重气道痉挛无法维持患者氧合时应给予肌松药并加深麻醉行面罩正压通气，必要时行气管内插管并采取控制通气，再给予支气管舒张剂和（或）静脉注射糖皮质激素。

3. 出血

大多数支气管镜检查时发生的气管内出血量较少，对患者的临床状况不构成重大威胁。大量支气管内出血的发生率仅为0.1%，但其病死率可高达10%。经支气管肺活检时出血的严重程度评估可参考**表4-6**。对于气道内大出血的情况，可能需要转化为硬性支气管镜或进行支气管内插管，以隔离出血侧支气管并维持正常通气。

表4-6 经支气管肺组织活检出血严重程度评估量表

等级	支气管镜镜下情况	临床意义
1	血液持续吸引时间 < 1 min	轻微出血，对患者预后无影响
2	血液持续吸引时间 > 1 min，同时需要多次经支气管镜给予冷盐水灌注/使用稀释的缩血管药物/使用凝血酶	需要1个或多个工具来控制或防止进一步出血
3	选择使用气管内插管/球囊/支气管封堵器至少20 min进行止血	患者可出现短期但有意义的临床状态改变，需要使用更多的侵入性诊疗方式以进行止血治疗并导致正常诊疗计划的中断
	通常无法继续完成既定诊疗操作	
4	选择使用气管内插管止血 > 20 min/需转入ICU病房/需进行输血治疗/需要进行支气管动脉栓塞/需要复苏	患者需要更改提高护理级别并需要进行更高级别的通气支持和（或）输血治疗

4. 反流误吸

镇静/麻醉状态下，患者正常咽喉反射被抑制。口腔内分泌物、胃液或胃内容物可能反流并被误吸至呼吸道，引起吸入性肺炎。因此必须严格执行禁食水时间，同时对消化道系统疾病进行评估，警惕胃食管反流疾病及消化道梗阻。一旦发生反流，应立即将患者改侧卧位，叩拍背部，及时清理口咽部分泌物及呕吐物，必要时可插入气管导管并在支气管镜下行气管内冲洗及吸引。

5. 心血管并发症

镇静/麻醉药物及支气管镜诊疗操作均可能导致患者循环功能的剧烈波动，甚至出现心律失常。因此应加强对循环功能的监测，及时发现并对症、对因处理。

6. 气道起火

气道起火是一种罕见但灾难性的事件，由点火器（如激光或电烧灼）、氧化剂（氧气或氧化亚氮）和燃料（组织或塑料设备）的组合引起。因此预防此类事件的主要方法是减少前面所述的三种要素中每一种的使用。在此基础上，建议在行激光、电烧灼或氩等离子凝固时，吸入和呼气末的氧浓度均应低于40%。一旦发生气道内起火应立即停止所有气源，移除支气管镜设备，注入生理盐水。确认灭火后应检查气道、清除异物、评估气道损伤情况并制订后续处理方案。

第四节　术后管理

一、麻醉后恢复

麻醉恢复室（PACU）是镇静/麻醉结束后继续观察患者病情，防治镇静/麻醉后早期并发症，保障患者安全的重要场所。所有镇静/麻醉结束后尚未完全清醒、肌张力恢复不满意的患者均应进入 PACU 恢复观察。

患者进入 PACU 后应进行基本生命体征的监测，包括血压、心电、呼吸、SpO_2、意识状态以及观察是否有早期并发症的发生。

严密监护，确保患者不发生坠床等意外事件。

可使用镇静/麻醉后离院评分系统（**表 4-7**）对患者进行评估，达到标准（≥9分）后方可离开 PACU。

表 4-7　镇静/麻醉后离院评分系统

评价指标	评分	标准
生命体征 （心率和血压）	2	较术前数值变化在20%以内
	1	较术前数值变化在20%~40%
	0	较术前数值变化超过40%
运动功能	2	步态稳定无头晕
	1	需要辅助
	0	不能行走伴头晕
恶心、呕吐	2	轻微
	1	中等
	0	严重
疼痛	2	轻微
	1	中等
	0	严重
手术部位出血	2	轻微
	1	中等
	0	严重

告知患者饮食、活动、用药及随访时间等注意事项，尤其是诊疗后 24 h 内不可从事驾驶和高空作业等，并出具文字指导，提供可用于紧急情况的联系电话。

二、术后早期并发症的处理

1. 低氧血症

行支气管镜诊疗的患者多合并呼吸系统疾病，低氧血症是术后早期常见并发症。其发生原因较为复杂，包括呼吸道梗阻、肺泡通气量不足、肺泡弥散功能障碍、肺泡通气血流比例失调及解剖分流量增加。临床上将动脉氧分压（PaO_2）< 80 mmHg 定义为低氧，PaO_2 < 60 mmHg定义为低氧血症。针对各类型的低氧血症均应强调病因治疗，同时给予适当的氧疗支持。拮抗残余的麻醉药物以利于患者迅速恢复至术前状态。鼓励患者呼吸锻炼和尽早活动是预防肺不张、肺部感染和改善通气最有效的方法之一。

2. 喉痉挛

由于口腔内血液、分泌物或气管导管在浅麻醉下刺激声门引起。患者临床表现为吸气性喘鸣音并烦躁不安。轻中度喉痉挛的处理方法为加深麻醉，正压给氧并清除口腔内分泌物。重度喉痉挛经上述处理无法缓解者应迅速使用肌松剂及正压通气，必要者可置入喉罩或气管插管以保证患者氧合。

3. 喉水肿

由于支气管镜诊疗过程中镜体不断摩擦声门以及喉罩或气管内导管的使用均可以导致术后喉水肿。与喉痉挛的临床症状相似，患者表现为吸气性喘鸣，但经镇静、加压给氧后症状不能缓解者应考虑喉水肿的可能。吸入湿化、加温的氧气，同时静脉给予地塞米松 0.3 ~ 0.5 mg/kg可减轻水肿；也可给予 1∶1000 的肾上腺素雾化吸入（最多 5 ml），可以重复应用。如经过积极治疗后仍不能维持正常通气者应使用小型号气管导管进行气管内插管并进一步治疗。

4. 术后气道出血

极小部分患者在术后早期可能出现气道内出血，应根据出血量给予不同的处理。发现气道内出血后均应通知内镜操作医师，结合诊疗操作过程给予适当的观察或处理。

5. 气道穿孔

尽管大多数的支气管镜诊疗操作均相对安全，但在扩张狭窄气道或是进行经支气管肺组织活检时仍存在气道穿孔的风险。气道穿孔可表现为皮下气肿、气胸、纵隔气肿甚至空气栓塞。有研究发现，经支气管肺组织活检时的气道穿孔风险为 3%，超声引导下的该操作风险仅为1.5%，但在行控制通气时，这种风险最高可增加至 14%。如患者为气道穿孔高危人群或行高级诊疗操作时均应警惕气道穿孔的可能性。患者术后如出现呼吸困难，应考虑是否存在气胸的可能，一旦诊断气胸应给予积极的治疗。

6. 其他并发症

对于循环不稳定、心律失常、恶心、呕吐等术后早期并发症均应给予充分的处理。

支气管镜诊疗的镇静及麻醉为患者提供了更好的舒适度及就医体验，增加了患者再次接受诊疗的可能性，为日新月异的支气管镜诊疗技术发展提供了技术保障，进而使更多的患者受益于微创介入手术的治疗。但由于拟行诊疗的患者多合并有气道或肺部疾病以及内镜医师在诊疗过程中需与麻醉医师共用气道，均给麻醉管理带来了巨大的挑战，故临床麻醉工作应以气道管理问题为核心。术前应对患者进行准确的评估及充分的准备；术中应选择合理安全有效的气道管理方式，制订个体化的麻醉方案及紧急情况处理预案；术后应严密观察病情变化直至患者完全恢复至术前水平。

参考文献

［1］　中华医学会呼吸病学分会介入呼吸病学学组. 成人诊断性可弯曲支气管镜检查术应用指南(2019年版)［J］. 中华结核和呼吸杂志，2019，42(8)：573-590.

［2］　邓小明，王月兰，冯艺，等.(支)气管镜诊疗镇静/麻醉专家共识(2020版)［J］. 国际麻醉学与复苏杂志，2021，42(8)：785-794.

［3］　Pastis N J, Yarmus L B, Schippers F, et al. Safety and efficacy of remimazolam compared with placebo and midazolam for moderate sedation during bronchoscopy［J］. Chest, 2019, 155(1)：137-146.

［4］　Zha B, Wu Z, Xie P, et al. Supraglottic jet oxygenation and ventilation reduces desaturation during bronchoscopy under moderate to deep sedation with propofol and remifentanil: A randomised controlled clinical trial［J］. Eur J Anaesthesiol, 2021, 38(3)：294-301.

［5］　贾真，任丽霞，范叶铁，等. 甲苯磺酸瑞马唑仑用于纤维支气管镜检查中深度镇静的有效剂量观察［J］. 中华医学杂志，2021，101(11)：813-816.

［6］　Folch E E, Mahajan A K, Oberg C L, et al. Standardized Definitions of Bleeding After Transbronchial Lung Biopsy: A Delphi Consensus Statement From the Nashville Working Group［J］. Chest, 2020, 158(1)：393-400.

［7］　Verdial F C, Berfield K S, Wood D E, et al. Safety and costs of endobronchial ultrasound-guided nodal aspiration and mediastinoscopy［J］. Chest, 2020, 157(3)：686-693.

［8］　American Society of Anesthesiologists. Practice Guidelines for Moderate Procedural Sedation and Analgesia 2018: A Report by the American Society of Anesthesiologists Task Force on Moderate Procedural Sedation and Analgesia, the American Association of Oral and Maxillofacial Surgeons, American College of Radiology, American Dental Association, American Society of Dentist Anesthesiologists, and Society of Interventional Radiology［J］. Anesthesiology, 2018, 128(3)：437-479.

第五章

手术室外诊疗的精确麻醉

第一节　MRI与CT扫描的精确麻醉

一、环境特点

　　放射学检查（如MRI、CT等）操作场所的设计常常未充分考虑麻醉需求，空间狭小，加上检查设备的放置，麻醉医师与患者的接触可能不充分。同时在陌生的环境下，麻醉医师需要与不熟悉麻醉的医务人员一同工作，加上不熟悉的设备，一旦发生紧急情况可能得不到适当的帮助和解决。美国麻醉医师协会有关手术室外麻醉指南推荐的主要内容包括：① 供氧源；② 吸引器；③ 废气排除系统；④ 必要的装备、药物和监护仪器；⑤ 电源接头；⑥ 照明；⑦ 空间要求；⑧ 急救设备；⑨ 通信设备；⑩ 专用安全代码。但检查室常常缺乏中心供氧、氧化亚氮、吸引器及废气排放系统等硬件配置。MRI检查室内禁止放置铁磁设备，由于测绘系统或其他电子设备的干扰，麻醉医师的监护设备可能出现信号延迟而无法正常工作，影响对患者生命体征和各项参数的实时监测。而CT检查辐射大，检查期间，麻醉医师需要在检查室内穿上厚重又不合身的铅衣，有时甚至不能与患者同处一室，无法实时关注和监测患者的皮肤颜色、呼吸运动、生命体征及各项指标。而由于空间限制，患者的呼吸回路和输液管道需要进行延长，增加了无效腔和导管打折的风险，系统隐患也相应增加。有研究表明，由于缺乏基本的监测措施，手术室外发生的不良事件比手术室内更容易出现不良后果或严重损伤，所造成的死亡率更高，主要由呼吸系统的不良事件引起。

二、造影剂及其不良反应

　　放射学检查常常使用造影剂进行增强扫描。造影剂种类多样，目前用于介入放射学的造影剂多为含碘制剂，其作用主要是增加组织的相对密度。大多数造影剂经肾小球滤过，无重吸收。标准的离子造影剂、高渗性造影剂在 5%～8% 的患者中存在剂量和浓度依赖性相关的不良反应。造影剂反应分为轻、中、重度：轻度主要表现为恶心、呕吐、焦虑等；中、重度反应主要有皮疹、低血压、支气管痉挛、呼吸暂停等。对于轻度不良反应，可进行输液观察，消除患者紧张焦虑的情绪。若患者出现了中、重度不良反应，需要进行实时生命体征监测，并根据病情使用肾上腺素能激动剂、阿托品、氨茶碱、氢化可的松等及时对症处理。造影剂相关性肾病是较为严重的并发症，高渗性造影剂对肾功能影响更大。使用乙酰半胱氨酸或维生素 C 可以降低造影剂相关性肾损伤的发生率，对于肾功能不全的患者可在使用前进行水化，并在使用造影剂前后应用乙酰半胱氨酸缓解。

三、麻醉选择与处理原则

虽然 MRI 和 CT 扫描多数是无创的，但患者也有可能出现不适感。如 MRI 的噪声、幽闭感等。大多数成人不使用镇静药物即可完成检查，但对于治疗性操作往往需要适当的镇静，尤其对于尚不能完全配合的小儿，常常需要使用镇静药物才能完成检查或治疗。

麻醉可采用镇静或全麻两种方式。镇静又可分为清醒镇静和深度镇静：清醒镇静是指患者处于轻度的意识抑制，对外界刺激能产生反应，气道通畅，具有保护性反射；深度镇静是较深程度地抑制患者神志，患者可能会失去气道保护性反射，难以维持气道通畅，导致呼吸抑制或呼吸暂停。单纯镇静可能只适用于一部分患者，大多数患者需要静脉联合应用苯二氮䓬类和阿片类药物以满足检查需要。丙泊酚用于镇静时可能会导致呼吸抑制和气道梗阻，最终引起血氧饱和度下降。因此，采用镇静时需要充分熟悉操作需要和流程，选择最佳镇静药物以及用药剂量和使用时间。

四、CT 扫描的麻醉

（一）CT 扫描的原理和要求

CT 是用 X 射线束对人体某部位进行一定厚度的层面扫描，探测组织的密度变化而产生二维的断层图像。扫描部分由 X 线管、探测器和扫描架组成。CT 最早用于头部扫描，目前已广泛应用于全身，可用于疾病的诊断、病情的评估，还可进行定位指导操作或手术。CT 扫描可分为平扫、增强扫描、造影扫描三类，可针对不同患者和不同的疾病选择相应的扫描方式。

（二）CT 扫描的麻醉管理

需要使用镇静或麻醉进行 CT 检查或治疗的患者，麻醉医师面临的问题包括以下两点：① 麻醉过程中不易接近患者，尤其是患者的头部；② 需要控制患者的体动。在 CT 扫描中经常使用造影剂提高图像质量，增强扫描时需要注射造影剂，麻醉医师应当充分注意造影剂相关不良反应，急诊患者口服或鼻胃管用造影剂时要充分考虑患者饱胃情况，积极关注并及时予以处理。

CT 引导下进行穿刺活检时，常常会因为穿刺部位的不同而采取特殊体位，如腹膜后穿刺时可能需要侧卧位或者俯卧位。对于未建立人工气道的镇静患者而言，需要特别关注通气问题，避免发生气道梗阻、呼吸抑制和反流误吸。而对于部分特殊肿瘤（如嗜铬细胞瘤等），穿刺期间可能会出现巨大的血流动力学波动，应预先准备血管活性药物。CT 扫描还可用于很多疾病的治疗，如注射糖皮质激素和局部麻醉药物进行疼痛治疗、CT 引导下行介入手术等，麻醉的关注要点主要是气道管理和患者氧合。

五、MRI 扫描的麻醉

（一）MRI 扫描的原理和注意事项

MRI 是利用磁场和电磁波进行成像的无放射性成像技术，其成像与组织含水量、血管分布特点及含铁血黄素有关。MRI 对颅内、脊柱、软组织的检查优于 CT，可以提供直观的影像，MRI 可以直接利用血液流动直接进行心脏和大血管的造影而无须使用造影剂。MRI 本身不产生离子辐射、无创伤、无生物学有害效应，但由于磁场的存在，任何铁磁性物品均会发生移动，因此，在进行 MRI 扫描时不能携带任何金属物品，体内植入金属支架、心脏除颤仪、起搏器、动脉瘤金属夹、宫内金属绝育环等含铁磁性的生物装置是 MRI 扫描的绝对禁忌证。另外，手机、磁卡、手表等也均不能接近磁场。有永久性刺青或眼线的患者行 MRI 扫描时应该注意避免被灼伤。

（二）MRI 扫描的麻醉管理

MRI 扫描时麻醉管理的主要问题包括：① 患者自身是否携带或体内置有铁磁性物品；② 磁场对监护仪器和麻醉设备的影响；③ 患者有幽闭感；④ 麻醉医师难以接近患者。

为 MRI 选择镇静或全身麻醉应根据患者个体情况进行，并考虑其益处和风险。理想药物方案应具有以下理想特征：① 起效迅速；② 可预测药物作用持续时间；③ 易达到所需镇静深度；④ 消除迅速；⑤ 治疗窗宽；⑥ 轻微的心肺抑制；⑦ 最小的药物相互作用；⑧ 受肾脏或肝脏疾病影响最小。

镇静和全身麻醉均可用于 MRI 扫描，诱导时最好在 MRI 室外，以减少磁场对麻醉设备的影响，如喉镜等。待患者气道通畅、生命体征平稳后方可转运至检查室，检查室内的麻醉监护仪需在使用前确认适用于 MRI。心电图在磁场作用下易造成信号失真，对心肌缺血的价值不大，但目前一些新型的心电图使用石墨电极，可以与 MRI 兼容。血压测量放置时能够避免磁场干扰则可以正常使用，因位置摆放原因延长管道可能会使读数偏低。而与 MRI 兼容的 SpO_2 可用于大多数扫描仪，但也需要适当防护。$P_{ET}CO_2$ 也可能因采样管过长而出现信号延迟，超长的呼吸回路也会增加无效腔。由于 MRI 检查室温度较低，加上扫描时机器产热，应当监测患者体温。

由于 MRI 扫描时间较 CT 长，尤其对于小儿 MRI 扫描，常常需要进行镇静/麻醉以满足检查的需要。门诊小儿 MRI 镇静/麻醉的目的如下：① 保护患者的安全和福利；② 尽量减少患者的身体不适和疼痛；③ 控制患者焦虑，最大限度地减少其心理创伤，最大限度地抹除其不愉快的诊疗经历；④ 控制患者体动，使扫描安全有效地完成；⑤ 使患者尽早、安全地离院。镇静药物的选择取决于患者因素（神经发育状态、潜在健康状况和既往镇静/麻醉史）和手术因素。

（1）水合氯醛：是一种镇静催眠剂，通过口服或直肠给药吸收良好，起效 30 ~ 60 min，持续 60 ~ 120 min。然而，个体反应可能差异很大，镇静作用可能持续长达 24 h。虽然它对心血管和呼吸系统影响不大，但应考虑不良事件，包括恶心、呕吐、胃炎、腹泻、长时间镇静、反常兴奋、激动和轻微的呼吸抑制。与苯巴比妥和丙泊酚相比，水合氯醛可用作新生儿和婴儿 MRI 的一线镇静剂，其心肺不良事件风险最低。目前，美国食品药品监督管理局（FDA）和欧洲药品管理局（EMA）均已撤回对水合氯醛的批准，部分原因是其存在潜在的致癌风险。总之，水合氯醛似乎可以为 48 个月以下接受 MRI 的儿童提供安全有效的镇静作用。然而，由于 MRI 镇静失败率高、恢复时间延长以及在许多国家引入更有效的镇静剂，其使用正在逐渐减少。

（2）咪达唑仑：是一种短效水溶性苯二氮䓬类药物。尽管英国国家卫生与临床优化研究所（National Institute for Health and Care Excellence，NICE）建议考虑将咪达唑仑作为无痛成像手术的一线镇静药物之一，因为它具有广泛的安全范围，但它目前用作与右美托咪定或氯胺酮一起使用的辅助镇静剂，而不是作为单一主要药物用于小儿 MRI。

（3）右美托咪定：具有呼吸暂停、呼吸抑制或气道阻塞发生率低等优点，对易发生呼吸抑制的儿童，如神经发育障碍或阻塞性睡眠呼吸暂停的儿童，具有极大优势。

（4）丙泊酚：由于起效快、恢复时间短、止吐特性和出现谵妄的发生率低，其作为儿童 MRI 的主要镇静剂之一而广受欢迎。丙泊酚会导致低血压和剂量依赖性呼吸抑制，包括换气不足、呼吸暂停和气道阻塞，必须监测呼吸频率和呼气末二氧化碳。

（5）七氟烷：是儿童首选的吸入剂，因为它没有气道刺激性，具有提供稳定血流动力学功能的能力，且起效和抵消迅速。七氟烷麻醉具有更快的起效和恢复速度，但在接受 MRI 的儿童中谵妄的发生率较高。

5

第二节　神经介入治疗室中的精确麻醉

随着科学技术的进步和患者需求的增加，微创介入手术对麻醉的需求随着影像引导下手术范围的扩大而扩大。脑血管疾病在临床中较为常见，如颅内动脉瘤、颅内动静脉畸形、脑卒中等，发病率较高，预后效果不显著。目前介入治疗是脑血管疾病常用治疗手段之一，介入手术虽然属于微创，但患者同样会感到疼痛、焦虑，以及存在生命威胁的并发症，如出血、栓塞、造影剂相关不良反应等。神经介入手术时间较长、技术复杂，需要患者保持不动，常常需要全麻。对于麻醉医师而言，既要使患者充分镇静以满足手术需要，又要维持血流动力学的稳定，如遇手术相关并发症须及时进行处理。由于介入手术室复杂的环境和布局及手术操作需要，麻醉医师很难接近患者头部，因此气道管理成为一个重大问题。同时麻醉医师常常没有合身的铅衣，加上所处位置因素，其辐射暴露剂量远远高于其他人员，这也成为介入手术室麻醉的一大关注点。因此，麻醉医师应当根据患者自身情况制订不同的麻醉方案，并积极关注手术和患者病情的变化。

一、术前评估

神经介入治疗术前评估与其他操作或手术的评估没有太大区别。麻醉医师应评估气道、基线血压、心血管储备、呼吸储备和其他合并症。对于神经介入治疗，麻醉医师还应评估是否预先存在神经系统疾病，例如存在的任何颅脑缺陷、格拉斯哥昏迷评分（见表5-1）以及颅内压升高。尤其须对术前凝血状况进行更仔细的评估，因为许多患者在术前服用抗凝剂，并且大多数神经介入手术需要进行抗凝。另外，麻醉医师还需要评估患者是否对造影剂或其他药物（例如硫酸鱼精蛋白）过敏等。

表 5-1　格拉斯哥昏迷评分

睁眼反应	得分	语言反应	得分	运动反应	得分
无睁眼反应	1	无语言反应	1	无运动反应	1
疼痛刺激睁眼	2	只能发音	2	疼痛刺激强直	2
呼唤睁眼	3	只能说话	3	疼痛刺激屈曲	3
自然睁眼	4	回答错误	4	疼痛刺激躲避	4
		回答正确	5	疼痛刺激定位	5
				遵嘱动作	6

总分值在3～15分，3分最差，15分最好。

二、麻醉方式的选择

神经介入治疗可以采用全身麻醉或监护麻醉（MAC），关于哪种麻醉方式优于另外一种尚无定论。大多数神经介入治疗是在全身麻醉下进行的，这种麻醉方式可以很好地控制患者的体动，可以通过控制通气提供合适的二氧化碳分压以控制颅内压。但全身麻醉期间无法进行神经功能的评估，气管插管和拔管时颅内压或血压升高是全身麻醉的另一个缺点。同时有研究表明，使用喉罩通气可以降低气道管理和拔管过程中血流动力学变化的发生率，使麻醉苏醒更顺利，没有气道相关并发症发生。

MAC期间，患者可能会接受局部麻醉以及镇静和镇痛。MAC最大的优点在于神经介入治疗过程中可以随时进行神经系统检查，不会出现血流动力学的剧烈波动。然而，大多数镇静药物都可能导致上呼吸道阻塞和呼吸抑制。因此，麻醉医师应始终做好将MAC转换为其他麻醉方式的准备。

三、麻醉药物的选择

全身麻醉一般是根据患者的合并症来选择麻醉药物。理想的镇静/麻醉药应起效快、作用持续时间短、对血流动力学和呼吸系统影响较小，临床使用过程中常常需要将几种药物联合使用。丙泊酚是目前最常使用的静脉麻醉药物，起效快，苏醒快，能明显提高患者的舒适度，降低脑代谢并相应减少脑血流量，但是丙泊酚不具有镇痛作用，常常需要与阿片类药物联合使用，如舒芬太尼、阿芬太尼和瑞芬太尼等。

吸入麻醉药物也常常用于麻醉维持，吸入麻醉剂的脑部效应是双重的，在低剂量吸入麻醉期间脑血流量不变，但在高剂量期间增加脑血流量。除了七氟烷似乎在临床使用剂量下能保持脑部血流的自动调节外，其他吸入麻醉药物都呈现剂量相关性地抑制大脑的自我调节功能。有研究表明，与丙泊酚相比，七氟烷用于神经介入放射学治疗时，术中血流动力学更平稳，拔管速度更快，但拔管时血流动力学波动较大，需要更多的尼卡地平。肌松药通常对颅内压无明显影响，尽管气管插管本身可能会导致颅内压升高，但可通过利多卡因、阿片类药物或两者同时使用进行预防。连续输注肌松药可以防止患者术中发生体动，提高图像质量，但可能会导致严重的阻滞和延长恢复时间，舒更葡糖钠注射剂作为一种新型选择性松弛剂结合剂，可选择性结合罗库溴铵或维库溴铵逆转肌松作用，可在手术结束时使用。

丙泊酚因其起效快、半衰期短和恢复快也常常用于程序性镇静，但可能导致严重的呼吸抑制，甚至呼吸暂停。高选择性 α_2 激动剂右美托咪定具有镇静、催眠和镇痛以及对呼吸影响小的特性，并通过降低交感神经张力来减少对手术的应激反应。因此，右美托咪定可被选择性地应用于不需要全身麻醉的神经介入手术。

四、颅内动脉瘤的介入治疗

颅内动脉瘤是发生在颅内动脉管壁上的异常膨出，是引起蛛网膜下腔出血的主要原因。其形成原因包括先天性因素如动脉管壁中层缺乏弹力纤维、平滑肌薄弱，后天因素如感染、创伤、动脉硬化等。根据临床表现，颅内动脉瘤可分为 5 级，以评估手术的危险性（**见表 5-2**）。

表 5-2　颅内动脉瘤分级

级别	描述
0 级	未破裂的动脉瘤
I 级	无症状，或轻微头痛及轻度颈强直
II 级	中度至重度头痛，颈强直，除有脑神经麻痹外，无其他神经功能缺失
III 级	嗜睡，意识模糊，或轻微的灶性神经功能缺失
IV 级	木僵，中度至重度偏侧不全麻痹，可能有早期的去皮质强直及自主神经系统功能障碍
V 级	深昏迷，去皮质强直，濒死状态

神经外科夹闭和血管内栓塞均可用于颅内动脉瘤的治疗，在破裂的颅内动脉瘤中，血管内栓塞术显示出更好的术后 1 年和 7 年生存率，因此，血管内栓塞常作为首选治疗方法。

（一）术前评估

麻醉评估应简洁且有针对性，以促进早期、确定性治疗。约 22% 的患者会出现肺部并发症，包括神经源性肺水肿、肺栓塞和吸入性肺炎等。高级别动脉瘤性蛛网膜下腔出血患者发生应激性心肌病和心律失常的风险更高，常出现窦性心动过缓、窦性心动过速、ST 段压低、T 波倒置、U 波、QT 间期延长等多种心电图异常。对于心电图改变提示心肌缺血（如 Q 波和 ST 段抬高）的患者，应连续监测肌钙蛋白 I 水平，尤其是在存在低血压或血流动力学不稳定的情况下。床旁超声心动图可能有助于指导围术期血管加压药和正性肌力药的选择。严重的动脉瘤性蛛网膜下腔出血通常会伴随水和电解质紊乱，麻醉师应开始纠正液体、电解质和葡萄糖紊乱。

（二）麻醉管理

麻醉管理目标包括：① 促进及时的最终治疗；② 预防再出血；③ 维持脑灌注；④ 预防 / 管理术中脑肿胀以促进手术暴露；⑤ 促进神经生理监测；⑥ 方便临时剪裁；⑦ 优化全身生理和控制血糖；⑧ 预测和管理危机情况（例如动脉瘤破裂）；⑨ 促进及时、顺利的苏醒和神经系统评估；⑩ 预防术后疼痛和其他并发症；⑪ 患者不出现体动，尤其是在展开线圈和支架期间；⑫ 需要抗凝剂（肝素），应安全管理，并在需要时准备好用鱼精蛋白紧急逆转。

麻醉诱导的主要目标是预防喉镜检查和气管插管引起的高血压。由于动脉瘤透壁压力增加可能导致再出血，因此可以通过增加麻醉深度、使用镇痛策略（如芬太尼、瑞芬太尼的推注）和短效抗高血压药（如艾司洛尔、尼卡地平）等来完成麻醉诱导。诱导过程中既要控制过高血压，以免导致动脉瘤破裂或加重出血风险，又要维持足够的灌注压，防止脑缺血，必须避免在气囊面罩通气期间无意中出现低碳酸血症和高碳酸血症。《中国颅脑疾病介入治疗麻醉管理专家共识》指出，对于术前合并高血压的患者，建议血压控制在 160 mmHg 以下，推荐降压药物包括尼卡地平［负荷剂量 0.1 ~ 0.2 mg，静脉注射，持续输注剂量 0.5 ~ 6.0 μg/（kg·min）］、拉贝洛尔（负荷剂量 0.1 mg/kg，持续输注剂量 20 ~ 160 mg/h）或艾司洛尔［0.5 mg/kg，持续输注剂量 0.05 ~ 0.30 mg/（kg·h）］，应避免使用硝普钠。

理想的麻醉药物应具有降低脑代谢率、避免颅内高压、保持足够的脑血流量、保持血流动力学稳定、提供神经保护、不干扰神经生理监测、很容易达到所需的麻醉深度、允许快速苏醒等优点，但很显然不存在这种麻醉药物，麻醉医师应该根据患者的具体情况选择合适的麻醉药物。静脉和吸入麻醉作为平衡麻醉技术的一部分，都可以有效地提供最佳手术条件，特别是对于具有良好级别的动脉瘤性蛛网膜下腔出血的患者。然而，考虑到生理学原理和通过避免脑血管扩张来抵消脑肿胀的潜力，对于颅内压升高的高级别动脉瘤性蛛网膜下腔出血患者，首选丙泊酚麻醉可能是有利的。瑞芬太尼是一种有用的辅助药物，可以提供强烈的镇痛作用，并通过运动诱发电位监测，有利于患者不发生体动。氧化亚氮具有扩张脑血管、增加脑血流量和脑血容量的作用，应该避免使用。

术中监测除了常规监测外，有创动脉血压的建立不仅对连续血流动力学监测至关重要，而且对监测血气、pH 值趋势、葡萄糖和电解质也是必不可少的。除非患者表现出血流动力学不稳定并且预计术后会输注血管加压药/正性肌力药，否则不需要进行中心静脉插管。颈静脉血氧饱和度可以检测术中脑氧饱和度下降指导麻醉干预措施。但颈静脉血氧饱和度测定法并未显示可改善动脉瘤性蛛网膜下腔出血的预后，因此不推荐常规使用。

五、颅内动静脉畸形的介入栓塞治疗

颅内动静脉畸形是一种复杂、异质、不常见的颅内病变，是一种先天性局部脑血管变异，在病变部位脑动静脉之间缺乏毛细血管，致使动脉与静脉直接相通，形成动静脉之间的短路，可导致严重的神经功能障碍或死亡，最常见的是颅内出血。Spetzler-Martin 分级是颅内动静脉畸形分类的标准分级系统（**见表 5-3**）。颅内动静脉畸形常用的治疗包括保守治疗、栓塞、放射外科或显微外科切除术。颅内动静脉畸形介入栓塞有助于减少病灶的大小和手术期间出血的风险，血管内栓塞后可进行显微手术切除，以降低手术过程中的出血风险并促进完全和简单的切除。

表 5-3　Spetzler–Martin 分级

分级指标		评分
大小	0～3 cm	1
	3～6 cm	2
	＞6 cm	3
位置	非功能区	0
	功能区	1
引流静脉	表浅	0
	深部	1

颅内动静脉畸形介入栓塞治疗围术期麻醉管理的核心目标是在进行动静脉畸形栓塞时严格控制血压，减少通过动静脉畸形的血流，并防止生物胶扩散引起肺栓塞。收缩压不超过 100 mmHg 或平均动脉压低于术前基线血压的 20%，可使用拉贝洛尔或乌拉地尔，另外，腺苷具有减少畸形动静脉血流的作用，必要时可使用。生物胶进行栓塞时可能导致过敏，引起过敏性休克、支气管痉挛等，应当备好肾上腺素和甲泼尼龙。另外，生物胶栓塞血管畸形时容易导致心动过缓和高血压，可预防性加深麻醉或使用阿托品。当出现栓塞所致的出血时，需要立即使用硝普钠控制性降压，鱼精蛋白中和肝素。整个麻醉期间需要维持血流动力学稳定，可使用丙泊酚联合瑞芬太尼静脉麻醉，肌松药避免使用琥珀胆碱。

六、急性脑卒中的介入治疗

脑卒中是全球第二大死亡原因和第三大最常见的致残原因。在美国，每年约有 795 000 例脑卒中病例。急性缺血性脑卒中（acute ischemic stroke，AIS）是中国人死亡和残疾的主要原因。急性脑卒中是一种急性脑血管疾病，是脑部血管突然破裂或血管阻塞导致血液不能流入大脑而引起脑组织损伤的一组疾病，包括缺血性和出血性卒中，缺血性脑卒中占大多数（60% ~ 70%）。AIS 患者的主要治疗目标是尽可能快速、安全地进行脑血管再通。急性脑卒中介入治疗期间麻醉管理的目标是提高患者舒适度、促进治疗、减少患者体动并降低并发症发生的风险。

（一）术前评估

麻醉评估需要根据患者意识状态、生命体征进行恰当的评估，选择合适的麻醉方式。大多数观察性研究报告说，在血管内介入治疗期间，全身麻醉比清醒镇静结局更差，但鉴于卒中严重程度增加的患者更可能接受全身麻醉治疗，这些结果可能会受到选择偏倚的影响。有研究比较了全身麻醉和清醒镇静用于急性脑卒中介入治疗的利弊。清醒镇静可能与更少的人力和时间、更低的成本、更少的血流动力学波动以及在手术过程中评估神经功能的能力有关，全身麻醉便于气道管理、减轻疼痛、控制患者体动和更好的影像学成像，但可能会发生严重低血压，气管插管引起血流动力学的剧烈波动且无法进行神经功能的评估。无论选择何种药物和麻醉技术，密切监测和严格控制血流动力学似乎更为重要。因此，麻醉学和重症监护神经科学学会发表了关于接受血管内介入治疗的急性脑卒中患者麻醉管理的共识：麻醉技术和药物的选择应根据每位患者的临床特征、手术耐受性以及与神经介入医师的密切沟通进行个体化。

（二）麻醉管理

围术期麻醉管理重点是血压管理，最好采用有创动脉监测。建议血管再通前应维持收缩压在 140 ~ 180 mmHg，舒张压 < 105 mmHg。血压过高（收缩压 > 200 mmHg）或过低（收缩压 < 120 mmHg）是患者不良预后的独立预测因素。麻醉诱导时应该平稳避免血压大幅下降超过基础值 20%，可准备血管活性药物如去甲肾上腺素、去氧肾上腺素进行个体化选择。血管再通后需要再次确定降压目标，但降压幅度不低于基础值的 20%。

通气管理应当避免过度通气，同时也要避免高碳酸血症，建议维持 $P_{ET}CO_2$ 于正常水平。研究表明，低 $P_{ET}CO_2$ 水平与脑卒中患者的不良转归有关。液体管理推荐维持等容量输液，避免使用含糖溶液，当围术期血糖水平 > 7.8 mmol / L 时，应用胰岛素控制血糖。

第三节　疼痛介入治疗的精确麻醉

一、疼痛微创介入治疗技术

疼痛微创介入治疗，是以神经阻滞技术影像诊断学为基础，以治疗疼痛性疾病为目的的治疗技术。

（一）射频治疗

射频治疗包括标准射频、脉冲射频、双极射频和椎间盘射频，临床用于治疗腰椎间盘突出症、颈椎间盘突出症、神经病理性疼痛等，缓解慢性疼痛，改善生理功能，提高患者的生活质量。

（二）低频激光修复术

椎间盘激光修复术采用椎间盘穿刺针引导光导纤维，进入间盘实施手术，并在盘内建立多个通道，利用 970 nm 激光使生理盐水变为过热蒸气，而间盘组织却不发生任何损伤。蒸汽沿着退变的间盘裂隙扩散时，固态的胶原组织变为液态的凝胶，在压力作用下沿退变的间盘裂隙扩散，并重新凝固在裂隙内，从而使裂隙得到填补，完成间盘结构上的修复。低能量激光对椎间盘进行减压修复术之后，能达到解除进行性压迫、进行性刺激，缓解患者的神经根的这些症状。

（三）脊柱内镜治疗技术

脊柱内镜是一种特殊的内窥镜，把光源、影像采集及工作通道集成一起，直径 6.9 mm。在内镜直视下可以清楚地看到突出的髓核、神经根、硬膜囊和增生的骨组织，可以对神经根全程探查减压，用射频电极修复破损纤维环。手术创伤小，皮肤切口仅 7 mm，如同一个铅笔头大小，出血 5～10 ml，术后仅缝 1 针，是目前临床上损伤最小、效果最好的脊柱微创手术。

（四）神经调控治疗 - 脊髓电刺激

在椎管内部位包括硬膜外腔、硬膜下腔及蛛网膜下腔，植入刺激电极，通过门控机制、脊髓丘脑通路的传导阻断、脊髓以上机制的激活、交感传出神经的中枢抑制性机制、神经调质的激活或释放等机制，达到缓解疼痛、改善生活质量和睡眠障碍的目的。

植入神经刺激系统前需先进行测试刺激。患者取俯卧位，进行电极硬膜外置入。脊髓电刺激测试成功的关键是将刺激电极准确地植入疼痛相应的脊髓阶段，寻找患者主诉整个疼痛区都出现异常感觉的电极位置，然后固定电极与体外刺激器相连进行临时测试。疼痛评估采用视觉模拟评分法（VAS），若疼痛缓解达 50% 以上、生活质量显著改善、镇痛药物用量明显减少，则表明测试成功，可进行永久性埋植神经刺激系统。

（五）神经阻滞技术

依据神经病理性疼痛发生部位、范围、产生机制等，常用的神经阻滞方法包括神经末梢阻滞、神经干阻滞、神经丛阻滞、神经根阻滞、神经节阻滞、交感神经（节）阻滞、硬膜外腔阻滞、蛛网膜下腔（鞘内）阻滞等。神经病理性疼痛治疗中使用外周和中枢联合神经阻滞可实现从多个部位或层面阻断痛觉信号的上传，减轻和逆转痛觉过敏。如皮内神经末梢阻滞联合椎旁阻滞，常用于带状疱疹后遗神经痛的治疗。

（六）神经毁损技术

神经毁损技术是较常用的微创介入技术，根据毁损的方法不同分为物理性毁损和化学性毁损，按照毁损的部位不同分为躯体神经毁损和内脏神经毁损。临床上内脏神经毁损常用于治疗癌性疼痛，包括腹腔神经丛、内脏大小神经、颈交感神经、胸交感神经、腰交感神经、奇神经节毁损等。

（七）椎间盘突出症的化学溶解术

实施需要在 X 线定位下，把胶原酶注入突出物周围，溶解突出物，解除对神经根及脊髓的压迫和刺激症状，消除局部炎症，达到治愈目的。有关侧隐窝穿刺的入路问题，穿刺侧隐窝有很大难度，容易发生并发症，建议选用硬膜外前侧间隙穿刺。

（八）经皮激光减压术治疗椎间盘源性疼痛

经皮激光减压术可用于治疗椎间盘源性疼痛。该技术解除疼痛起效快，对改善颈椎交感神经症状的效果显著，对突出巨大的髓核可联合应用化学溶解术、激光治疗，对退变严重的间盘效果不确切。

（九）等离子治疗

等离子治疗通过在治疗区域产生等离子，包含有电离的气体、自由电子、离子、自由基、中性粒子及光子等多种分子。等离子本身是含有物理和化学活泼粒子的电中性混合物。通过物理轰击和化学反应，治疗区域的某些分子连接断裂，如椎间盘的长链分子胶原及其类似物容易被等离子片段化，从而将胶原蛋白转变为液态或者气态物质，最终被吸收。

（十）鞘内药物输注系统植入术

鞘内药物输注治疗是通过埋藏在患者体内的药物输注泵将泵内的药物输注到患者的蛛网膜下腔，作用于脊髓或中枢相应的位点，阻断疼痛信号向中枢传递，使疼痛信号无法到达大脑皮质，从而达到控制疼痛的目的。

操作时先进行预试验，硬膜外腔或蛛网膜下腔留置导管，可根据患者试验前口服或静脉注射的阿片类药物剂量进行换算，选择合适的剂量于留置的导管注入，鞘内吗啡用量约为胃肠外吗啡用量的 1/300，一般推荐初始剂量为 0.5 mg，长期输注最大可达 30 mg/d，如果鞘内吗啡用量达 30 mg/d 以上患者疼痛仍未缓解，应考虑换用其他镇痛方式。患者疼痛程度至少缓解 50%，生活质量显著改善，则表明预试验成功。一般试验期 2~3 天。亦可行单次蛛网膜下注射阿片类药物，所用剂量原则和观察指标同上，一般测试 2~3 次。

二、微创介入治疗的麻醉

（一）麻醉前准备

（1）建议诊疗室应配置急救车，供存放急救药品和除颤仪等急救设备。急救药品主要为各类血管活性药物以及麻醉辅助用药等。除颤仪应定期检查、维护，使其时刻处于备用状态；应配置功能完善的麻醉机，并有相应的供气系统；麻醉监护仪应具备监测心电图、SpO_2、无创血压、$P_{ET}CO_2$ 以及体温等常规功能，建议配置有创动脉血压监测模块；应配置面罩、口咽通气道、鼻咽通气道、喉罩，以及气管插管用具，包括可视喉镜、各型号气管导管、喉罩、独立的负压吸引装置、简易呼吸器、备用电池等。

（2）由具有主治医师（含）以上资质的麻醉医师负责实施麻醉。所有患者应在完成术前检查后前往麻醉门诊评估。麻醉门诊由主治医师（含）以上资质的麻醉科医师按照麻醉前评估要求对患者进行全身状况、合并症、器官功能等评估，重点关注困难气道、反流误吸的风险，高龄及严重合并症的患者应做相关系统检查。依据评估结果指导选择麻醉方式，签署麻醉知情同意书，告知注意事项，指导患者术前用药（如心血管药物、抗凝药物、糖尿病药物的使用等），解答患者及家属的相关问题。

（3）术前禁食至少 8 h，禁饮至少 2 h，对胃排空无异常的患者，推荐治疗前 2 h 适量饮用碳水化合物，存在上消化道梗阻、胃排空障碍、胃-食管反流等特殊患者，则应延长禁饮禁食时间，必要时需术前胃肠减压。

（4）当日由实施手术和麻醉的医师及护士三方共同核实患者身份和手术方式，确认无误后方可实施麻醉及手术。

（二）麻醉相对禁忌证

麻醉的相对禁忌证主要包括：ASA 大于或等于 Ⅳ 级、重要器官功能障碍，如近期心肌梗死或脑梗死、严重的传导阻滞、恶性心律失常、重要器官功能失代偿、哮喘持续状态、严重肺部感染或上呼吸道感染等。

（三）麻醉方法

（1）中度镇静：使患者神智淡漠、有意识、对语言和触觉刺激有反应，无须气道干预，心血管功能可维持。中度镇静能降低患者的恐惧，减少不良事件的发生。主要适用于

ASA Ⅰ～Ⅲ级、能够配合的患者。

（2）深度镇静/麻醉：使患者嗜睡或意识消失但保留自主呼吸的浅麻醉。有发生呼吸抑制的可能，应监测呼吸并采用合适的辅助给氧及通气设备，如面罩、口咽通气道、鼻咽通气道、鼻罩（小号面罩可作为成人鼻罩）等。因未行气管插管或喉罩控制呼吸，主要适用于呼吸功能储备良好的患者和气道可控性强的手术。

（3）全身麻醉：应用气管插管或喉罩。适用于手术操作时间长患者、气道管理高风险患者、手术治疗时疼痛感剧烈的患者。

（四）麻醉药物

麻醉应选择起效快、消除快、镇痛镇静效果好、心肺功能影响小的药物，常用的药物包括以下几类。

（1）镇静药可选择咪达唑仑、瑞马唑仑以及右美托咪定。右美托咪定具有抑制交感神经、镇静、催眠、镇痛和麻醉的作用，不良反应少且轻微。用于手术的镇静，可以减少其他麻醉药物的用量。

（2）麻醉性镇痛药可选择芬太尼、舒芬太尼、瑞芬太尼、阿芬太尼以及纳布啡。纳布啡对κ受体完全激动，镇痛效果强、镇痛起效快、镇痛时间久；对μ受体具有部分拮抗作用，呼吸抑制和依赖性发生率较低。

（3）全麻镇静药可选择依托咪酯或异丙酚。依托咪酯对呼吸无明显抑制作用，对心血管功能影响很小，注射痛轻，适用于心血管功能不健全的患者行手术。

（4）肌松药一般情况选择短效的米库氯铵。对于肝肾功能异常的患者可选用顺阿曲库铵。

（五）麻醉实施

（1）中度镇静：自主呼吸下充分吸氧去氮（8～10 L/min，3～5 min），以镇痛为目标的中度镇静方案。静脉给予舒芬太尼0.1 μg/kg、咪达唑仑1～2 mg，术中可根据患者及手术情况酌情调整剂量，也可采用小剂量瑞芬太尼滴定法给药或静脉泵注右美托咪定等其他方法。

（2）深度镇静/麻醉：自主呼吸下充分吸氧去氮，静脉给予舒芬太尼0.1～0.2 μg/kg，或瑞芬太尼0.4～0.6 μg/kg，复合使用异丙酚达到深度镇静/麻醉状态。靶控输注可采用以下方式：① 舒芬太尼0.1～0.15 μg/kg，设定异丙酚效应室靶浓度为1.0 μg/ml，2 min后靶浓度递增0.5 μg/ml，直到睫毛反射消失，随后降低异丙酚TCI浓度维持麻醉。② 可用异丙酚0.5～2.0 μg/ml复合瑞芬太尼0.75～2.0 ng/ml至目标效应室靶浓度。

（3）气管插管全身麻醉：推荐使用快速序贯诱导加环状软骨压迫法，也可在视频喉镜辅助下行气管插管。麻醉诱导可采用静脉注射：咪达唑仑1～2 mg，舒芬太尼0.4～0.6 μg/kg，异丙酚1.5～2.5 mg/kg，米库氯铵0.2 mg/kg。麻醉维持可采用静吸复合全身麻醉，也可采用全凭静脉麻醉。

（4）麻醉监测：① 血压监测：一般患者无创动脉血压监测，特殊患者（严重心肺疾病，血流动力学不稳定）可监测有创动脉血压。② 心电图监护：密切监测心率和心律的变化和异常，必要时及时处理。③ 氧合监测：一般患者监测血氧饱和度（SpO_2），危重患者可采动脉血气。④ 气体监测项目：呼气末二氧化碳分压（$P_{ET}CO_2$）可通过鼻咽通气道或经气管导管监测 $P_{ET}CO_2$ 及其图形变化，该方法可在患者 SpO_2 下降前发现窒息和低通气状态，行气管插管全身麻醉时应常规监测。⑤ 可选监测项目：体温监测，建议长时间的手术麻醉监测体温，对小儿及危重患者预防低体温尤为必要。

（5）液体管理：对于行肠道准备或禁饮禁食时间过长，麻醉前容量不足的患者，诱导前应适当补液，以防发生循环衰竭；有大出血倾向的患者，建议采用 18 G 以上的套管针开放静脉通路。对操作时间较长（> 4 μh）的手术，建议留置导尿管。

（六）常见并发症及处理

1. 麻醉相关并发症

（1）反流误吸：胃排空延迟的患者在麻醉下未行气管插管时发生反流误吸的风险增加。一旦发生反流，应立即吸引口咽部，使患者处于头低足高位，并改为右侧卧位，因受累的多为右侧肺叶，此体位可保持左侧肺有效的通气和引流；必要时行气管内插管，在纤维支气管镜明视下吸尽气管内误吸液体及异物，行机械通气，纠正低氧血症。

（2）上呼吸道梗阻：深度镇静或麻醉时可致舌后坠引起气道梗阻，应行托下颌手法，并可放置口咽或鼻咽通气道；麻醉较浅分泌物刺激喉部易导致喉痉挛，应注意预防和及时处理。如果患者 SpO_2 低于 90%，则应给予辅助或控制呼吸，采用面罩正压通气，必要时行气管插管或放置喉罩。

（3）呼吸抑制：麻醉或镇痛药相对过量或推注过快、患者心肺功能较差者易发生呼吸抑制，应加强呼吸监测，包括呼吸频率、$P_{ET}CO_2$、SpO_2、观察呼吸幅度，以便早期发现并及时给予辅助或控制呼吸。

（4）循环系统并发症：手术操作本身对自主神经的刺激以及麻醉药物的作用可能引起心律失常。如心率慢于 50 次/min，可酌情静脉注射阿托品 0.2 ~ 0.5 mg，可重复给药。如同时伴有血压下降，可选用麻黄碱 5 ~ 10 mg，单次静脉注射。

2. 手术相关并发症

（1）出血：出血是常见并发症。严格评估术前凝血功能和抗凝、抗血小板药物使用情况是预防出血的重要手段。

（2）感染：注意诊疗过程中无菌操作。

（3）神经损伤。

（七）麻醉与术者的合作要点

麻醉医师和术者需密切配合，及时沟通。当术中突然出现异常变化时，麻醉医师应提醒术者。当术中出血且量较多、一时难以止血时，术者应及时告知麻醉医师，尤其是在镇静麻醉时，以便麻醉医师及时气管插管控制气道，避免误吸；同时术者应及时和麻醉医师沟通手术进程，便于麻醉医师及时调整用药，加速患者周转。

第四节　门诊口腔操作的精确麻醉

口腔门诊的检查和治疗常常由于患者焦虑、恐惧、患儿哭闹，难以在清醒状态下完成。口腔操作邻近呼吸道，并且口腔内冲洗液容易进入气道造成呛咳、气道痉挛等并发症，因此口腔门诊操作的麻醉/镇静对麻醉医师提出了更高的挑战。在实施儿童镇静、镇痛下口腔门诊治疗前，根据患者的身体状况制订相应的治疗方案。

儿童镇静、镇痛下口腔门诊治疗的常用方法包括口服药物镇静药物后口腔治疗、经鼻吸入氧化亚氮镇静下口腔治疗、深度镇静下口腔治疗以及全身麻醉下口腔治疗等几种类型。

舌系带延长术、唇部肿物切除术、拔牙等手术时间短、对患儿刺激小，采用全凭静脉深度镇静或全凭吸入麻醉联合完善的局部浸润麻醉即可达到满意的麻醉效果。以 6% 七氟烷 +6 L/min O$_2$ 吸入诱导，并对手术部位实施局部浸润麻醉。使用鼻导管/鼻咽通气道吸入 3%~4% 七氟烷 +2 L/min O$_2$ 维持麻醉/镇静深度，逸气阀设为 30 cmH$_2$O。

多发龋齿需要补牙以及复杂多生牙拔除等手术持续时间长、疼痛刺激较大且操作过程中冲洗液较多的口腔治疗，建议使用气管内插管全身麻醉，既能维持足够的麻醉深度，又有利于术中气道管理。应选用加强型气管导管或塑形气管导管经鼻气管插管，为口腔医师提供较好的术野条件。插管前充分润滑鼻腔并收缩鼻腔黏膜血管，避免鼻腔出血；拔管前应充分吸尽口腔内及鼻腔内的分泌物和冲洗液；拔管后可根据病情选择雾化吸入布地奈德 + 肾上腺素预防喉头水肿。

（一）门诊口腔治疗中实施镇静镇痛的目标

消除焦虑和恐惧、解除疼痛、消除治疗中的不良记忆、限制唾液分泌和消除咽反射是口腔治疗中镇静、镇痛的目标。

（二）门诊口腔治疗中实施镇静、镇痛的常用药物

根据给药途径可将口腔治疗中常用的镇静、镇痛药物分为三类：口服镇静药物、静脉镇静药物和吸入性麻醉药物。根据镇静深度的需要，可多种药物联合应用。

（1）口服镇静药物如苯二氮䓬类的地西泮、咪达唑仑和非苯二氮䓬类的水合氯醛等，可口服或经直肠给药。

（2）常用的静脉镇静药物有苯二氮䓬类药物、阿片类药物、异丙酚、氯胺酮和右美托咪定，以及新药瑞马唑仑等。

（3）常用的吸入性麻醉药物有氧化亚氮、七氟烷、地氟烷等。

（三）镇静、镇痛的常用方法

1. 口服药物镇静下口腔治疗

口服镇静药物通常可以达到轻度镇静、中度镇静，患儿较安静，但不能完全抑制疼痛和体动，因此需要完善的局部麻醉。常用药物为咪达唑仑 0.2～0.5 mg/kg 或氯胺酮 6 mg/kg 术前 20～45 min 口服。口服药物镇静效果受药物理化因素影响大，有一定的失败率且无法调节镇静深度，一般不建议同时应用两种镇静药物。因此目前认为成功实施口服药物镇静的前提是合理选择儿童及口腔治疗方法。

2. 经鼻吸入氧化亚氮镇静下口腔治疗

氧化亚氮为无色有甜味的气体，与氧气混合后通过面罩或鼻罩吸入，30% 的氧化亚氮短时间吸入即可产生镇痛作用，患者意识轻微抑制、恐惧与焦虑感减轻，对物理刺激和语言指令能做出相应反应，保护性反射活跃，能主动配合治疗。该方法不良反应少，效果明显，起效和恢复迅速，是口腔治疗中最安全、最易于接受和应用最广泛的镇痛方式，在成人口腔治疗中可作为首选。由于年龄的差异性，氧化亚氮与氧气的混合气体吸入镇静在儿童口腔治疗中的应用有一定限制，一般认为 7 岁以上患儿使用为佳，对 3～6 岁患儿可以试用，对不配合的患儿不应仅增加氧化亚氮浓度，建议改变镇静、镇痛方式或采用全身麻醉。

3. 经鼻黏膜途经给药镇静下口腔治疗

药物经鼻黏膜吸收而进入血液循环，咪达唑仑为常用药物，右美托咪定也有文献报道。文献报道，咪达唑仑 0.2～0.5 mg/kg 经鼻黏膜给药可达到与静脉注射相似的镇静效果，但其可控性没有静脉注射效果好。经鼻黏膜途径给药主要用于难以接受注射或口服镇静的儿童，实施过程仍需要患者配合。有报道说明，经鼻给予咪达唑仑与氧化亚氮吸入联合应用可以作为儿童口腔治疗中代替全身麻醉或者全身麻醉前预镇静的选择。

4. 全凭吸入麻醉下口腔治疗

吸入麻醉药（七氟烷、地氟烷）对呼吸道刺激小、起效快、苏醒迅速，全凭七氟烷吸入被证明是一种儿童门诊口腔治疗安全有效的方法。患儿常规禁饮禁食（**见表5-4**），经面罩吸入高浓度七氟烷后迅速入睡，保持自主呼吸，根据术中生命体征调整七氟烷浓度，口腔治疗结束后停止吸入七氟烷，吸净口内分泌物，患儿苏醒迅速达到出室标准后即可离院。该方法对患儿损伤低，内环境干扰小，但要密切观察术野，准备好气道管理。

表 5-4　麻醉前禁食水时间

食物类型	术前禁食禁饮时间
清饮	2 h
母乳	4 h
配方奶或牛奶	6 h
普通固体食物	6 h
油炸、脂类固体食物	8 h

5. 全凭静脉深度镇静下口腔治疗

该方法以靶浓度控制输注技术为支撑，针对不同镇静药物的药代动力学特点控制输注泵速度。在输入患儿年龄、体质量、身高等基本数据后，选择不同输注药物代谢动力学模型，可以严格控制药物浓度，最大限度减少对呼吸的抑制。通常以血浆浓度为靶控浓度（如异丙酚 3~5 μg/ml），可以配伍弱阿片类药物（纳布啡）。该方法对患儿创伤小，口内操作空间大，镇静深度可调，但没有呼吸道保护，需要麻醉医生与口腔医生密切协作，必须配合使用橡皮障隔离治疗区域，控制气道。

6. 静吸复合气管插管全麻下口腔治疗

气管插管是经典的传统气道管理方法，对治疗时间长、病情复杂、合并精神神经系统疾病的患者可采用静吸复合气管插管全麻下口腔治疗。常规术前检查并禁饮禁食，经鼻插入气管导管，麻醉维持可选择静吸复合，口腔治疗结束后需加强对苏醒期的观察，以防意外事件发生。

7. 常用镇静方式的优缺点

美国儿童牙科学会对深度镇静或全身麻醉的适应证做了规定，基本归纳为残障者、局麻无效或不能耐受者、不能配合常规治疗者、需要全麻下治疗者及全麻下治疗可减少创伤者。临床上需要根手术类型、时间长短、患儿合作程度制订合适的镇静方案（见表 5-5）。

表 5-5　几种镇静方式的特点比较

镇静方式	优点	缺点
口服镇静	患儿及家长愿意接受，无创操作，设备要求低，药物成本低	镇静程度不易控制，个体差异大，起效与消除时间偏长
氧化亚氮吸入镇静	起效与恢复快，安全性高，有镇痛作用，应用于各种口腔治疗	学龄前儿童效果不肯定，个体差异大，需要专门设备
深度镇静/全身麻醉	效果肯定，适合长时间口腔治疗，在评估充分的情况下安全有效	术前准备与流程复杂，需要一个医疗团队的配合，人力与设备投入成本较高，气道保护较为重要

（四）门诊口腔治疗中实施镇静、镇痛常见风险因素及风险防范

1. 常见意外的主要原因

镇静、镇痛的实施是为了让患者接受舒适化的治疗，但这项技术存在一定的风险，可能发生的严重不良事件包括脑损伤和死亡，国内外均出现过口腔治疗实施镇静、镇痛导致死亡的案例。美国儿科镇静研究协会统计了 4 万多例儿科镇静相关不良事件，收集了发生在不同诊疗过程和地点实施镇静的结果，包括执行者麻醉医生、急诊科医生、重症监护病房医生、儿科医生及培训护士，最常见的并发症为呼吸相关问题，包括喘鸣、喉痉挛、气道阻塞、误吸和呼吸暂停等。其他如恶心/呕吐、苏醒期躁动、术后疼痛等也不少见。导致并发症的风险因素可总结为 3 个方面：① 患儿自身相关包括其年龄、禁食情况、合并疾病（如哮喘、癫痫、智力障碍、先天性心脏病）等；② 实施镇静、镇痛人员的业务水平；③ 口腔治疗相关因素包括治疗时间、体位、张口度等。

2. 风险防范

随着镇静、镇痛深度的增加，不良反应的发生率及处理难度增加，并且中度镇静、深度镇静可能较一般的气管内插管麻醉更具有挑战性，但只要做好完善的应急预案并严格按照规范执

行，就可使风险降低。

（1）需要准确的术前评估。根据患儿的一般情况及相关检查制订镇静、镇痛方案和术后疼痛管理计划，应特别注意其既往史、长期药物治疗史、呼吸道感染病史等。

（2）需要严格镇静、镇痛实施的准入制度。《口腔门诊疼痛控制与镇静、镇痛技术专家共识》和《口腔治疗中笑气-氧气吸入镇静技术应用操作指南（试行）》认为，在满足开展镇静、镇痛技术基本设备保证的前提下，可由取得执业医师执照，同时应取得基础生命支持培训合格证书，并接受过口腔轻度镇静、中度镇静技术培训的口腔科医生，独立实施口腔治疗的轻度镇静，最常见的是氧化亚氮吸入下口腔治疗。中度以上镇静程度的技术由具备执业医师资格并经过规范化培训的麻醉医生实施。

（3）实施镇静、镇痛的医生应具备处理呼吸道并发症的能力及急救复苏的技能。呼吸道事件是造成恶性事件的最常见原因，如喉痉挛、支气管痉挛、气道梗阻、胃内容物误吸等，处理应及时有效。

（4）团队合作，整体协调。门诊口腔治疗中的镇静、镇痛是一个医疗团队密切合作的技术，从术前访视、镇静/镇痛实施到术后苏醒、术后随访，均需要麻醉医生、口腔医生、护理人员的沟通交流与密切合作。

3. 离开手术室的标准

患者只有符合离室标准后方可离开（见表5-6）。未能达到复苏标准者应留在复苏室继续观察。门诊患儿如发生苏醒延迟、过敏或呼吸循环不稳定、严重麻醉并发症，应收入院继续观察治疗。

表 5-6　改良 Aldrete 评分

观察指标/评分	四肢活动度	呼吸状况	循环情况	意识	SpO$_2$
0分	无法按指令活动四肢	呼吸暂停	血压波动幅度≥镇静/麻醉前50%	无反应	辅助给氧，SpO$_2$<90%
1分	自主或按指令活动两个肢体	呼吸困难	血压波动幅度≥镇静/麻醉前20%，<50%	可唤醒	需辅助吸氧，SpO$_2$>90%
2分	自主或按指令活动四肢	深呼吸，可自主咳嗽	血压波动幅度≤镇静/麻醉前20%	完全清醒	吸空气，SpO$_2$>92%

当改良 Aldrete 评分≥9分，或评分不低于镇静前评分时，可离开复苏室。

（五）离院标准

麻醉/镇静后直接回家的患儿必须确认其呼吸循环稳定，无明显疼痛及恶心、呕吐，手术区域无明显出血，且有家长陪同的情况下方可离院。除此以外，根据不同的麻醉方法还要达到以下标准方可离开医院。

1. 中深度镇静患儿的离院标准

（1）单独使用水合氯醛镇静的患儿自最后一次用药时间起，需在医院观察1 h以上方可离院。

（2）复合使用其他麻醉/镇静药物镇静的患儿需达到改良 Aldrete 评分 ≥9 分并至少观察 1 h 以上方可离院。

2. 全身麻醉后离院标准

（1）非气管插管全身麻醉的患儿苏醒后 1 h 以上，经医师评估改良 Aldrete 评分 10 分或不低于镇静前评分且进食后无恶心、呕吐方可离院。

（2）气管插管患儿需在拔管后 4 h 以上，可使用雾化，经医师评估 Aldrete 评分 10 分或不低于镇静前评分且进食后无恶心、呕吐后可离院。

（六）麻醉/镇静后注意事项

即使患儿已经达到离院标准，但是药物的残留作用可能依然存在，约半数患者在术后 1～2 天依然存在观察力、判断力、肌张力等方面的问题，所以必须向家长说明以下注意事项：

（1）患儿在麻醉后 24 h 内必须有成年人看护，下地行走需要预防跌倒。

（2）进食的顺序遵从清水-流质食物-固体食物的顺序，逐渐加量，以不出现腹胀、恶心/呕吐为原则。

（3）如有伤口疼痛可遵医嘱服用少许非甾体抗炎药。

（4）有任何不适请及时回院就诊或选择附近医院就诊。

（5）请家长记录紧急情况下的求助电话，提供医院 24 h 值班电话。

（6）有条件的医院可以设立一个专门的岗位，提供术后 48 h 的电话随访。

第五节　整形手术的精确麻醉

整形手术的种类很多，主要的医疗美容手术有隆胸、眼部微整形手术、面部整容、吸脂手术、鼻综合手术、整畸手术等，同时也包括一些小儿的清创缝合手术。因此整形手术的麻醉方式包括局部麻醉、静脉麻醉、全身麻醉等各种方式，需根据患者自身状况、需求和手术需要来选择适当的麻醉方式。

（一）整形手术的麻醉特点

（1）美容整形多是以年轻女性为主，可能身体某部的畸形或容貌的某些缺陷或生活中一些不如意等原因造成了精神或心理上的创伤，表现为多变的心理及术前的焦虑、紧张。面对这些求美者心态，医护人员要做好充分的术前解释工作。麻醉选择恰当的麻醉方式和药物为围术期麻醉和手术创造良好的条件。

（2）手术部位包括头面、五官、腹部、四肢等特定部位，加之手术与麻醉管理的操作部位可能重叠，这给麻醉医生术中对患者的监测和紧急处理带来不便，增加了麻醉管理的难度，使麻醉风险增加。严密观察、保持患者呼吸道通畅是保障患者安全的重要环节。

（3）美容手术多为体表手术，术中切口小，暴露不全，容易发生出血或止血困难。以鼻部口腔的手术为例，口底、咽喉部若有 30～50 ml 的出血或分泌物未及时清除就很容易堆积，导致上呼吸道梗阻，引发患者呼吸困难，如果发现不及时，严重者可造成患者缺氧、死亡。

（4）术后包扎和固定必须谨慎，如下颌角截骨术、颧骨降低术、隆胸术后，在包扎固定时既要考虑到术后压迫止血，又要考虑到不能影响患者的呼吸。

（5）强调安全无痛，既要安全又要给患者减轻疼痛。美容手术是比较精细的手术，有些手术过程相对较长，对麻醉的要求高，因此对麻醉的安全性提出了更高的要求。

（二）术前评估与准备

（1）术前检查：由于整形患者多为年轻女性，常规的术前检查包括心电图、血常规、凝血检查、传染病检查，特殊患者行相应特殊检查。

（2）术前评估：与正常手术室内麻醉前评估一致，完成患者心肺功能评估、气道评估、呼吸功能评估、肝肾功能评估，既往病史包括高血压、糖尿病、冠心病史、手术史、麻醉史、过敏史、用药史等。

（3）术前禁食水：除一些小的美容手术进行局部麻醉不需禁食外，其他较大范围的整形手术不论选择何种麻醉方式，均应常规禁食、禁饮（见表 5-7）。

（4）由于在整形门诊手术前并不能访视患者，麻醉医生在手术当天要对患者进行充分的评估，不能因患者年轻而疏忽大意。

表 5-7　麻醉前禁食水时间

食物类型	术前禁食禁饮时间
清饮	2 h
母乳	4 h
配方奶或牛奶	6 h
普通固体食物	6 h
油炸、脂类固体食物	8 h

（三）常用麻醉方法

（1）局部麻醉：局部麻醉是医疗美容最常用的麻醉方法，通常不需要麻醉医生参与。局部麻醉主要是将局麻药利多卡因加入适量的肾上腺素［1∶（50 000～200 000）］混合均匀后注射进入手术需要区域。局部麻醉风险小，效果好，是主要的麻醉方法。

（2）神经阻滞麻醉：常用的神经阻滞麻醉包括眶上神经阻滞、眶下神经阻滞、颏神经阻滞、上颌神经阻滞、下颌神经阻滞、三叉神经阻滞、耳颞神经神经阻滞、面神经阻滞等。

（3）全身麻醉：适用于一些范围较大、患者不能耐受的整形手术，包括静脉麻醉和气管插管全身麻醉。前者适用于注射局麻药时疼痛不能耐受的患者或者一些短小手术，后者则适用于一些口腔颌面部整畸手术等。

（四）麻醉与镇静的实施

1. 麻醉 / 镇静深度分级

麻醉/镇静深度分级详见表 4-5。

2. 常用的麻醉药物

（1）右美托咪定：是近年来常用的镇静药物，优点是很少引起呼吸抑制。对于儿童清创缝合手术，中深度镇静鼻腔内给药即可。单纯鼻内给予 0.01% 右美托咪定 1.5 ~ 3.0 μg/kg 能达到 85% 以上的镇静成功率，起效时间约为 25 min。对于成人中深度镇静，可以静脉给予负荷剂量 0.05 μg/（kg·min）持续泵注 10 ~ 15 min，同时辅以阿片类和异丙酚维持镇静。

（2）异丙酚：最常用的静脉麻醉/镇静药物，具有起效快、作用时间短、苏醒快、术后躁动发生率低等特点。对镇痛要求不高的操作可单独使用异丙酚，对于镇痛要求高的操作可以辅以阿片类药物麻醉镇静或非甾体镇痛药。

（3）阿片类药物：通常在疼痛刺激要求高的情况下作为麻醉/镇静药物的辅助用药，常用药品包括舒芬太尼、瑞芬太尼和阿芬太尼。

3. 麻醉中监测

（1）麻醉/镇静中常规监测包括心率、血压、脉搏、血氧饱和度。

（2）有条件的情况下可行麻醉深度监测、呼气末二氧化碳和体温监测。

（3）对于儿童长时间手术和成人全身吸脂手术强烈推荐监测体温。

（五）常见并发症与处理

（1）呼吸抑制：发现后应及时面罩给氧、辅助通气直至呼吸恢复为止。如不能恢复，应进行气管插管控制通气或喉罩辅助通气。

（2）舌后坠：出现后及时使患者仰头并托起患者下颌，如仍无改善则可采用口咽、鼻咽通气道甚至喉罩辅助通气。

（3）喉痉挛、支气管痉挛：发生后立即停止检查操作，面罩加压给氧，加深麻醉，如仍无缓解可应用沙丁胺醇喷剂或及时给予肌松药物行气管插管控制呼吸，严重者应用肾上腺素。

（4）苏醒期躁动：术中应用右美托咪定可降低苏醒期躁动的发生率，疼痛也是苏醒期躁动的重要原因之一，建议给予多模式镇痛来管理患者的术后疼痛问题。

（5）恶心、呕吐：建议术前评估预感因素，术中常规预防性使用止吐药物，术后出现应留院持续观察，给予对症药物，直至症状缓解。

（6）术中循环波动：根据情况维持血容量，同时应用血管活性药物维持循环稳定。

（六）麻醉/镇静后复苏与离院

所用麻醉/镇静的患者都需要在复苏室观察 30 min 以上，并有专人管理、记录患者的复苏情况，达到离室标准后方可离开（见表 5-6）。如患者未达到离院标准，应继续复苏室观察，如果患者出现严重苏醒延迟、过敏反应或严重循环不稳定，应收入院继续治疗。

（七）离院后注意事项

（1）患者麻醉后 24 h 内必须有专人照顾，下地活动时预防跌倒。

（2）进食按从流食到固体食物的顺序，逐渐加量，以不出现腹胀、恶心/呕吐为宜。

（3）如有伤口疼痛可遵医嘱服用少量非甾体抗炎药。

（4）如出现任何不适，须及时到附近医院就医。

（5）记录紧急情况下的联系电话。

第六节　超声介入手术的精确麻醉

一、超声发展技术简介

超声介入技术起步较早，但在国内发展迅速。随着超声机器在各层次医院的大量普及，介入超声技术已经成为外科医生、内科医生及麻醉医生的必备业务。

（1）国外超声介入技术：Holm 和 Goldberg 在 1972 年时首次在超声引导下进行有孔针穿刺活检。在 1983 年哥本哈根召开的世界介入性超声学术会议上，介入性超声技术被确定为超声医学中一门新的学科。其既是超声学科的分支，又能够作为辅助手段，演变为可以进一步满足临床诊断和治疗需要的新技术。

（2）国内超声介入技术：目前我国在其领域内的主要应用是在超声的监视或引导下，完成各种穿刺活检、X 线造影以及抽吸、插管、注药治疗等操作，以辅助或避免外科手术。我国于 20 世纪 60 年代开始应用灰阶超声仪，从此解决了静态成像无法识别穿刺针的针尖，以及无法观察针尖移动过程的困难。实时灰阶超声仪扫描方式不同，可分为机械扫描和电子扫描两大类：① 机械扫描分为扇形扫描、径向扫描；② 电子扫描分为线阵扫描、凸阵扫描、相控阵扫描。所有实时灰阶超声仪均配有专用穿刺探头及引导穿刺引导系统。

二、常规超声探头的分类

（1）线阵探头：线阵探头应用已久，价格适中，其前端由若干小阵元排列成直线阵列组成，阵元数为 512 阵元或 1024 阵元。探头的频率和宽带也在逐年提高。此阵探头分辨力高，图像清晰，头端面积大，接触面宽。操作时把持较稳，动态显像性好；缺点是其灵活性差，深度小，多用于浅表部位的引导穿刺。

（2）凸阵探头：凸阵探头的多元阵呈凸面弧形阵，声束呈扇形扫查，显像方式类似扇形图形。扫查图像近场大，扇形扫查远场大，主要应用于躯干及腹部脏器的引导穿刺。但大部分凸阵探头的头端都很大，贴合性差，操作稳定性差，引导进针死角大，皮肤进针点几乎无法做到近距离靠近目标。

（3）相控阵探头：相控阵探头为体积较小的线阵换能器，设计精密，矩阵复杂。图像质量高，显像方式同样呈扇形，但清晰度及精度远高于凸阵探头。探头与皮肤接触面小，避开了线阵探头宽大、肋间等窄小部位穿刺困难的缺点。相控阵探头可加压缩短体表至穿刺目标的距离，穿刺准确性高；穿刺针接近探头中心位置，操作时不易偏离扫描平面；穿刺针与扇形扫描声束所形成的角度大，反射信号强，显示清晰；是较理想的胸部及腹部穿刺探头。

三、其他辅助装置

除上述主要常规探头设置外，超声仪器多配有穿刺引导支架，可配套安装于各种类型探头上。对于初级医师培训，在探头上附加穿刺引导支架，既可保证穿刺针能沿预定的穿刺角度与深度进入扫描平面，又能够实时监视穿刺全过程，从而提高了穿刺的准确性和稳定性。目前大部分穿刺引导支架具备条件：适宜的针槽长度，一般长度大于 3 cm，以保证穿刺针不偏移。钢性材料较硬塑等材料的导槽配件精确及稳定性均适中，保存方便，安全性高。针槽口径可变，或多种塑形，能适合不同规格的穿刺针。

针槽装置有 4 种类型。

（1）可更换且隶属不同规格的导槽，某种规格的穿刺针选用相应规格的导槽装入穿刺引导支架。

（2）穿刺引导支架上有数条平行的针槽，也就是引导线。穿刺时只需将穿刺针插入相应规格的针槽。

（3）穿刺引导支架的针槽口径可按需调节。

（4）穿刺引导支架的针槽盘盘含多条不同规格的针槽，针槽盘可旋转，按需要将与穿刺针相应规格的针槽转入针道。

若条件允许，还可以配备固定式角度调节装置和可调试角度调节装置，即可根据穿刺目标的深度，选择不同角度进针。

四、分辨力和超声束厚度（部分容积）效应

目前超声仪有较高的图像分辨力，理论上纵向分辨力为 1/2 波长，在实时扫查中受多种因素影响，探头实际的分辨力一般是波长的 3～4 倍，例如 3.5 MHz 探头，波长约为 0.44 mm，实际的分辨力为 1.3～1.7 mm，因此在穿刺中可能有误差。另外，超声图像是一定厚度层内信息叠加后的图像，因此在超声引导穿刺中，当针尖垂直于画面方向、接近于病灶目标而又在声束厚度范围内时，声像图可呈现针尖位于病灶内的假象，这种现象称为声束厚度效应（部分容积效应）。实验研究表明，如要求超声引导穿刺命中率达 90% 以上，则穿刺目标的厚度直径至少应大于 6 mm。实时三维超声的应用可提高穿刺的准确性。

五、部分操作缺点概述

（1）探头扫描盲区障碍：在探头接触面下方至扫描平面之间 1～2 mm 的无回声反射扫描盲区，应避免骨性结构或管道位于盲区而影响穿刺。

（2）导向器或引导针配置误差：每种仪器的配套穿刺装置与穿刺引导线以及穿刺针的准确性略有差异，术前应进行水槽实验，并在术中予以适当纠正。

（3）脏器自身动态移动：肺、纵隔、腹部脏器均可随呼吸有不同程度的移动，故操作者应在术前训练患者屏住呼吸。

（4）操作造成脏器移动：当穿刺针接触到靶器官时，该器官会向对侧移位，特别是质地较硬、包膜圆滑、活动度大的目标会出现避让效应，尤其在某些位置不太固定的脏器，其偏移更为明显。锋利的穿刺细针和熟练的操作技术可以减少这一影响。

（5）针尖成像非对称性：受力非对称的斜面形针尖在穿刺过程中，由于阻力作用会产生向背侧偏移的分力而使穿刺针偏离目标。采取边旋转边进针的方法，可减少这种影响。受力对称的针尖如圆锥形针尖不会发生这种偏移。

（6）针体通过浅表组织阻力过大：使用细长穿刺针时，当穿刺路径上有皮肤、筋膜以及纤维结缔组织、硬化的管道等阻力较大的组织时，穿刺针会弯曲变形而偏离方向。可先用粗的引导针辅助穿刺皮肤和腹壁，再将细活检针通过引导针进针。

六、拓展应用及交叉学科

超声介入在目前大部分基础领域的临床应用，就是利用各类探头的不同特点，在超声的监视或引导下完成各种穿刺活检、X 线造影以及抽吸、插管、注药治疗等操作。其部分操作领域已与重症超声管理及多学科分支床旁管理和围术期管理形成交叉应用。

（1）线阵探头：灰阶超声联合彩色多普勒显像，在血管外科及血管超声现象中的应用愈加广泛。二者结合，可清晰显示浅表处血管内常规参数测量，以及血管壁增厚、斑块、解剖变异等常规检查项目异常。二者结合还可以动态引导无创操作、有创操作的实时进行，并及时提供相关参数的定量分析及定性分析。结合 CT、磁共振或者 CTA 等大型设备参数，对患者进行精准的介入治疗。

（2）凸阵探头：根据该探头特点，腹部超声引导穿刺应用最多。机械扇扫仪或电子相控扫描仪探头体积较小，操作灵活，可在肋间等狭小部位应用；接触皮肤的底面小而平整，操持稳定，有利于瞄准及穿刺操作；进针点较接近穿刺目标，深部图像展开成扇形，视野较开。尽管机械扇扫的图像分辨率和清晰度都较好，但与相控阵扇扫相比，其故障较多、寿命较短等是不足之处。近年来实时超声技术发展迅速，主要厂家的产品基本上用相控阵扫描代替了机械扫描。因而，在腹部介入超声的应用中，电子相控阵探头的优势显得更为明确。

（3）相控阵探头：近年来疼痛可较多应用于超声引导下微波治疗，其特点是经皮穿刺而实施治疗，探头对精确引导穿刺至关重要。相控阵探头精度高，头端面积小，深度大，可避开骨质结构进行清晰显像，几乎可以适合于各种深层部位的穿刺需要。操作室为安全起见，通常会加装穿刺引导支架。

七、常见超声介入治疗的种类

（1）高频超声引导小针刀治疗膝关节骨关节炎。

（2）高频超声引导全脊柱内镜治疗腰椎间盘突出症。

（3）肝脓肿彩色多普勒超声造影诊断。

（4）剖宫产瘢痕部位超声介入甲氨蝶呤治疗。

（5）卵巢子宫内膜异位囊肿的超声介入引导治疗。

（6）超声介入引导盆腔炎及盆腔肿物的诊断与微创治疗。

（7）超声介入引导治疗急性胆囊炎。

（8）超声介入引导治疗肝内胆管结石经皮穿刺引流术。

（9）超声引导胆道镜取石治疗。

（10）超声介入治疗细菌性肝脓肿。

（11）超声引导肝肿瘤射频消融术。

（12）高频超声引导甲状腺结节穿刺细胞学检查。

（13）超声引导敏感抗生素冲洗治疗乳腺囊肿。

（14）超声介入下肢深静脉血栓溶栓治疗。

（15）超声介入重症胰腺炎腹腔积液治疗。

（16）超声介入硬化治疗肾脓肿。

（17）超声介入婴幼儿头颈部淋巴管畸形。

（18）超声介入结合多种教学方法应用于军事训练。

八、超声介入的麻醉

超声介入涉及的领域愈加广泛，麻醉手段也随之增加。上至全国三级甲等综合医院，下至社区卫生部门，均需制订合理化的治疗和麻醉方案。能够满足超声介入诊断及治疗的麻醉，首先要求操作刺激小，其次应尽量避免诱发血流动力学剧烈变化。但如患者基础状态特殊，需要保留自主呼吸，则以选择不影响呼吸的麻醉方式为主。虽然方法不尽相同，但是原则处理不可大意。

（1）心脏病患者：无论在婴幼儿时期还是成年之后，日常生活中症状已经较为明显，如气喘、胸闷、心悸或者呼吸困难。适合此类患者的麻醉方式选择中，区域阻滞联合镇静、镇痛逐渐成为主流。穿刺点多选择在腹股沟下方或上肢前臂处，选择可支配相应区域神经的分布，给予药物包绕即可。针对患者不同心内分流情况，镇静药物可以在传统异丙酚基础上，辅以右美托咪定或氯胺酮。做到平稳无痛，保留或不保留自主呼吸均可，满足以上条件即可满足此类超声介入检查或诊疗的麻醉。

（2）胸外科患者：超声引导下穿刺和活检取样操作中，为保证目标准确，往往还需要大型影像设备的联合辅助。治疗操作时，其麻醉方式与择期手术全身麻醉相同，一侧肺萎陷以达到静止状态。关于此类患者的区域阻滞，麻醉医师可采用单侧/双侧胸椎旁阻滞、竖脊肌阻滞、前锯肌阻滞，甚至切口浸润、椎管内麻醉，具体根据患者自身情况选择。检查或诊疗时间在1h以上者，静吸复合全身麻醉可以提供良好的镇静、镇痛保障。其术后镇痛方式除区域阻滞外，也可以选择患者自控静脉镇痛（patient-controlled intravenous analgesia，PCIA）或患者自控硬膜外镇痛（PCEA）。

（3）老年患者或发生炎症性腹腔积液的患者：行腹部脏器超声诊断或穿刺操作中，针对此类人群具有基础状态差、并发疾病较多、疼痛耐受力差等特点，麻醉医师必须在外科操作之前确认诊疗方式、体位及过程，针对每个步骤制订不同的麻醉方式。其中涉及胰腺、肝脏及胆道的术式，对腹腔内肠蠕动要求较高，除自然状态下运动尽量减缓之外，操作导致的脏器移动更需减少。所以单纯涉及腹壁下肌肉层的区域阻滞往往不能够满足操作要求，必须辅助一定深度的镇静和（或）镇痛，至于是否保留自主呼吸，可依据各家医院自身条件制订。为达到最优诊疗目的，必要时可肌内注射抗胆碱药物，解除平滑肌痉挛。

（4）全脊柱内镜操作：对麻醉要求相对复杂，操作过程中可引起患者疼痛，相对剧烈的疼痛解剖部位除皮下及肌肉组织外，椎管内和椎管周边疼痛均有报道。为避免感染，区域阻滞的穿刺点必须远离操作部位，而且绝对无菌，所以此类操作不必一定由麻醉医师完成，外科医师可于消毒铺单后独立完成。需要注意的是，麻醉医师进行椎管内麻醉时，必须观察患者血流动力学变化及麻醉平面情况，查看是否存在呼吸抑制以及相应并发症情况，及时发现、及时处理。部分操作也可在皮下浸润局部麻醉下完成，必要时可辅助镇静、镇痛药物。

（5）涉及局部感染的患者：如带状疱疹或细菌性肝脓肿患者，穿刺治疗中，浅表部位的浸润麻醉与穿刺治疗的相应耗材尽量选用一次性用品，做到一用一弃，以保证感染灶不会因操作而相互接触，造成感染面积扩大。保证这点后，肋间神经阻滞、椎旁阻滞或腰大肌间隙阻滞等均可以作为区域阻滞的可选项，必要时可联合镇静或镇痛相应手段，保证患者状态稳定，满足手术需求即可。

（6）涉及关节部位的超声介入治疗：除皮下浸润麻醉外，关节腔内注药的应用也较为普遍。虽然配药方式各有不同，但原则是一致的，有一项原则必须注意，不影响术后的关节活动及功能锻炼，即尽量不影响预后。药物入血虽然很少发生，但部分关节囊周围静脉丛丰富，必须引起注意。

（7）下肢深静脉血栓超声介入治疗：国内公认最早也是最为传统的应用领域。目前几乎完全可以在线阵探头的辅助下做出下肢深静脉血栓诊断，并且通过相应影像学设备辅助完成治疗。对于大部分患者，在穿刺点周围皮下浸润麻醉即可达到无痛和配合治疗的目的，但针对特殊患者，如精神状态差、急需近期手术或紧急取栓的患者，一定程度的镇静、镇痛辅助是必要手段，并且必须同时保障患者血流动力学稳定、状态平稳。介入治疗具有操作简单、携带方便及完成迅速的特点，临床应用广泛。

第七节 门诊眼科操作的精确麻醉

一、门诊眼科操作麻醉的种类和特点

1. 眼科门诊常用操作技术

（1）局部麻醉：泪道冲洗术、球结膜下注射、压线式眼压测量、睑腺炎脓肿/睑板腺囊肿形成后在局部麻醉下行脓肿或囊肿切除术、表面麻醉下剔除结膜结石、表面麻醉下剔除浅层角膜异物、视网膜激光光凝术。

（2）日间手术的手术种类：超声乳化白内障吸除或联合人工晶体植入术、虹膜周边切除术、小梁切除术、玻璃体切除术、巩膜外加压术或巩膜环扎术、硅油取出术、斜视矫正术、儿童睑内翻矫正术、鼻内镜下泪囊鼻腔造口术。

2. 门诊眼科操作实施麻醉时与常规手术室内麻醉的不同

首先，眼科手术操作精细，范围局限，时间短，大多在局部麻醉下即可完成，全身麻醉仅在复杂的内眼手术和不能合作的小儿中应用。手术室外麻醉时通常远离手术室，若发生紧急情况或麻醉仪器发生故障，常难以得到有效的支援和帮助。其次，接受手术室外麻醉的患者大部分为门诊患者，接受麻醉当天就会离开医院，要求麻醉效果迅速平稳、恢复快、术后并发症少。因此，在手术室外实施麻醉/镇静的难度更大，风险更高，对麻醉医师的要求也更高。

3. 眼科麻醉的并发症

（1）系统性并发症：① 眼心反射；② 局麻药的中枢蔓延和脑干麻醉；③ 与透明质酸酶有关的过敏反应。

（2）眼部并发症：① 眼球损伤；② 球后出血；③ 视神经损伤和视网膜血管阻塞；④ 眼部肌肉损伤。

（3）微小并发症：① 结膜水肿；② 结膜下出血和眼睑瘀斑。

为此，麻醉实施者应完全熟悉眼眶解剖结构、麻醉技术和注射部位；应能及时识别和治疗威胁视力和生命的并发症；应使先进的技术设备、呼吸支持和重症监护处于随时可用的状态。

二、门诊眼科操作麻醉的准入条件

1. 局麻操作准入

（1）无麻药过敏史。

（2）日间眼科操作准入：① 为治疗相关疾病的标准手术，疗效确切，流程安全，且是术者已熟练掌握的手术。手术程序相对固定，便于统一标准和管理。② 手术时间不超过 3 h。③ 围术期出血及感染风险小，术后不需要持续静脉输液治疗。④ 局部麻醉和（或）全身麻醉。如需全身麻醉，请麻醉医师评估麻醉风险，排除全身麻醉禁忌证。⑤ 术后不需要特殊护理。⑥ 术后症状如疼痛、恶心和呕吐可以良好控制。⑦ 术后可迅速恢复进食进饮能力，24 h 内可以离院。

2．医护人员准入和设备配置

（1）经过日间手术流程相关岗前培训，熟练掌握心肺复苏等急救技术。

（2）聘任主治医师职称 3 年及以上的手术医师，具备相应级别手术的操作资质，且手术操作技能熟练，已完成一定数量的手术（各专业自行设定数量），可以完成手术相关并发症的处理。

（3）具备良好的医患沟通能力。

3．设备配置

（1）可靠的供氧和吸氧装置，包括氧源、鼻导管/吸氧面罩、手控呼吸气囊、简易呼吸囊等。

（2）监测仪（可监测 SpO_2、心电图、血压、呼气末二氧化碳，有条件者应监测呼气末麻醉气体浓度及麻醉深度）以及便携式监测仪（可监测脉搏血氧饱和度和脉率）。

（3）单独的负压吸引装置。

（4）配备除颤仪、包含急救药物及心肺复苏抢救设备的急救车。

（5）足够的空间和充分的照明设备。

（6）复苏/转运手推车。

（7）有麻醉恢复室，恢复室内应配备氧源和吸氧装置、负压吸引装置、监护仪和抢救设备。

（8）有与手术室人员快捷联络的通信设备。

（9）门诊手术室及需要进行气管插管全身麻醉的场所还应配备麻醉机/呼吸机。

三、门诊眼科操作麻醉

（1）表面麻醉：首先给予 0.5% 的丁卡因 2 滴，随后在手术开始前每 5 min 追加一次滴丁卡因或 4% 利多卡因共 3 次。

（2）区域麻醉：静脉注射咪达唑仑（0.5～1 mg）、芬太尼（12.5～50 μg）和丙泊酚（30～50 mg），可以使用不加肾上腺素的 1∶1 的 0.75% 布比卡因和 2% 利多卡因麻醉，局麻药中加入透明质酸酶可以增加其组织的渗透力。

（3）面神经阻滞：当余姚眼睑完全不能运动时，可以通过实施面神经阻滞实现。

（4）球后阻滞：可以为眼科手术提供完善的制动和麻醉。

（5）后球周阻滞：预防球后出血。

（6）Sub-Tenon 阻滞：为避免锐利的针头所带来的并发症，一种在 Tenon 筋膜下使用钝性针头的技术应运而生。

（7）全身麻醉。

四、全身麻醉

（1）需行全身麻醉的患者，由麻醉医师评估手术风险，排除手术禁忌证。

（2）综合患者手术种类和手术时长，麻醉医师确定具体麻醉方式（静脉麻醉或者气管插管的全身麻醉）

（3）全身麻醉前须禁食水，糖尿病、高血压患者需用药至手术当日。手术后恢复应达到改良 Aldrete 评分标准要求。如行全身麻醉手术，当日夜间应留观，术后次日离院；或根据医院及患者具体情况，由麻醉医师和手术医师共同决定是否可以当日离院。

参考文献

［1］ Nedoma J, Fajkus M, Martinek R, et al. Vital sign monitoring and cardiac triggering at 1.5 tesla：a practical solution by an MR-ballistocardiography fiber-optic sensor［J］. Sensors（Basel）, 2019, 19(3)：470.

［2］ Cote C J, Wilson S, American Academy of Pediatrics, et al. Guidelines for monitoring and management of pediatric patients before, during, and after sedation for diagnostic and therapeutic procedures［J］. Pediatrics, 2019, 143(6)：e20191000.

［3］ National Institute for Health and Care Excellence. Sedation in under 19s：using sedation for diagnostic and therapeutic procedures［M］. London：National Institute for Health and Care Excellence（NICE）, 2010.

［4］ Boriosi J P, Eickhoff J C, Hollman G A. Safety and efficacy of buccal dexmedetomidine for MRI sedation in school-aged children［J］. Hosp Pediatr, 2019, 9：348-354.

［5］ Sulton C, Kamat P, Mallory M, et al. The use of intranasal dexmedetomidine and midazolam for sedated magnetic resonance imaging in children：a report from the Pediatric Sedation Research Consortium［J］. Pediatr Emerg Care, 2020, 36：138-142.

［6］ Ozhan M O, Eskin M B, Atik B, et al. Laryngeal mask airway for general anesthesia in interventional neuroradiology procedures［J］. Saudi Med J, 2019, 40(5)：463-468.

［7］ Juhász M, Molnár L, Fülesdi B, et al. Effect of sevoflurane on systemic and cerebral circulation, cerebral autoregulation and CO_2 reactivity［J］BMC Anesthesiol, 2019, 19：109.

［8］ Kang E, Lee K H, Park J H. Comparison of Two Methods of Anesthesia Using Patient State Index：Propofol Versus Sevoflurane During Interventional Neuroradiology Procedure［J］. Anesth Pain Med, 2019, 9(2)：e87518.

［9］ Sharma D. Perioperative Management of Aneurysmal Subarachnoid Hemorrhage［J］. Anesthesiology, 2020, 133(6)：1283-1305.

［10］ Kato Y, Dong V H, Chaddad F, et al. Expert consensus on the management of brain arteriovenous malformations［J］. Asian J Neurosurg, 2019, 14(4)：1074-1081.

［11］ Zaidat O O, Bozorgchami H, Ribó M, et al. Primary results of the multicenter ARISE Ⅱ study（analysis of revascularization in ischemicstroke with EmboTrap）［J］. Stroke, 2018, 49：1107-1115.

［12］ Alcaraz G, Chui J, Schaafsma J, et al. Hemodynamic management of patients during endovascular treatment of acute ischemic stroke under conscious sedation：a retrospective cohort study［J］. J Neurosurg Anesthesiol, 2019, 31：299-305.

［13］ Simonsen C Z, Yoo A J, Sørensen L H, et al. Effect of General Anesthesia and Conscious Sedation During Endovascular Therapy on Infarct Growth and Clinical Outcomes in Acute Ischemic Stroke：A Randomized

Clinical Trial[J]. JAMA Neurol, 2018, 75(4): 470-477.

[14] Schönenberger S, Hendén P L, Simonsen C Z, et al. Association of General Anesthesia vs Procedural Sedation With Functional Outcome Among Patients With Acute Ischemic Stroke Undergoing Thrombectomy: A Systematic Review and Meta-analysis[J]. JAMA, 2019, 322(13): 1283-1293.

[15] Ilyas A, Chen C J, Ding D, et al. Endovascular mechanical thrombectomy for acute ischemic stroke under general anesthesiaversus conscious sedation: a systematic review and meta-analysis[J]. World Neurosurg. 2018, 112: e355-e367.

[16] Kwon Y K, Cheema F A, Maneckshana B T, et al. Clostridium paraputrificum septicemia and liver abscess [J]. World J Hepatol, 2018, 10(3): 388-395.

[17] Kapustian V, Namazov A, Yaakov O, et al. Is intrauterine device a risk factor for failure of conservative management in patients with tubo-ovarian abscess? An observational retrospective study[J]. Arch Gynecol Obstst, 2018, 11(10): 175-176.

[18] Zhu J, Li X, Wei X, et al. The application value of modified thyroid imaging report and data system in diagnosing medullary thyroid carcinoma[J]. Cancer Med, 2019, 8(7): 3389-3400

[19] 史河水, 韩小雨, 樊艳青, 等. 新型冠状病毒(2019-nCoV)感染的肺炎临床特征及影像学表现[J]. 临床放射学杂志, 2020, 38(2): 1-8.

[20] 张弘, 蔡瑞煜. 超声造影对肝脓肿的诊断价值研究[J]. 饮食保健, 2019, 6(22): 252-253.

[21] 黄亚岚, 刘晓红. 手术方式对卵巢子宫内膜异位囊肿剥除术后卵巢功能影响[J]. 现代仪器与医疗, 2018, 24(2): 49-50.

[22] 赵永梅. 超声引导经皮肝胆囊穿刺引流术治疗急性胆囊炎的效果分析[J]. 中国实用医药, 2019, 14(34): 54-55.

[23] He S, Sun Z, Wang Y, et al. Combining YESS and TESSYS techniques during percutaneous transforminal endoscopicdiscectomy for multilevel lumber disc herniation[J]. Medicine(Baltimore), 2018, 97(28): e11240.

[24] Ning H X, Yuan Y W, Zhang Q Y, et al. Percutaneous transforaminal endoscopic discetomy and miniincision surgery in the treatment of lumbar intervertebral disc protrusion[J]. J Biol Regul Homeost Agent, 2018, 32(3): 565-569.

[25] 李霞, 肖迎聪. 超声引导下甲状腺结节细针穿刺细胞学与粗针穿刺组织学检查的对比研究[J]. 肿瘤防治研究, 2020, 47(9): 680-683.

[26] 解放军医学科学技术委员会眼科学分会. 我国眼科日间手术流程专家共识(2018年)[J]. 中华眼科杂志, 2018, 54(12): 883-886.

[27] 张雪荣, 罗俊. 眼科麻醉的并发症及其防治[J]. 华西医学, 2015, 30(7): 1383-1386.

[28] 马洪升. 日间手术[M]. 北京: 人民卫生出版社, 2016.

[29] 中华医学会麻醉学分会. 日间手术麻醉专家共识[J]. 临床麻醉学杂志, 2016, 32(10): 1017-1022.

[30] 杨拔贤, 李文志. 麻醉学[M]. 3版. 北京: 人民卫生出版社, 2013.

[31] 闫沛, 王宇, 胡雪慧, 等. 日间手术患者护理管理模式应用效果分析[J]. 护士进修杂志, 2016, (2): 130-133.

第六章
心脏电生理操作的精确麻醉

第一节　心脏介入诊疗的麻醉

一、概述

先天性心脏病是我国最常见的新生儿、婴幼儿死亡原因，其发病率占全部活产婴儿的 6.87‰ ～ 14.39‰。我国每年有多达 15 ～ 20 万先天性心脏病婴儿出生，其中房间隔缺损、室间隔缺损、动脉导管未闭和肺动脉瓣狭窄约占 70% 以上。

根据不同疾病类型和检查、治疗方案，介入术中需要对不能配合或不能耐受疼痛的患者实施监护麻醉（MAC）或全身麻醉，以便于介入检查或治疗顺利地进行。理想的介入麻醉管理是指介入期间患者安全舒适，生命体征平稳，检查或治疗顺利进行，检查或治疗结束后患者以最佳的状态被送往病房或术后监护室。

介入导管室特点

射线引导下的心脏病介入检查、治疗，通常在心导管室或杂交手术室（hybrid operation room）内实施；而超声引导下的先天性心脏病介入治疗，在普通手术室或者心导管室内均可实施。心导管室内麻醉时，由于麻醉医师在导管室工作不固定，与其他科室医护人员配合不协调的情况时有发生。心导管室内各类检查或介入治疗的时间长短各异，有时需要患者长时间保持特定体位，可能对其呼吸或循环功能造成不良影响；而心导管室内麻醉监护和急救设备相对简陋，潜在麻醉风险较大；麻醉期间出现突发或紧急情况，无法得到其他麻醉医师的协助配合和及时支援。此外，介入检查、治疗期间存在电离辐射，麻醉医师必须学习和遵守相关工作规章，穿戴防护服、防护帽、防护眼镜。所以，要求麻醉医师在麻醉准备时与介入术者、护士确认介入治疗的流程，查看急救设备和药品的具体位置，调整监测设备位置以便在观察区能看到监测数值，妥善固定患者各种输液、给药通路，通气、供氧管路以及监护线路，以避免损伤和意外的发生。

在先天性心脏病介入术中，为了维持稳定的血流动力学状态并保障介入操作的顺利进行，患者适宜的镇静和镇痛非常重要。介入操作会引起明显的血流动力学波动，而且，介入检查或治疗也可能会因出现严重并发症而转为急诊开胸心脏手术。因此，在麻醉管理中，应合理选择麻醉方法和麻醉药物，不仅要能给予患者适宜的镇静、镇痛，还要尽可能减少麻醉对患者呼吸、循环的影响。另外，介入导管室一般没有麻醉苏醒室，所以麻醉医师应根据手术的具体情况，采取合理的麻醉方案，以保证患者能够在介入操作结束后快速、安全地苏醒。

二、麻醉前准备

（一）麻醉前访视

麻醉医师术前对患者进行访视是非常必要的。其主要目的包括：与患者及其家属建立能够相互信任的关系，评价患者在接受麻醉和介入前的整体状况，与介入医生一起商讨并确定可行的麻醉方案，让患者及其家属签署麻醉知情同意书和其他麻醉相关医疗文件。

（1）在介入手术时，若患者为成人，麻醉医生可直接告知患者麻醉流程和围麻醉期注意事项，以缓解其术前紧张和焦虑的情绪；若患者为儿童，除与患儿本人进行适当的交流外，还应与其家属充分沟通，以得到家属的信任与配合。

（2）评估患者。首先，麻醉医师除了解患者一般情况外，还应重点询问患者的既往手术麻醉史、过敏史以及并发症，查阅影像学检查结果、实验室检查结果和患者近期的药物使用情况。然后，实施体格检查，除观察患者的活动耐量和营养状况外，还应重点听诊心肺、测量双上肢和下肢血压、评估困难气道等。对于儿童患者，还应判断发育和智力情况。最后，通过上述检查结果综合评估患者的脏器功能和围麻醉风险。麻醉医师应在术前与介入医生充分沟通，结合患者病情，制订合适麻醉方案。

（3）对于存在严重贫血或术中大量失血风险的患者，应当提前申请准备红细胞、冰冻血浆或浓缩血小板。

（二）禁食和禁饮

择期介入检查或治疗的心脏病患者，必须术前禁食和禁饮，才能实施深度镇静或全身麻醉。另外，即使是在浅镇静下行介入检查或治疗的患者，因为有术中紧急开胸体外循环手术的可能，有可能实行全身麻醉，术前也应常规禁食和禁饮，以避免患者反流和误吸的风险。

对于患儿，应避免由于禁食和禁饮时间过长而出现脱水、低血糖、烦躁不安、血流动力学不稳定等情况。与成人患者相比，儿童患者代谢旺盛、体液丢失较快，易发生脱水和低血糖，因此年龄越小，禁食和禁饮的时间应越短。另外，在病房内，可通过静脉通路补充适量的液体，以避免患者内环境紊乱。对于行急诊介入术的患者，应按饱胃患者进行麻醉处理。

（三）麻醉前用药

麻醉前用药主要包括镇静药、麻醉性镇痛药和抗胆碱药，给药途径包括皮下注射、肌内注射、静脉输注、滴鼻或经直肠给药等。其中，镇静药咪达唑仑，麻醉性镇痛药吗啡、氯胺酮，抗胆碱药阿托品、山莨菪碱和盐酸戊乙奎醚等，在临床较为常用。

麻醉前用药不是常规方案，应根据患者的具体病情和麻醉方案来确定麻醉前是否用药，应当权衡利弊，谨慎使用麻醉前用药。如果患者存在用药禁忌，则不给予麻醉前用药。

（四）麻醉相关监测

1. 基础监测

心电图、动脉血压和 SpO_2 是心脏病介入术中必须实施的最基本监测。围术期心电图动态监测可以观察心率和判断心律失常，术中新出现的心律失常和 ST 段或 T 波的波形变化，可能预示心脏氧供需平衡的紊乱。对于超声引导下经皮介入治疗先天性心脏病的患者，术中多数使用无创血压监测；而对于外科微创介入治疗的心脏病患者，有创动脉内测压通常是首选的方式。SpO_2 可以动态反映患者组织氧供情况，如果有条件可以通过动脉血气分析准确评估患者的通气和换气状态。

2. 呼气末二氧化碳分压

对于机械通气或者保留自主呼吸的全身麻醉患者，呼气末二氧化碳分压监测是非常重要的，它可以帮助我们判断患者的术中呼吸、循环情况。

3. 体温监测

对于年龄较小的儿童，如果介入术持续时间较长，应当实施体温监测。术中温度监测可以选择鼻咽温度、直肠温度或膀胱温度。麻醉医师可根据患者体温变化趋势，及时有效地进行体温管理，以维持患者核心体温处于 36℃ 以上。

4. 镇静深度监测

全身麻醉期间建议使用脑电双频谱指数（BIS）监测，有助于减少术中麻醉药用量和缩短术后苏醒时间，并降低患者术中知晓的发生率。

5. 其他监测

经胸或经食管超声心动图、中心静脉压、血糖、血电解质和激活全血凝血时间（activated coagulation time，ACT）等应根据患者和术中具体情况合理使用。

（五）麻醉设备、物品和药品

（1）常用的麻醉设备和物品：应放置在实施介入检查或治疗的导管室或手术室内，以便根据临床需要随时取用。主要的麻醉设备包括麻醉机和喉镜。麻醉物品包括麻醉面罩、呼吸回路、口咽通气道、喉罩、气管导管、吸痰管、穿刺套管针、中心静脉导管、压力换能器、温度监测探头、BIS 电极片等。

（2）麻醉药物：麻醉药物的准备应根据本地医疗机构的药品目录和麻醉医师的用药习惯进行，包括镇静药、麻醉性镇痛药和肌松药等。常见的麻醉药物有咪达唑仑、依托咪酯、丙泊酚、氯胺酮、右美托咪定、七氟烷、地佐辛、芬太尼、舒芬太尼、瑞芬太尼、罗库溴铵、维库溴铵、顺阿曲库铵等。

（3）急救设备：主要包括除颤器、负压吸引器、全套气管内插管设备、插管型喉罩、加压呼吸面罩、简易呼吸器和环甲膜穿刺套装等。对于导管室的特殊环境，麻醉医师应在实施麻醉前了解急救设备的放置位置并检查确保其处于可用状态。急救常用的药物有多巴胺、肾上腺素、多巴酚丁胺、西地兰、氯化钙或葡萄糖酸钙、尼卡地平、硝酸甘油、硝普钠、去甲肾上腺素、去氧肾上腺素、甲氧明、利多卡因、艾司洛尔、阿替洛尔、胺碘酮、维拉帕米、阿托品、异丙肾上腺素、硫酸镁、碳酸氢钠、电解质溶液、高渗葡萄糖、呋塞米、甘露醇、皮质类固醇、沙丁胺醇等。

三、围术期麻醉管理

（一）基本原则

（1）先天性心脏病介入诊疗期间麻醉管理要求：患者在围术期保持安静，无明显疼痛和体动，生命体征和内环境稳定。

（2）常用的麻醉方式包括监护麻醉和全身麻醉，**表 6-1** 所列的麻醉方式选择可作为参考。无论监护麻醉或全身麻醉，术中均应密切监测呼吸，以避免发生低氧血症或高碳酸血症。机械控制通气全身麻醉主要用于创伤较大的手术，如经外科途径微创介入治疗的先天性心脏病患者。而监护麻醉的患者不仅可保留自主呼吸，还能够对医生的指令做出回应。需要强调的是，在监护麻醉期间，麻醉医师除了要对患者实施镇静和镇痛外，还要对患者的呼吸、循环和内环境进行监测和维持。

表 6-1　先天性心脏病介入治疗的麻醉方式选择

介入治疗	患者年龄	监护麻醉	全身麻醉（自主呼吸）	全身麻醉（机械通气）
经外科途径微创介入治疗左向右分流先天性心脏病	成人			√
	儿童		√	√
经皮介入治疗左向右分流先天性心脏病	成人	√	√	
	儿童	√		
经皮介入治疗心脏瓣膜病	成人		√	√
	儿童		√	√

（3）麻醉药物。用于镇静和镇痛的理想药物应具备以下条件：① 起效快、作用时间短；② 无刺激性和兴奋性；③ 对呼吸、循环抑制作用轻。**表 6-2** 所列药物和剂量可供参考。

表 6-2　麻醉药物和剂量

药物名称	麻醉诱导（静脉）	麻醉维持（静脉）
咪达唑仑	0.025 ~ 0.1 mg/kg	0.05 ~ 0.1 mg/(kg·h)
丙泊酚	1 ~ 2 mg/kg	2 ~ 5 mg/(kg·h)
氯胺酮	0.5 ~ 1 mg/kg	0.5 ~ 1 mg/(kg·h)
右美托咪定	0.5 ~ 1 g/kg	0.2 ~ 1.4 g/(kg·h)
舒芬太尼	0.1 ~ 1 g/kg	0.1 ~ 0.5 g/(kg·h)
瑞芬太尼	0.1 ~ 0.5 g/kg	3 ~ 9 g/(kg·h)
顺阿曲库铵	0.1 ~ 0.3 mg/kg	0.1 ~ 0.3 mg/(kg·h)

（二）心导管检查及造影的麻醉管理

（1）右心导管检查及造影主要用于复杂先天性心脏病的诊断，或用于房间隔缺损、室间隔缺损、动脉导管未闭合并严重肺动脉高压患者的评估。左心导管检查及造影主要用于诊断心脏和大血管病变。

（2）麻醉前应准备麻醉机、负压吸引器、供氧系统、喉罩和气管插管物品等。青少年或成人患者一般仅需轻度镇静、配合局麻即可完成检查和造影。小儿患者由于不能配合，需镇静或保留自主呼吸的全身麻醉。

（3）时间较短的检查和造影，麻醉诱导可用艾司氯胺酮 3 ~ 4 mg/kg 肌注或氯胺酮 0.3 ~ 0.5 mg/kg 静注，丙泊酚 5 ~ 7 mg/(kg·h) 辅助镇静，术中根据需要适当追加艾司氯胺酮。预计手术时间较长、呼吸道管理困难者，可以使用喉罩，尽量保留自主呼吸，术毕即可拔除喉罩。如果有条件，术中可以行 BIS 监测，根据患者呼吸状态和体动反应，及时调整麻醉药。

（4）麻醉药注意事项。使用右美托咪啶时，需注意患者的心率不宜过慢。使用艾司氯胺酮麻醉时，注意患者呼吸道分泌物明显增多，此时应保持呼吸道通畅，及时吸走分泌物，同时注意吸痰管过度刺激喉部可能引发喉痉挛。

（三）先天性心脏病介入封堵治疗的麻醉管理

（1）介入封堵术适用于左向右分流先天性心脏病（房间隔缺损、室间隔缺损和动脉导管未闭）的治疗。

（2）经皮介入治疗的成人可选择监护麻醉，不能配合的儿童可行保留自主呼吸的全身麻醉，术中如果需要经食管超声，则建议行气管插管全身麻醉。患者入室后监测心电图、动脉血压和 SpO$_2$，有条件可以留置中心静脉导管，建立可靠的外周静脉通路。对于监护麻醉患者，根据患者对疼痛刺激的反应判断镇静深度，对于全身麻醉患者，建议监测 BIS。麻醉诱导和维持阶段可供选择的药物有咪达唑仑、丙泊酚、艾司氯胺酮、右美托咪定、舒芬太尼、瑞芬太尼等。

（3）经外科途径微创介入治疗需行机械控制通气全身麻醉，可以选择喉罩或气管内插管进行通气。建议实施有创动脉血压连续监测，并提前建立深静脉通路，通常选择右侧颈内静脉。麻醉方案可以参考传统开胸心脏手术麻醉。

（4）房间隔缺损患者一般情况较好，治疗过程中保持患者心率、心肌收缩力及前负荷在正常水平。成功封堵房间隔缺损后，应注意控制输液速度和输液量，避免输液过快、过多而造成左心室前负荷过重。

（5）室间隔缺损介入封堵术一般手术时间长，在保留自主呼吸的全身麻醉中，可以放置喉罩，以便于气道管理。室间隔缺损介入治疗中，导丝或导管刺激心内膜的情况时有发生，麻醉医师应密切关注患者的心律变化。

（6）动脉导管未闭介入治疗中应分别测量上肢和下肢动脉血压，以便及时发现封堵装置阻塞主动脉的情况。因介入医生通常在右侧下肢血管进行操作，血压测量部位可以选择右侧上肢和左侧下肢。封堵装置释放前，需要对患者实施控制性降压，控制性降压期间应密切注意心电图和 SpO_2 的变化。

（四）先天性瓣膜狭窄球囊扩张的麻醉管理

（1）先天性瓣膜狭窄球囊扩张适用于二尖瓣狭窄、肺动脉瓣狭窄和主动脉瓣狭窄。

（2）肺动脉瓣狭窄球囊扩张治疗的患者以幼儿居多，而接受二尖瓣狭窄球囊扩张治疗的患者多为成年人。瓣膜狭窄球囊扩张术中麻醉的原则，可参考"先天性心脏病介入封堵治疗"的相关章节。

（3）使用球囊加压扩张狭窄的肺动脉瓣或二尖瓣时，会暂时阻断右心室至肺动脉或左心房至左心室的血流。一旦患者的血压和心率出现明显异常，并且在球囊释压以后无恢复的趋势，应立即使用药物维持患者的血压和心率。另外，肺动脉瓣狭窄的患者可能会伴有不同程度的右心室流出道狭窄，在导丝或导管通过右心室流出道时，如果诱发痉挛，会出现缺氧快速发作，如不及时治疗可危及患者生命。一旦出现缺氧发作，应吸入高浓度氧气、维持麻醉深度、心率过快者应降低心率、血压过低者应提高血压、心功能不全者给予强心治疗。建议在球囊加压扩张前给予患者高浓度氧气吸入，以保证机体有充足的氧储备。

（4）使用球囊加压扩张狭窄的主动脉瓣之前，一般会使用临时起搏器进行快速起搏，患者循环的波动往往会比较剧烈，并可能会影响呼吸。所以建议，主动脉瓣球囊扩张首选全身麻醉，并通过气管内插管或喉罩进行机械通气。除了有创动脉血压连续监测外，应提前建立深静脉通路（首选右侧颈内静脉），以便于起搏器导线植入和急救药物使用。

四、术后疼痛的管理

先天性心脏病术后早期，麻醉医师应当根据患者对于不适或疼痛的耐受情况，给予恰当的镇静和镇痛治疗，缓解患者的不适或疼痛，从而防止由于患者肢体过度活动造成穿刺部位出血或封堵装置脱落。

成人患者在先天性心脏病介入治疗后通常无须镇静治疗，但必要时可给予镇痛治疗。对于不能配合的幼儿患者，介入治疗后可给予镇静和镇痛治疗，可持续静脉输注（药物和剂量仅供参考）右美托咪定 $0.2 \sim 0.4\ \mu g/(kg \cdot h)$，舒芬太尼 $0.02 \sim 0.04\ \mu g/(kg \cdot h)$。

第二节　儿科心导管检查术的精确麻醉

一、概述

心导管检查术是诊断先天性心脏病的重要手段，为先天性心血管疾病手术治疗提供有价值的参考资料。接受此类检查的心脏病患者多为幼儿和儿童，检查时不能主动配合，而且常合并有不同程度的血流动力学障碍，麻醉医师在整个过程中既要保证患儿无体动，又要维护血流动力学稳定，麻醉风险高。

导管室的环境和手术条件显著差于手术室，有时光线昏暗，会影响对患儿的观察，麻醉者远离患儿头面部，导管检查完毕转送患儿到病房或恢复室路途较远等，都对患儿都造成一定的潜在危险，给麻醉工作者带来较大的困难。为了安全、顺利地完成此项诊断性检查术，麻醉医师除做好本职工作外，还必须处理由心导管检查造成的并发症，承担对患儿的即刻抢救。通常导管室需要临床经验丰富的麻醉医师，并配备一名助手共同完成。

二、先天性心脏病心导管检查术的麻醉

（一）对心导管室设备的要求

心导管检查可以精确测量外周和大血管血压，给出肺循环阻力、体循环阻力、分流指数和心输出量，为制订下一步手术计划提供临床资料，特别对于 Fontan 手术的患儿尤为重要，还可以评估药物、吸氧等对心血管系统的影响，特别是对肺动脉高压的患儿。

为了保证患儿安全，心导管室内应具备施行全麻所需的基本条件，包括带呼吸机的全能麻醉机（潮气量最低应达 50 ml）、可靠的供氧和吸氧装置（包括氧源、鼻导管、吸氧面罩）、单独的负压吸引装置、监测仪（可监测 SpO_2、心电图、有创/无创血压、呼气末二氧化碳分压，有条件者应监测呼气末麻醉气体浓度及麻醉深度）、喉罩、喉镜、气管导管、简易呼吸器、除颤仪、包含急救药物及心肺复苏抢救设备的急救车。药品准备方面除麻醉药、肌松药外，还应配备与手术室内相同的所有急救药。

（二）对麻醉的基本要求

在心导管检查术的过程中，为了保证患儿检查结果的准确性，应使患儿始终处于安静状态，因为患儿哭闹或挣扎，不但使操作无法进行，而且会引起血流动力学和血氧饱和度的改变，影

响到检查结果的准确性。为了保证心导管检查期间患儿的安全和检查结果的准确性，麻醉期间力求达到以下基本要求。

（1）避免患儿体动。患儿哭闹与挣扎，可引起心腔内压力和血氧饱和度发生显著改变，使心内分流量加大，甚至可使分流方向发生变化，出现危险情形。因此在检查的全程中应始终保持患儿安静，使患儿保持深睡眠状态。

（2）保持循环稳定。避免心率和血压剧烈波动，除维持适当的麻醉深度外，提醒术者操作轻柔，避免导丝的过分刺激。同时需要注意体液丢失情况，避免失血过多，及时补充血容量。

（3）保持呼吸稳定。保持患儿呼吸道通畅、呼吸频率正常、通气量正常，避免低氧。

（三）术前准备和麻醉前用药

先天性心脏病患儿生长发育落后于同龄正常儿，与患儿血流动力学特点有关，如大的左向右分流先天性心脏病伴心功能不全，常伴有呼吸道感染、肠道吸收不良。另外，由于低氧血症影响全身脏器功能，对细胞代谢有直接影响，术前常常需要做好相关脏器的评估，并做好准备。

1. 术前准备

对严重心功能不全和低氧血症的患儿，术前应给予洋地黄治疗和吸氧治疗，调整心肺功能，以提高对麻醉和有创操作的耐受性。检查前合理安排好禁食、禁饮时间，避免低血糖和脱水。麻醉前禁食、禁饮时间见**表 6-3**。

表 6-3　麻醉前禁食、禁饮时间

食物类型	术前禁食禁饮时间
清饮	2 h
母乳	4 h
配方奶或牛奶	6 h
普通固体食物	6 h
油炸、脂类固体食物	8 h

部分禁食患儿可酌情补液，供给糖、水及电解质，所供液体量必须根据心、肾功能及其他异常丢失而适当调整。

2. 麻醉前用药

一般情况下对幼儿可给予哌替啶 1 mg/kg，阿托品 0.01 ~ 0.02 mg/kg，麻醉前 30 ~ 50 min 肌内注射，其目的在于减少口咽、呼吸道分泌物，并预防患儿心率过慢。婴儿（<6 个月）对陌生环境的刺激耐受好，可以不给镇静药，但必须给予抗胆碱药。

口服咪达唑仑，将咪达唑仑 10 mg 加糖浆到 4 ml，按照 0.25 ~ 0.5 mg/kg 口服，起效时间为 10 ~ 30 min，可达到镇静的效果。也可右美托咪定术前 30 min 滴鼻镇静，剂量为 1 μg/kg，注意防止用药后出现的血压及心率的变化。

（四）麻醉方法

先天性心脏病患儿心导管检查的麻醉方法，除对较大儿童能配合手术可用局部浸润麻醉外，都应采用保留自主呼吸的全身麻醉。麻醉方法的选择应根据患儿年龄、病情、手术时间长短等条件来决定。常用的方法有下列几种。

1. 局部麻醉

对较大儿童施行心导管检查，患儿如能沟通配合，多数在穿刺部位充分局部浸润麻醉下即可完成。但如果操作刺激强烈，疾病严重的患儿病情有时可恶化。

2. 肌内注射氯胺酮麻醉

肌内注射氯胺酮在小儿心导管检查中应用较广泛，尤其适用于体重小的患儿。氯胺酮起效快，作用时间短暂，对呼吸抑制轻，能有效减少操作引起的疼痛。氯胺酮麻醉下，患儿能保留一部分气道保护性反射，有利于保持呼吸道通畅。术前应给予阿托品或东莨菪碱，可减少氯胺酮引起的分泌物增多，减少分泌物所致喉痉挛的发生。首次用药量为 $5 \sim 7$ mg/kg，肌内注射后 $3 \sim 5$ min 患儿入睡，单次给药麻醉作用维持时间为 $30 \sim 50$ min，第二次用药量为首次量的 $1/2 \sim 2/3$。

3. 静脉内注射氯胺酮麻醉

此方法适合于学龄前儿童在用局部浸润麻醉后，患儿不愿配合，使检查无法进行，或者作为肌内注射氯胺酮的补充。首次剂量为体重 $1.5 \sim 2.0$ mg/kg，从静脉缓慢注入，一次静脉注射氯胺酮麻醉维持时间为 $20 \sim 30$ min，需再次用药时，可静脉注射 $0.5 \sim 1.0$ mg/kg。

4. 使用丙泊酚施行全凭静脉麻醉

诱导时静脉注射丙泊酚 $1 \sim 2$ mg/kg，维持量为 $5 \sim 6$ mg/(kg·h)，可防止体动反应的发生。丙泊酚起效快消失也快，剂量易于控制，但对循环、呼吸有一定影响，应加强术中呼吸、血压的监测，必要时调整用量。

5. 施行气管插管或喉罩的全身麻醉

对施行心导管检查术的患儿多采用上述非气管插管的全身麻醉，对于病情严重及可能操作时间长者，术中易出现气道阻塞、呼吸暂停、缺氧等情况，可考虑施行气管插管或喉罩的全身麻醉。喉罩全麻患儿耐受好，可以维持自主呼吸。

穿刺部位局部浸润麻醉可有效减少疼痛和静脉麻醉药的剂量，无论哪种麻醉方式下行导管操作，外科医生都应进行充分局部浸润麻醉。

（五）术中监测及管理

1. 术中监测

心导管检查术创伤虽然小，但手术麻醉风险依然存在，完善监测非常有必要。

（1）心电图：患儿入室施行基础麻醉入睡后，连接多导联心电图，监测心率及心律。

（2）血压监测：无创血压袖带测压法为首选，但对病情重的患儿应行有创血压监测，以便及时获得准确连续的血压，必要时还能进行血气分析。

（3）呼吸监测：对施行基础麻醉的患儿，需要保留自主呼吸，经皮血氧饱和度的应用十分重要，一般血氧饱和度维持在入室时水平，就可大致判断患儿呼吸是否处于正常状态，也可观察患儿胸部呼吸活动度。气管插管或喉罩全麻应监测呼气末二氧化碳分压，鼻导管及面罩吸氧者，建议分支连接侧管监测呼气末二氧化碳分压。

（4）尿量监测：多数患儿施行心导管检查术无须放置尿管，但对病情重、估计检查时间长的病例，应在患儿麻醉后放置导尿管，以监测尿量。

（5）体温监测：婴幼儿体温易受环境温度的影响，若导管室室温过低，麻醉期间体温易下降，可产生一系列并发症，如术后苏醒延迟、呼吸抑制、心率减慢等。医护人员可采取电热毯或暖风机等保温措施予以复温。另外，患儿被消毒单紧密覆盖，产热不易散发，体温往往上升。因此，麻醉期间应监测体温，将体温控制在 36.5~37℃。

2. 术中管理

（1）输血补液：对施行心导管检查术的患儿应常规补液，一般以葡萄糖液电解质溶液为主，补液量可按 8~10 ml/（kg·h），对脱水的患儿应酌情加量，补液时应控制速度，切勿过快，特别是体重小的患儿。对于出血过多、体重小的婴儿或新生儿，少量失血即可导致患儿循环不稳定，在此种情况下，应酌情输血，以保证安全。

（2）吸氧治疗：吸氧治疗对保证患儿安全十分重要，一般情况下麻醉后即应开始吸氧（面罩、鼻咽导管），心内复杂畸形的先天性心脏病患儿，如肺动脉闭锁，重度法洛四联征等发绀型心脏病患者，即使吸入纯氧，血氧分压及血氧饱和度也难以提高，维持术前状态稍高即可。

三、围术期并发症的预防与处理

（一）呼吸相关并发症

（1）呼吸抑制：当麻醉/镇静相对较深时，保留自主呼吸的患儿可能出现呼吸频率和（或）呼吸幅度的降低，应依据外科操作刺激程度及时调整用药剂量；若出现呼吸不规则甚至呼吸暂停时，应及时面罩给氧辅助通气直到呼吸恢复为止。

（2）舌后坠：患儿如发生舌后坠，可使患儿轻度头后仰并托起下颌，如仍无改善，可采用鼻/口咽通气道甚至喉罩辅助通气。

（3）喉痉挛、支气管痉挛：当麻醉较浅时，检查操作刺激可能造成患儿出现呼吸道痉挛。当气道痉挛发生后应立即停止检查操作，面罩加压给予纯氧吸入，加深麻醉，如仍无缓解应及时行气管插管控制呼吸。

（二）心律失常的原因及处理

（1）心导管刺激导致的心律失常：当心导管进入心房或心室，导管尖端刺激或抵触房室壁时，可引起各种类型的心律失常。早搏一般不需用药物处理，只要导管快速通过或撤离后早搏即可消失；室性心动过速持续发作者可从静脉注入利多卡因 1.0~1.5 mg/kg，对较大儿童可经静脉插入临时起搏导管至右心室中部做超速抑制或程控刺激终止；术中发现高度房室传导阻滞、经撤离导管后未好转者，应静脉注射或持续静滴异丙肾上腺素，对上述方法无效者，可考虑安置右心室内膜临时起搏，同时用激素减轻局部水肿，以加速房室传导阻滞的消除；出现心动过缓时应暂停操作，撤回导管，密切观察，同时寻找原因，可静脉缓慢注射阿托品 0.1～0.2 mg/次，对迷走神经张力增加所致心动过缓者效果显著，无效者可改用异丙肾上腺素 5～10 μg/次静脉注射或持续静脉滴注。出现心动过缓时，除了药物治疗外还应查找原因。

（2）造影剂导致的心律失常：造影时引起心律失常，常与造影剂快速注入直接刺激心内膜有关，造影剂快速注入心腔引起酸血症及高渗透压，使冠状动脉供血改变，可促使心律失常的发生。

（3）其他：术中导管中气体进入冠状动脉、术前缺氧、酸血症、低钾血症、洋地黄过量或中毒都是诱发心律失常的因素。

（三）低血压的原因及处理

（1）酸血症或低血糖：患儿在心导管检查术前由于禁食时间过长，常会发生酸血症或低血糖。应在禁食开始后补液，给予生理需要量的糖和电解质溶液。对严重发绀的患儿，在检查中可给予 4% 碳酸氢钠 3 ml/kg。低血糖发生后可酌情给予 25% 葡萄糖注射液 10～20 ml。

（2）失血：主要是静脉穿刺部位的失血，术中评估患儿的体重、失血量以及对血压的影响，对影响血压者应酌情补充血浆或全血。

（3）心脏及大血管穿孔：在心导管检查术中，如出现原因不明的血压急剧下降、心导管位置异常、压力曲线的改变，应怀疑心脏及大血管穿孔，这是导致患者死亡的主要原因。心导管检查导致心脏及大血管穿孔时，可引起心包填塞表现。心包填塞后应立即进行心包穿刺减压，同时备血，并通知手术室护士和心外科医师，送入手术室紧急施行手术修补穿孔处。

（四）缺氧发作

在先天性心脏病心导管检查术中，尤其是法洛四联症等发绀型心脏病患儿，可发生缺氧发作，如处理不及时可引起严重并发症，甚至导致患儿死亡。一般情况下，缺氧发作与右心室流出道狭窄程度有关，同时导管操作时间过长和心血管造影剂也可诱发缺氧发作。

1. 缺氧发作的表现

缺氧发作表现为患儿呼吸困难，发绀加重，心动过缓，血压下降。严重者意识丧失、牙关紧闭、口吐白沫、抽搐。

2. 缺氧发作的处理

（1）术前预防：术前应向家长询问有无缺氧发作史，对有缺氧发作史者，应口服 β 受体阻滞剂，可预防缺氧发作。发绀患儿常伴有代谢性酸血症，术前应给予碳酸氢钠治疗。

（2）缺氧发作的处理：当发现患儿缺氧发作时，应持续吸氧，如患儿出现呼吸暂停、呼吸不规则，可施行人工辅助呼吸或呼吸机治疗。根据血气结果给予碳酸氢钠治疗。对右心室流出道痉挛引起的缺氧发作，可给予 β 受体阻滞剂（如艾司洛尔 0.5～1.0 mg/kg，静注时间大于

1 min；如果有需要，可重复注射），酌情给予去氧肾上腺素或去甲肾上腺素增加外周阻力，减少右向左分流。

（五）肺高压危象

部分肺动脉高压的患儿需要术前行心导管检查，有时在麻醉及心导管植入的刺激下，可能出现肺高压危象甚至猝死。

1. 肺高压危象的诊断

患儿静息时平均肺动脉压≥25 mmHg即可诊断为肺高压。肺高压危象的血流动力学包括：肺动脉压与体循环动脉压力之比＞0.75，通常伴随中心静脉压增加＞20%，体循环血压下降＞20%，全身血氧饱和度下降＞90%。

2. 肺高压危象的预防

肺动脉高压患者的麻醉管理应着重于维持外周血管阻力；避免增加肺血管阻力的诱发因素，如低氧血症、高碳酸血症、酸中毒、疼痛刺激、紧张等。

3. 肺高压危象的处理

（1）提高体循环血压：通常使用去甲肾上腺素、去氧肾上腺素或加压素等。

（2）降低肺动脉压：措施包括纯氧通气，吸入一氧化氮，静脉给予前列环素类似物（如依普西汀醇，伊洛前列素）。

（3）强心治疗：可使用肾上腺素、多巴胺、米力农等。

（4）对药物治疗无反应的患者，可行体外膜肺氧合（extracorporeal membrane oxygenation，ECMO）治疗。

参考文献

[1] 胡盛寿，高润霖，刘力生，等.《中国心血管病报告2018》概要［J］. 中国循环杂志，2019，34(3)：209-220.

[2] 陈杰，徐美英，杭燕南. 心血管麻醉与围术期处理［M］. 3版. 北京：科学出版社，2019.

[3] American society of anesthesiologists task force on preoperative fasting and the use of pharmacologic agents to reduce the risk of pulmonary aspiration. Practice guidelines for preoperative fasting and the use of pharmacologic agents to reduce the risk of pulmonary aspiration：application to healthy patients undergoing elective procedures：an updated report by the american society of anesthesiologists task force on preoperative fasting and the use of pharmacologic agents to reduce the risk of pulmonary aspiration［J］. Anesthesiology，2017，126(3)：376-393.

[4] Fawcett W J，Thomas M. Pre-operative fasting in adults and children：clinical practice and guidelines［J］. Anaesthesia，2019，74(1)：83-88.

[5] Zhang Z，Zhao X，Wang Y F. Dexmedetomidine for transesophageal echocardiography-guided percutaneous closure of an atrial septal defect in an infant without endotracheal intubation［J］. Chin Med J (Engl)，2018，131(17)：2137-2138.

[6] Rosenzweig E B, Abman S H, Adatia I, et al. Paediatric pulmonary arterial hypertension: updates on definition, classification, diagnostics and management [J]. European Respiratory Journal, 2019, 53(1): 1801916.

[7] Shah S, Szmuszkovicz J R. Pediatric perioperative pulmonary arterial hypertension: a case-based primer [J]. Children, 2017, 4(10): 92.

[8] Kaestner M, Schranz D, Warnecke G, et al. Pulmonary hypertension in the intensive care unit. Expert consensus statement on the diagnosis and treatment of paediatric pulmonary hypertension. The European Paediatric Pulmonary Vascular Disease Network, endorsed by ISHLT and DGPK [J]. Heart, 2016, 102 (Suppl 2), ii57-ii66.

[9] Maloney E, Iyer R S, Phillips G S, et al. Practical administration of intravenous contrast media in children: screening, prophylaxis, administration and treatment of adverse reactions [J]. Pediatric radiology, 2019, 49 (4): 433-447.

[10] Odegard K C, Vincent R, Baijal R, et al. SCAI/CCAS/SPA expert consensus statement for anesthesia and sedation practice: recommendations for patients undergoing diagnostic and therapeutic procedures in the pediatric and congenital cardiac catheterization laboratory [J]. Catheterization and Cardiovascular Interventions, 2016, 88(6): 912-922.

[11] Lasa J J, Alali A, Minard C G, et al. Cardiopulmonary resuscitation in the pediatric cardiac catheterization laboratory: a report from the American Heart Association's get with the guidelines-resuscitation registry [J]. Pediatric Critical Care Medicine Society of Critical Care Medicine, 2019, 20(11): 1040-1047.

第七章
日间手术的精确麻醉

第一节　日间手术患者的术前评估

一、一般患者的术前评估

充分的术前评估是保障患者安全不可缺少的措施。因此建立专门的麻醉门诊既有利于保证患者的安全，又可避免因评估及准备不足导致手术延期或取消，同时还能减轻患者对手术麻醉的焦虑。完善的术前准备可使患者具有充分的心理准备和良好的生理条件，包括术前宣教、营养筛查、预防性治疗、个体化的血压及血糖控制及相应的管理方案。大部分患者的术前评估需要在手术前一天完成。

（一）术前宣教

多数的患者在术前存在不同程度的恐慌和焦虑情绪，个别患者还会产生严重的紧张、恐惧、悲观等负面情绪，均会造成不良应激反应，有碍手术的顺利进行与术后的康复。良好的个体化宣教是手术及其术后康复顺利进行的保障之一。

医护人员应在术前通过口头或书面形式向患者及家属介绍围术期治疗的相关知识及促进康复的方案，告知患者手术中可能出现的并发症及解决方法。通过充分的沟通和交流，缓解患者紧张焦虑情绪，以促使患者理解和配合，促进术后快速康复。

在麻醉门诊的候诊区域可由麻醉护士分发健康问卷调查表。患者通过填写此类表格不仅可以提高病史调查的完整性，还能提高单位时间麻醉医生的评估效果和效率。这种问卷调查的开展利于患者信息的反馈，利于质量控制，并可以完成同类手术的同质化调查。

（二）术前评估内容

评估内容主要包括病史、体格检查和辅助检查 3 个方面。

（1）现病史：现有及既往并存疾病、手术史及麻醉类型、有无麻醉相关并发症。确认疾病的严重程度、最近有无加重、疾病的稳定性、既往治疗方案、疾病控制程度以及活动受限性。

（2）药品使用：服用药品的剂量及时间、中断服药时间以及药物变动情况。询问患者过敏史、烟酒史及药物成瘾史。

（3）特殊病史：患者或家族史中与麻醉相关不良事件，如个人或家族恶性高热史、假性胆碱酯酶缺乏病史。

（4）系统回顾：对全身各系统进行评估检查，包括心血管、肺、脑、肝、肾、内分泌或神经系统症状；呼吸道异常、打鼾以及白天嗜睡病史；胃食管反流及空腹后灼心病史；有无胸部不适，如有则询问胸部不适性质、持续时间、诱发因素、伴随症状和缓解方法；有无劳力性气短、平卧后气短或肢体水肿。

（5）术前体检：至少包括生命体征（血压、心率、呼吸频率、氧饱和度）、身高、体重，并计算体重指数（body mass index，BMI）；进行气道评估检查，包括 Mallampati 分级、牙齿情况、颈部活动度、甲颏距离、颈周径和相关畸形；评估心、肺、脑及与患者提及疾病相关的器官系统，行心肺听诊、脉搏触诊、检查肢体水肿、精神状态观察等；必须完成运动耐量实验，计算代谢当量（MET），评估是否需要进行肺功能测试及心脏负荷试验等特殊检查。

（三）术前用药

原则不需要术前用药，对明显焦虑、迷走张力偏高等患者可酌情用药。

（1）避免常规使用长效或短效镇静剂作为术前药。

（2）可用快速通过血脑屏障的非甾体抗炎药（NSAIDs）抑制外周和中枢敏化，降低术中应激和炎症反应。

（3）根据手术判断是否预防性使用抗生素，如需要应在切皮前 30 ~ 60 min 给予。

（4）对有误吸危险因素的手术患者，术前使用 H_2 受体阻断剂或质子泵抑制剂。

（5）建议术前 8 h 禁食固体食物，术前至少 2 h 禁止摄取清亮液体；若患者无糖尿病病史，可手术前 2 h 前饮用 400 ml 含碳水化合物的饮料。

（四）术前药物管理

1. 持续应用至手术当日的药物

（1）抗高血压药：对于有大量液体转移、低血压风险及术前服用血管紧张素受体阻断剂（angiotensin receptor blocker，ARB）和血管紧张素转换酶抑制剂（angiotensin converting enzyme inhibitor，ACEI）的患者应慎重服药或停药。

（2）心脏用药：如 β 受体阻滞剂、地高辛。

（3）抗抑郁、抗焦虑等精神类药物。

（4）甲状腺药物、避孕药、滴眼液、治疗烧心反酸的药物和他汀类药物。

（5）麻醉性镇痛药、抗癫痫药物、哮喘药物以及糖皮质激素（口服和吸入）。

（6）环氧合酶（cyclooxygenase，COX）-2 抑制剂，除非手术医生对骨愈合有特殊要求，否则应继续使用至手术当天。

2. 手术前需要停用的药物

（1）手术当天需要停用：外用药（如乳膏和软膏）、口服降糖药、利尿剂（除噻嗪类降压药外）、西地那非或类似药物。

（2）NSAIDs 需要在手术前 48 h 停止使用。

（3）术前 4 天停用华法林，除非患者行无球部阻滞的白内障手术。

（4）需要麻醉医师会诊后决定是否停用单胺氧化酶抑制剂。

3. 其他药物

（1）阿司匹林：如考虑心脏事件风险超过大出血风险，应继续服用阿司匹林。如果考虑大出血风险远大于心血管事件风险，阿司匹林必须在至少手术前 3 天停用。安装药物洗脱冠状动脉支架的患者不能停药阿司匹林，除非他们已经完成了 12 个月的双抗血小板治疗，或者已由患者、外科医生和心脏病专家讨论停药风险后决定。同样，裸金属支架患者也不能停用，直到他们完成了 1 个月的双抗血小板治疗。一般而言，无论支架植入术后多久，阿司匹林都应该在该类患者中继续使用。

（2）噻吩吡啶类药物（氯吡格雷和噻氯匹定）：如行无球部阻滞的白内障手术，则不需要术前停用噻吩吡啶类药物。如需逆转其抗血小板作用，术前氯吡格雷必须停用至少 7 天（噻氯匹定停用 14 天）。对于置入药物洗脱支架而双抗治疗未满 12 个月的患者，除非由患者、外科医生和心内科医生共同讨论停药风险，否则不应停药。置入裸金属支架而双抗治疗未满 1 个月的患者同上。

（3）胰岛素：所有患者手术当日停用所有常规和复合型（70/30 剂型）胰岛素。2 型糖尿病患者应停用任何类型的胰岛素。1 型糖尿病患者应在手术当日使用小剂量（通常为 1/3 上午常规剂量）的长效胰岛素。带有胰岛素泵的患者应该仅维持基础给药速率。

二、日间手术的患者选择与评估

（一）日间手术患者的选择

1. 适合日间手术及麻醉患者的一般条件

（1）意识清醒，无精神疾病史，围术期有成人陪伴；愿意接受日间手术，对手术方式、麻醉方式理解并认可；患者和家属理解围术期护理内容，愿意并有能力完成出院后照护。

（2）ASA Ⅰ 级及 Ⅱ 级患者；ASA Ⅲ 级患者并存疾病稳定在 3 个月以上，经过严格评估及准备，亦可接受日间手术。

（3）年龄：一般建议选择 1 岁至 70 岁的患者。70 岁以上的高龄患者能否进行日间手术，应结合手术大小、部位、患者自身情况、麻醉方式、合并症严重程度和控制情况综合判断。

（4）预计患者术中及麻醉状态下生理机能变化小；预计患者术后呼吸道梗阻、剧烈疼痛及严重恶心/呕吐等并发症发生率低。

（5）有联系电话并保持通畅，建议术后 72 h 内居住场所距离医院不超过 1 h 车程，便于随访和应急事件的处理。

2. 不建议行日间手术的情况

（1）存在可能威胁生命的慢性疾病。

（2）合并有症状的心肺疾病的病态肥胖。

（3）接受多种中枢兴奋药物慢性治疗和（或）滥用速效可卡因。

（4）需气管插管全身麻醉的孕龄小于60周的早产儿。

（5）术后当晚家中缺少能够护理患者并负责的成年人。

（二）日间手术术前评估

1. 详尽的入院前评估

完善的术前准备可使患者具有充分的心理准备和良好的生理条件，包括术前宣教、营养筛查、预防性治疗、个体化的血压及血糖控制及相应的管理方案。首先，手术医生按日间手术的患者准入标准评估选择患者；患者进一步完成术前检查，如血常规、肝肾功能、凝血功能、心电图、胸部X线片等；最后由麻醉医师对患者进行术前评估，根据手术方式和患者全身情况制订麻醉方案。

在麻醉前评估的过程中应详细了解患者重要病史，并进行体格检查和气道评估。病史包括心肺疾病、神经系统疾病、呼吸睡眠暂停综合征、打鼾、目前用药和饮酒情况、药物过敏史、手术史、最后一次进食或饮水的时间及量、育龄期女性妊娠可能性。体检包括重要生命体征和体重、心肺听诊、意识状态评估，气道评估包括有无肥胖、短颈、颈椎疾患以及口腔和下颌的结构异常。患者还应常规行心电图及X线胸片检查，必要时行心脏超声及肺功能检查。

2. 充分的入院前健康教育

多数患者在术前存在不同程度的恐慌和焦虑情绪，个别患者还会产生严重的紧张、恐惧、悲观等负面情绪，均会造成不良的应激反应，有碍手术的顺利进行与术后的康复。良好的个体化宣教是日间手术及其术后康复顺利进行的保障之一。医护人员应在术前通过口头或书面形式向患者及家属介绍围术期治疗的相关知识及促进康复的方案，告知患者手术中可能出现的并发症及解决方法。通过充分的沟通和交流，缓解患者紧张焦虑情绪，以促使患者理解和配合，促进术后快速康复。

3. 术前再评估和用药选择

原则上日间手术患者术前需到麻醉门诊就诊，进行评估及准备，对于病情较复杂者尤为重要。手术当日麻醉医师都应于手术开始前与患者进行面对面的沟通和评估。对于日间手术麻醉前评估，尤其要注意辨别出患者术中可能出现的特殊麻醉问题，包括困难气道、恶性高热易感者、过敏体质、肥胖症、血液系统疾病、心脏病、呼吸系统疾病以及胃肠反流性疾病等。

术前检查的内容应根据患者病情和手术方式、麻醉方法选择，与住院患者必需的检查项目一致。各项化验检查均应在手术前完成，若检查后患者病情发生变化，建议术前复查能反映病情变化的相关项目。

对于有并存疾病的患者，在仔细评估病情的基础上安排合理的术前准备，必要时和相关学科医师共同制订术前准备方案并选择合适的手术时机，增加患者对麻醉手术的耐受性和安全性。

充分的术前评估是保障患者安全不可缺少的措施。

由于日间手术患者手术当天来医院，麻醉医师与患者接触时间短，故应建立专门的术前麻醉评估门诊，这样既有利于保证患者的安全，又可避免因评估及准备不足导致手术延期或取消，同时还能减轻患者对手术麻醉的焦虑

（三）术前须知及用药

（1）原则上不需要麻醉前用药，对明显焦虑、迷走张力高的患者可酌情用药。

（2）避免常规使用长效或短效镇静剂作为术前药。

（3）可用快速通过血脑屏障的 NSAIDs 抑制外周和中枢敏化，降低术中应激和炎症反应。

（4）据手术种类判断是否应预防性使用抗生素，如需要应在手术切皮前 30～60 min 给予。

（5）对有误吸危险因素的日间手术患者，术前使用 H_2 受体阻断剂或质子泵抑制剂。

（6）建议术前 8 h 禁食固体食物，术前至少 2 h 禁止摄取清亮液体；若患者无糖尿病病史，可手术前 2 h 前饮用 400 ml 含碳水化合物的饮料。

第二节　老年患者日间手术的精确麻醉

一、老年化与日间手术

由于全球预期寿命延长以及人口结构变化，老年患者的数量增加，人口老龄化成为一种全球现象。世界卫生组织（World Health Organization，WHO）预计，至 2050 年，全球老年人将达 20 亿。中国第七次人口普查结果显示，60 岁及以上人口上升 5.44 个百分点，人口老龄化程度进一步加深。在老龄化的大背景下，在资源有限和成本增加的情况下，日间手术可以为老年手术患者带来显而易见的获益。日间手术极大地缩短住院时间，减少了长时间脱离家庭的影响。住院时间的缩短促进了早期恢复主动活动，也降低了院内感染和术后并发症比如血栓栓塞的风险。

二、老年患者日间手术准入标准

事实上，由于个体间差异很大，老年人代表的是一类非同质人群，难以归类为单一群体。此外，对老年日间手术患者的准入标准和选择标准缺乏具体的、基于循证医学的研究，不能以同样的日间手术管理策略来对老年患者进行围术期管理和出入院管理，这就使得老年患者的精准选择显得尤为重要。

（一）医学标准

WHO 把实际年龄大于 60 岁的人群定义为老年人。许多研究证实，合并症与年龄增长之间

存在相关性，但没有明确定义哪个年龄会成为老年患者，许多 60 岁以上的人身体非常健康。因此不能仅仅以实际年龄为标准。生理年龄是病理生理衰老过程、合并症和遗传因素的整合体现，在定义特定个体应对健康问题时的健康程度和表现方面，生理年龄比实际年龄更重要。功能状态已被证明可以预测老年住院患者的死亡率，它是维持日常活动所需的行为总和，包括社交和认知功能。而生理年龄和功能状态都可以用"脆弱性"来衡量。Fried 等人将虚弱定义为"多个生理系统功能的持续下降而导致易受不利后果的影响"。虽然虚弱的发生率随着年龄的增长而增加，但似乎虚弱与发病率和死亡率的相关性比年龄更密切。

ASA 分级在围术期评估中被使用得最广泛。中华医学会麻醉学分会 2016 年发布的《日间手术麻醉专家共识》中的建议，适合日间手术和麻醉的患者一般是 ASA Ⅰ ~ Ⅱ 级患者，ASA Ⅲ 级患者并存疾病稳定在 3 个月以上，经过严格评估及准备，亦可接受日间手术。

此外，老年患者营养不良的患病率很高，这对术后康复造成不良影响，例如感染、死亡率增加和住院时间延长。对于严重营养不良的患者，可以考虑住院手术。简易营养评估量表（表 7-1）是一种经过验证的工具，将患者分为三组：正常营养状态、处于营养不良风险中和营养不良。

表 7-1　简易营养评估量表

A. 在过去 3 个月内，食物摄入量是否因食欲不振、消化问题、咀嚼或吞咽困难而减少？ 0 = 严重食欲不振　　1 = 中度食欲不振　　2 = 没有食欲不振
B. 最近 3 个月体重减轻？ 0 = 体重减轻超过 3 kg　　1 = 不知道　　2 = 体重减轻 1 ~ 3 kg　　3 = 没有体重减轻
C. 移动性 0 = 卧床或使用轮椅　　1 = 能从床上 / 椅子上起来，但不能外出　　2 = 能出门
D. 在过去的 3 个月中遭受心理压力或急性疾病？ 0 = 是　　2 = 否
E. 神经心理问题 0 = 严重痴呆或抑郁　　1 = 轻度痴呆　　2 = 没有心理问题
F. 体重指数（BMI） 0 = BMI 小于 19 kg/m^2　　1 = BMI 为 19 ~ 21 kg/m^2　　2 = BMI 为 21 ~ 23 kg/m^2　　3 = BMI 大于 23 kg/m^2

筛选分数（最高 14 分）：≥12 分提示正常，无须进一步评估；7 ~ 11 分提示处于营养不良风险中；<7 分提示营养不良。

随着身体的老龄化，肥胖是老年人中的普遍现象。Hansen 认为 BMI > 40 kg/m^2 和（或）有阻塞性睡眠呼吸暂停（OSA）的患者不适合日间手术。但是，肥胖和睡眠呼吸暂停并不应是日间手术的绝对禁忌证。只要有适当的资源，如熟练的助手或者辅助通气设备，并采取合适的策略，如使用非阿片类药物提供术后镇痛，病态肥胖的患者就可以被安全地管理。BMI 增加的患者在手术期间或早期恢复阶段并发症的发生率虽然高，但这些问题仍然会在住院治疗中出现。此外，肥胖患者也可以从短期麻醉技术和与日间手术的早期活动特点中获益。OSA 通常伴随着肥胖而出现，但在少数 BMI 值不高的人群中也能观察到。STOP-Bang 量表（表 7-2）是一个可以用于筛查 OSA 患者以确定患者是否适合日间手术的实用量表。

表 7-2　STOP-Bang 量表

对每项进行是或否评价	是/否	
S：Snoring。你是否打鼾非常大声（比说话大声或者隔着门也能听到）？	是	否
T：Tiredness。你是否经常感到很困、疲惫或白天睡着？	是	否
O：Observed apnea。有人发现你睡着的时候呼吸暂停吗？	是	否
P：Pressure。你是否因为高血压而接受过治疗吗？	是	否
B：BMI > 35 kg/m²	是	否
A：Age > 50 岁	是	否
N：Neck circumference。颈围 > 40 cm	是	否
G：Male gender。男性	是	否

< 3分 = OSA低风险，3～4分 = OSA中风险，5～8分 = OSA高风险。

综合以上，建议的老年患者日间手术准入标准如**表 7-3**所示。

表 7-3　老年患者日间手术准入标准

标准
内科病情稳定的 ASA Ⅲ级及以下患者
不得低于中度脆弱
无活动性感染
6个月内无严重心脑血管事件发生
STOP-Bang量表评分 ≤ 4分

对于功能状态的评估，并没有一个完美适合所有患者的量表。量表的自我评价对认知障碍患者来说可能是一个问题，代谢当量对残障人士的评估来说也存在困难。最终需要医生对患者有个体化、综合、恰当的评估。

（二）社会标准

此外，老年人的生存状态也需要纳入考量。比如独居老人在没有社会救助、缺乏必要的术后照护的情况下，并不适合日间手术。

三、老年患者日间手术术前评估

术前评估对老年患者进行日间手术至关重要，相对年轻患者，老年患者术后恢复更慢。为了在手术后尽快恢复出院，老年需要更加细致的术前评估。因此，需结合老年人特点对病史和用药史以及体格检查等有相应的侧重。

（一）病史

多数老年人病史复杂，合并症多。合并症的数量、术前输血和意外体重减轻已被发现是老

7

年手术患者术后并发症的危险因素，需要特别关注。

（二）用药史

老年患者中多重用药现象很常见。有研究发现，25% 的老年人服用了 5~8 种药物。多重用药与药物不良反应被证实与麻醉剂相互作用的风险增加有关。因此，需要对老年患者用药史有详细的了解，包括草药产品等非处方药。为了确定老年人潜在的不适当药物，可以使用 Beers 标准（**见表 7-4**），常用麻醉药物在老年患者日间手术中的使用建议见**表 7-5**。涉及抗凝用药则需权衡血栓栓塞事件的风险与术中出血的风险。心房颤动的抗血栓治疗可能会暂停以减少失血量，但如果抗血栓治疗的适应证是最近植入的冠状动脉支架，则必须继续抗血栓治疗以预防血栓栓塞事件。

表 7-4　老年人潜在不适当药物列表

药物	基本原理	建议	证据强度	推荐强度
抗胆碱能类				
第一代抗组胺药 溴苯那敏 氯苯那敏 氯马斯汀 赛庚啶 茶苯海明 苯海拉明（口服） 多拉西敏 羟嗪 氯苯甲嗪 异丙嗪 曲普利啶	强烈的抗胆碱能；随着年龄的增长，清除率降低，当用作催眠药时会产生耐受性；有混淆、口干、便秘和其他抗胆碱能作用或毒性的风险；在严重过敏反应的急性治疗等情况下使用苯海拉明可能是合适的	避免	中等	强
抗帕金森病药物 苯扎托品 苯海索	不推荐使用抗精神病药物预防或治疗锥体外系症状；可选用治疗帕金森病更有效的药物	避免	中等	强
解痉药 阿托品（除眼科） 克利溴铵-氯氮䓬 双环胺 山莨菪碱 东莨菪碱	高度抗胆碱能，疗效不确定	避免	中等	强
抗血栓药				
双嘧达莫，口服短效（不适用于与阿司匹林的缓释组合）	可能导致体位性低血压；有更有效的替代品；静脉给药用于心脏负荷试验	避免	中等	强
抗感染				
呋喃妥因	潜在的肺毒性、肝毒性和周围神经病变，尤其是长期使用；有更安全的替代品	肌酐清除率＜30 ml/min 或长期抑制的个体避免使用	中等	强

门诊及手术室外的精确麻醉

药物	基本原理	建议	证据强度	推荐强度
心血管系统				
用于治疗高血压的外周α₁受体阻滞剂 多沙唑嗪 哌唑嗪 特拉唑嗪	体位性低血压和相关危害风险高，尤其是老年人；不推荐作为高血压的常规治疗；替代药物有优越的风险/收益比	避免用作抗高血压药	低	强
中枢α受体激动剂 可乐定用于高血压的一线治疗	中枢神经系统不良反应的高风险；可能导致心动过缓和体位性低血压；不推荐作为高血压的常规治疗	避免作为一线降压药		
其他中枢神经系统α受体激动剂 胍法辛 甲基多巴 利血平＞1 mg/d	有效的负性肌力作用，可能会导致老年人心力衰竭；强抗胆碱能；首选其他抗心律失常药物	避免使用列出的其他中枢神经系统α受体激动剂		
丙吡胺	永久性心房颤动或近期严重失代偿性心力衰竭使用者预后不良	避免	低	强
决奈达隆	用于心房颤动：不应用作心房颤动的一线药物，因为有高质量证据支持的更安全、更有效的心率控制替代方案；	避免用于永久性心房颤动或近期失代偿性心力衰竭的个体	高	强
地高辛用于心房颤动或心力衰竭的一线治疗	用于心力衰竭：地高辛的益处和危害的证据相互矛盾且质量较低；地高辛的肾脏清除率降低可能导致毒性作用的风险增加；对于4期或5期慢性肾脏病患者，可能需要进一步减少剂量	避免将这种心率控制剂作为心房颤动的一线治疗	心房颤动：低	心房颤动：强
		避免作为心力衰竭的一线治疗	心力衰竭：低	心力衰竭：强
		如果用于心房颤动或心力衰竭，避免剂量＞0.125 mg/d	剂量＞0.125 mg/d：中等	剂量＞0.125 mg/d：强
硝苯地平即释剂	低血压的可能性；诱发心肌缺血的风险	避免	高	强
胺碘酮	对维持窦性心律有效，但比用于心房颤动的其他抗心律失常药具有更大的毒性；如果心律控制优于心率控制，则可能是合并心力衰竭或严重左心室肥厚患者的合理一线治疗	避免作为心房颤动的一线治疗，除非患者有心力衰竭或明显的左心室肥厚	高	强
中枢神经系统				
抗抑郁药，单独或联合使用 阿米替林 阿莫沙平 氯丙咪嗪 地昔帕明 多塞平＞6 mg/d 丙咪嗪 去甲替林 帕罗西汀 普罗替林 曲米帕明	高度抗胆碱能，镇静，并引起体位性低血压	避免	高	强

药物	基本原理	建议	证据强度	推荐强度
抗精神病药，第一代（常规）和第二代（非典型）	痴呆症患者发生脑血管意外（脑卒中）的风险增加，认知能力下降和死亡率更高；避免因痴呆或谵妄的行为问题而使用抗精神病药，除非药物选择（例如行为干预）失败或不可能，并且老年人威胁要对自己或他人造成重大伤害	避免，除非精神分裂症或双相情感障碍，或在化疗期间短期用作止吐药	高	强
巴比妥类 布他比妥 苯巴比妥 扑米酮	身体依赖率高，耐药性，低剂量服用过量的风险更大	避免	高	强
苯二氮䓬类 短效和中效 阿普唑仑 艾司唑仑 劳拉西泮 奥沙西泮 替马西泮 三唑仑	老年人对苯二氮䓬类药物的敏感性增加，长效药物的代谢降低；一般来说，所有苯二氮䓬类药物都会增加老年人认知障碍、谵妄、跌倒、骨折和车祸的风险；可能适用于癫痫症、快速眼动睡眠行为障碍、苯二氮䓬类药物戒断、乙醇戒断、严重广泛性焦虑症和围术期麻醉	避免	中等	强
长效 氯氮䓬（单独或与阿米替林或克利溴铵联用） 氯硝西泮 氯氮平 地西泮 氟西泮 夸西泮 甲丙氨酯		避免	中等	强
苯二氮䓬受体激动剂催眠药（非苯二氮䓬类） 右佐匹克隆 扎来普隆 唑吡坦	身体依赖率高；苯二氮䓬受体激动剂催眠药在老年人中的不良事件与苯二氮䓬类药物相似（如谵妄、跌倒、骨折）；增加急诊室就诊/住院、机动车碰撞事故；睡眠潜伏期和持续时间的改善微乎其微	避免	中等	强
麦角类甲磺酸盐（脱氢麦角生物碱） 异克苏林	缺乏效力	避免	高	强
内分泌系统				
雄激素 甲基睾酮 睾酮	潜在的心脏问题；患有前列腺癌的男性禁用	除非有临床症状的确诊性腺功能减退症，否则避免使用	中等	弱

药物	基本原理	建议	证据强度	推荐强度
含或不含孕激素的雌激素	潜在致癌（乳房和子宫内膜）；老年女性缺乏心脏保护作用和认知保护；有证据表明，阴道雌激素治疗阴道干涩是安全有效的，建议有乳腺癌病史但对非激素疗法无反应的女性与其医疗保健提供者讨论低剂量阴道雌激素（雌二醇剂量＜25 μg，每周两次）的风险和益处	避免全身性雌激素（如口服或透皮贴剂）；阴道乳膏或阴道片：可接受使用低剂量阴道内雌激素治疗性交痛、复发性下尿路感染和其他阴道症状	口服和贴剂：高；阴道乳膏或阴道片：中度	口服和贴剂：强阴道乳膏或阴道片：弱
生长激素	对身体成分的影响很小，并与水肿、关节痛、腕管综合征、男性乳房发育症、空腹血糖受损有关	避免使用，但根据循证标准严格诊断为因既定病因导致生长激素缺乏的患者除外	高	强
胰岛素，滑动量表（胰岛素方案仅包含根据当前血糖水平给药的短效或速效胰岛素，不同时使用基础或长效胰岛素）	无论护理环境如何，在没有改善高血糖管理的情况下，发生低血糖的风险较高。避免使用仅包括根据当前血糖水平给药的短效或速效胰岛素而不同时使用基础或长效胰岛素的胰岛素方案。该建议不适用于包含基础胰岛素或长效胰岛素的方案。	避免	中等	强
甲地孕酮	对体重的影响最小；增加老年人血栓形成事件和可能死亡的风险	避免	中等	强
磺酰脲类，长效氯磺丙脲	氯磺丙脲：老年人半衰期延长；可导致长期低血糖；导致抗利尿激素异常分泌综合征	避免	高	强
格列美脲格列本脲	格列美脲和格列本脲：老年人发生严重长期低血糖的风险更高			

胃肠道

药物	基本原理	建议	证据强度	推荐强度
甲氧氯普胺	可引起锥体外系效应，包括迟发性运动障碍；体弱的老年人和长期接触的风险可能更大	避免使用，除非用于胃轻瘫且使用时间≤12周，极少数情况除外	中等	强
矿物油（口服）	吸入和不良反应的可能性；有更安全的替代品	避免	中等	强
质子泵抑制剂	艰难梭菌感染和骨质流失和骨折的风险	除非高危患者（如口服糖皮质激素或长期使用NSAIDs）、糜烂性食管炎、Barrett食管炎、病理性高分泌状态或证明需要维持治疗（如停药试验失败或H_2受体拮抗剂治疗失败），否则避免按计划使用超过8周）	高	强

药物	基本原理	建议	证据强度	推荐强度
止痛药				
哌替啶	口服镇痛剂在常用剂量下无效；与其他阿片类药物相比，可能具有更高的神经毒性风险，包括谵妄；有更安全的替代品	避免	中度	强
非环氧合酶选择性NSAIDs，口服： 阿司匹林 双氯芬酸 二氟尼柳 依托度酸 氟比洛芬 布洛芬 吲哚美辛 酮咯酸氨丁三醇 美洛昔康 萘丁美酮 萘普生 奥沙普秦 吡罗昔康 舒林酸	高危人群胃肠道出血或消化性溃疡的风险增加，包括≥75岁使用口服或胃肠外糖皮质激素、抗凝剂或抗血小板药的人群；使用质子泵抑制剂或米索前列醇可降低但不能消除风险；NSAIDs引起的上消化道溃疡、大出血或穿孔发生在约1%的治疗3~6个月的患者和2%~4%的治疗1年的患者中；随着使用时间的延长，这些趋势仍在继续；还可使血压升高，诱发肾损伤；风险与剂量有关	避免长期使用，除非其他替代品无效且患者可以服用胃保护剂（质子泵抑制剂或米索前列醇）	中度	强
吲哚美辛 酮咯酸氨丁三醇，包括肠胃外	老年人胃肠道出血/消化性溃疡和急性肾损伤的风险增加；与其他NSAIDs相比，吲哚美辛更可能对中枢神经系统产生不良影响；在所有NSAIDs中，吲哚美辛的不良反应最大	避免	中等	强
肌松药 卡立普多 氯唑沙宗 环苯扎林 美他沙酮 美索巴莫 奥芬那君	因为抗胆碱能不良反应、镇静作用、骨折风险增加，老年人对大多数肌松药耐受性差；老年人耐受剂量的有效性存疑	避免	中等	强
泌尿生殖系统				
去氨加压素	低钠血症高风险；有更安全的替代疗法	避免用于治疗夜尿症或夜间多尿症	中等	强

表 7-5 常用麻醉药物应用在老年患者日间手术中的使用建议

	药物	老年人剂量调整	消除与排泄	是否适合应用于日间手术	注释
静脉镇静药	丙泊酚		肝消除，肾排泄	是	可用于快速序贯诱导
	硫喷妥钠		肝消除，缓慢代谢肾排泄	是	可用于快速序贯诱导
	咪达唑仑		肝消除，肾排泄	可能需要更长苏醒时间，不太推荐	对快速序贯诱导无用，轻微呼吸和心血管抑制
	氯胺酮		肝消除，主要是肾排泄	不太推荐	解离性全身麻醉剂；可能增加心输出量；有镇痛作用；无呼吸抑制
	依托咪酯		肝消除，胆汁和肾排泄	是	肌阵挛和肾上腺功能不全的风险
	右美托咪定		肝消除，少量肾排泄	是	可以区域阻滞结合使用
吸入药	七氟烷		体内代谢有限	是	
	地氟烷/异氟烷		非常有限的体内代谢	是	
	氧化亚氮		体内代谢有限	是	与其他镇静药结合使用
区域阻滞	利多卡因	↔	肝消除，少量肾排泄	是	
	罗哌卡因	↔	肝消除，少量肾排泄	是	低血压风险；避免长时间使用
	布比卡因	↔	肝消除，肾排泄	是	低血压风险；相比罗哌卡因，运动阻滞能力更强；避免长时间使用
	氯普鲁卡因	↔	由血浆假胆碱酯酶代谢，少量肾脏排泄	是	
镇痛药	阿芬太尼	↓	肝消除，肾排泄	是	超短效
	瑞芬太尼	↓↓↓	组织和血浆假性胆碱酯酶快速消除	是	起效快；超短效；记得在手术结束前给予长效镇痛药
	吗啡	↓	肝消除，主要肾排泄，少量胆汁排泄	是	起效时间长
	芬太尼	↓	肝消除，肾排泄	是	
	舒芬太尼	↓	肝消除，肾排泄	是	
	曲马多	↓	肝消除，肾排泄	不推荐	谨慎使用
	哌替啶	↓	肝消除，肾排泄	不推荐	谨慎使用

7

药物		老年人 剂量调整	消除与排泄	是否适合应用 于日间手术	注释
镇痛药	对乙酰氨基酚	↔	肝消除，肾排泄	是	
	NSAIDs	↓	肝消除，主要肾排泄，少量胆汁排泄	是	肾衰竭和消化道出血风险；肌酐清除率＜50 ml/min不推荐
	加巴喷丁	↓	无明显消除，肾排泄	只有在特定患者组	谨慎使用；镇静与头晕的风险；阿片类药物潜在的协同效应
	普瑞巴林	↓	无明显消除，肾排泄	不推荐	谨慎使用；镇静与头晕的风险
肌松药	琥珀胆碱	↔	血浆假性胆碱酯酶快速消除	是	作用时间4～5 min；配合肌松监测
	米库溴铵	↔	血浆假性胆碱酯酶快速消除，少量胆汁和肾排泄	是	作用时间15～25 min；配合肌松监测
	阿曲库胺	↔	霍夫曼消除和非特异酯酶水解	不太推荐	作用时间20～40 min；用于肾衰竭或肝衰竭；配合肌松监测
	顺式阿曲库胺	↔	霍夫曼消除	不太推荐	作用时间30～40 min；延长间断给药间隔；用于肾衰竭或肝衰竭；与吸入联合应用药效增强；配合肌松监测
	罗库溴铵	↔	肾和胆汁排泄	是	作用时间30～90 min，个体差异大；有特异性拮抗药；可用于快速序贯诱导；配合肌松监测
	维库溴铵	↔	部分肝消除，肾和胆汁排泄		作用时间30～60 min；配合肌松监测
血管活性药	去氧肾上腺素	↔	肝消除，肾排泄	是	选择性α₁肾上腺素能药物，可增强冠状动脉灌注
	麻黄碱	↔	少量肝消除，肾排泄	是	α₁和β肾上腺素能药物；正性肌力和变时效应
止吐药	5-HT₃受体拮抗剂	↔	不同的肝消除途径，主要通过肾排泄	是	
	地塞米松	↔	肝消除，肾排泄	是	
	氟哌利多	↔	肝消除，肾排泄	不推荐	不良反应大，尤其在虚弱的老年人
	甲氧氯普胺	↔	肝消除，肾排泄	不推荐	不良反应大，尤其在虚弱的老年人

（三）临床评估要点

老年人日间手术术前评估除了常规麻醉前评估和原则需要遵循外，以下是一些需要特别关注的要点。

1. 气道

高龄是气道管理困难的独立风险因素 。简化气道风险指数（simplified airway risk index，SARI）评分（**表 7-6**）可以用于预测气管插管困难的风险。特别是"颈部活动度"和"既往插管史"这两个项目很重要。此外，老年患者特别需要关注牙齿的状况。

表 7-6　简化气道风险指数

参数	分数		
	0分	1分	2分
张口度	≥ 4 cm	< 4 cm	—
甲颏距离	> 6.5 cm	6 ～ 6.5 cm	< 6 cm
Mallampati 分级	Ⅰ 或 Ⅱ	Ⅲ	Ⅳ
颈部活动度	> 90°	80° ～ 90°	< 80°
下颌前突能力	下门齿能前伸超过上门齿	下门齿不能前伸超过上门齿	
体重	< 90 kg	90 ～ 110 kg	> 110 kg
既往插管史	无困难	不确定或不知道	有困难

张口度只有1分和0分两个分值。评分 ≥ 4 分：预计插管困难。

2. 实验室检查

根据美国外科医师学会和美国老年病学会的指南，血红蛋白、肾功能测试和白蛋白是作为常规推荐的实验室检查项目。

3. 手术术式

微创是日间手术的一个基本原则。高龄患者的术式不仅限于白内障与腹股沟疝的手术，现在普外、妇科、泌尿外科和骨科都能开展高龄患者的日间手术，并且是安全的。对于老年患者能进行的日间手术术式，不同的医院之间略有差异，而且对外科医生的手术熟练度要求也高于普通住院手术。个别术式还是存在一定的风险，比如经尿道膀胱肿瘤电切术（TURBT），与意外的夜间入院或出院后再入院的增加相关。

4. 禁饮禁食

对于没有胃肠蠕动功能障碍的接受日间手术患者，建议术前禁食固体食物 6 h，禁食清液 2 h。

5. 术前超声评估

老年患者血容量有其自身特点，全身血容量随年龄增加而降低，术前存在容量相对不足，

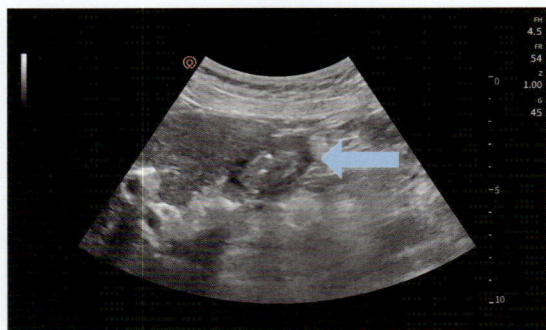

图 7-1　注：图中箭头所指为胃窦超声图像。

长时间术前禁食禁饮、外科肠道准备、自身体表蒸发等进一步导致患者术前容量不足，但个体间因年龄、性别、氧耗、体重等不同，其术前血容量也存在差异。总体而言，常规择期手术患者伴存的术前低血容量状态往往易忽视。通过超声测量下腔静脉（inferior vena cava，IVC）直径和 IVC 塌陷指数能较准确地预测老年患者术前容量状态及反应性。对合并心脑血管疾病的老年人，可在术前进行评估，在麻醉诱导前通过床旁超声评估也可以为精确麻醉诱导提供重要的参考。

胃部超声作为一种新的诊断方法在许多不明确或无法确定误吸风险的情况可以帮助临床医生个体化地评估患者的反流误吸风险，以更适当地指导麻醉管理。建议对胃排空延迟的患者以及对禁食指示的依从性有问题的患者术前行胃部超声检查（图 7-1）。

胃部超声能可靠地评估胃内容物的性质，区分液体及固体胃内容物。

三、术中注意事项

日间手术的关键是确保患者可以在 24 h 内达到出院标准，因此手术中所有的措施都是围绕如何保障日间手术患者的快速恢复来考虑的。快速康复外科（enhanced recovery after surgery，ERAS）理念、微创麻醉、精确麻醉、多模式镇痛以及可视化技术等为老年人日间手术麻醉术中管理提供了较好的方案，其重点是最大限度地减少手术麻醉对日间手术患者的生理影响，以促使其加速恢复。对于老年人日间手术，还应重点关注以下方面。

（一）监护

术中监测的水平应根据所进行的手术范围和患者的身体状况而定。在日间手术中，通常不需要使用有创监测，例如中心静脉压和有创血压。建议老年日间手术患者可常规监测麻醉深度，因为有研究表明麻醉深度监测降低了住院期间术后谵妄（postoperative delirium，POD）的发生率。

（二）气道管理

与气管插管相比，声门上气道装置［例如喉罩（LMA）］具有多种优势。数项系统评价发现，与 LMA 组相比，气管插管组的气道并发症、喉痉挛、咳嗽、吞咽困难或发音困难、喉咙痛和声音嘶哑的发生率更高。此外，使用 LMA 后，诱导时间和拔管时间似乎缩短了。常见的喉罩都是盲探插入，约 10% 放置不到位，且移位后再次调整困难，目前已经有可视喉罩和光定位喉罩为更精准地放置喉罩提供了选择。

（三）麻醉方式与麻醉药物

在比较区域麻醉与全身麻醉时，尽管进行了大量研究，并没有麻醉方式选择上必然的优劣。但区域麻醉导致呼吸系统并发症、再入院、住院天数和住院死亡率的病例显著减少。一项对在日间手术中比较全身麻醉和区域麻醉的随机对照试验的荟萃分析发现，患者住院时间没有差异，但区域麻醉组在麻醉后监护室的疼痛评分较低，活动较早，患者满意度较高。麻醉类型的选择应由患者、外科医生、麻醉医生以及老年科医生（如果需要）综合决定，麻醉医生的经验和患者合并症的数量占重要因素。

1. 静脉麻醉

（1）镇静、镇痛药：随着年龄的增长，身体成分会发生变化。体内水分总量减少，而体脂肪相对增加。因此，与年轻患者相比，亲水性药物（例如大多数阿片类药物）的分布容积较小，导致给定剂量下的血浆浓度较高。老年人日间手术不推荐常规使用阿片类药物，如必须使用，剂量需减少30%～50%。同时建议使用短效药物，例如瑞芬太尼，但是，需特别注意瑞芬太尼不提供任何术后镇痛，必须提供补充的术后镇痛措施。

另外，镇静催眠药属于亲脂性药物，具有更大的分布容积，导致广泛的重新分布，因此消除半衰期更长，在老年人日间手术麻醉中会造成苏醒延迟。瑞马唑仑是一种超短效 γ- 氨基丁酸 A 型（γ-aminobutyric acid subtype A，GABAA）受体激动剂，在一项接受结肠镜检查的随机、双盲、对照试验中，静脉注射瑞马唑仑提供了明显优于静脉注射咪达唑仑的镇静效果和恢复时间。丙泊酚较其他镇静催眠药更适合于日间手术麻醉，但是丙泊酚诱导后收缩压变化在老年人中表现出更大幅度降低，并且与年轻患者相比发生得更晚。老年患者之间的药代动力学和药效学差异很大。因此，重要的是仔细滴定药物剂量并评估反应。

与衰老相关的主要特征之一是功能性组织的丧失，这些组织逐渐被纤维化所取代。特别重要的特征是心血管改变，如血容量减少、功能性 β 受体阻滞剂、局部血流量减少和动脉硬化导致广泛改变。在这种情况下，靶控输注（TCI）是一个不错的选择，因为它有可能提供良好的术中控制，并允许精准地靶控输注丙泊酚和阿片类药物，使患者能够从异丙酚麻醉相关的恢复质量中受益。然而，与衰老相关的变化改变了麻醉药的药代动力学和药效学，目前 TCI 用于老年人日间手术的相关文献不多。

（2）肌松药：在日间手术中应尽量避免或减少使用肌松药。老年患者的药效学没有改变，但药代动力学发生了改变。这意味着起效时间延长，消除较慢导致作用持续时间延长。这会增加残留神经肌肉阻滞的风险，与气道塌陷、缺氧、再插管、肺炎和再住院有关。如必须使用肌松药，与去极化肌松药相比，非去极化肌松剂是更好的选择，因为不良反应更少。其中快速起效的罗库溴铵还有特异性的拮抗药舒更葡糖钠可以提供术后较快的肌松恢复。

2. 吸入麻醉

吸入麻醉剂在老年患者中效力更高。随着年龄增长，七氟烷、异氟烷和地氟烷的最低肺泡有效浓度（minimal alveolar concentration，MAC）每 10 年下降约 6%（**图 7–2**）。因此，与年轻患者相比，老年患者的最低肺泡浓度低 40%～60%。

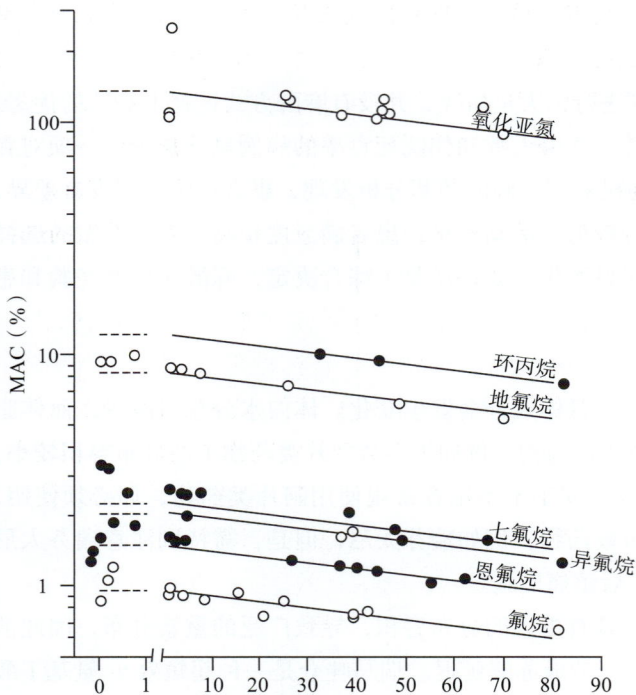

图 7-2　年龄对吸入麻醉药 MAC 的影响

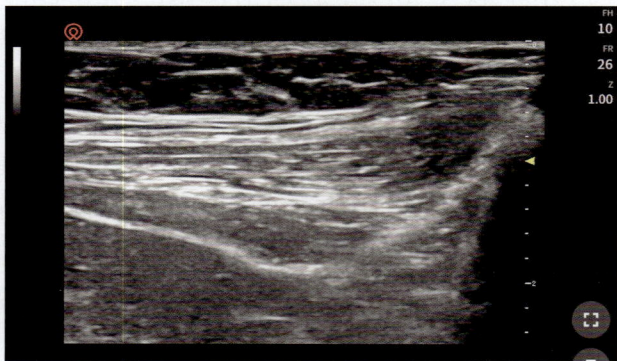

图 7-3　超声引导下髂腹股沟和髂腹下神经阻滞

3. 区域阻滞

区域麻醉在提高血流动力学稳定性、改善疼痛、减少药物相互作用和减少全身药物的不良反应方面具有优势。与蛛网膜下腔麻醉和硬膜外麻醉相比，外周神经阻滞具有循环不良反应最小、术后疼痛缓解持久等优点，而蛛网膜下腔麻醉和硬膜外麻醉则伴有低血压、心动过缓和尿潴留等不良反应。运动神经阻滞的持续时间是日间手术需要考虑的关键问题，因此区域阻滞中应考虑局部麻醉药的类型、浓度和佐剂的使用对运动神经阻滞的影响。

近年来，超声引导的精准神经阻滞已经慢慢成为神经阻滞不可或缺的一部分（图 7-3）。超声引导下周围神经阻滞不仅提高了阻滞的成功率，还可以减少全身局部麻醉药毒性的发生率，显著降低局部麻醉剂的最小有效剂量。

（四）围术期低温

围术期低体温增加手术部位感染、寒战、失血和疼痛等风险。由于较低的新陈代谢和较差的体温调节控制，老年人特别容易出现体温过低。虽然日间手术时间不长，但常规体温监测对老年患者是必要的。

（五）液体及容量管理

优化液体管理十分重要，近年荟萃分析研究表明，目标导向的容量治疗（goal-directed fluid therapy，GDFT）可有效降低胃肠道手术患者术后并发症，如肺炎、心源性肺水肿、肠道排气时间延迟等，住院时间缩短，术后转归指标由于有效管理而改善。关于目标导向的容量管理带来的临床益处较多。因此老年患者的液体管理与治疗应根据治疗时的实时状态和反应逐步调控，实施 GDFT 以优化血流动力学并保证组织灌注，而非简单地实施限制性或者开放性液体管理策略。老年患者合并较多的基础疾病，器官功能多呈进行性受损或减退，并且代偿能力和储备能力下降明显，心、肺、脑、肾功能常呈脆弱状态，易导致老年患者对围术期容量变化的耐受性下降，进一步减小容量的可调节窗，同时降低了静脉液体输注的平衡能力，增加围术期容量管理的难度。动脉血管硬化、心肌顺应性下降、心肌 β 受体反应性下降以及动静脉系统的自主调节能力和血管内压力感受器功能减弱，降低了心血管系统对全身容量的自动调节能力。另外，老年患者多因心脏舒张功能减退，或收缩功能下降，进一步削弱了心室功能对容量的代偿能力，尤其是麻醉诱导后心血管系统对应激的反应处理能力下降明显。

现阶段临床上围术期常用中心静脉置管、肺动脉导管、每搏量变异度（stroke volume variation，SVV）、脉搏压变异度（pulse pressure variation，PPV）等指标的测量来判断老年患者的容量状态。但上述容量监测指标因为需要有创动脉穿刺和对监测设备要求较高，主要用于大型手术及危重患者围术期 GDFT。近年来，下腔静脉（IVC）直径和 IVC 塌陷指数可以作为多学科、可靠的监测血管内容量评估指标。研究表明，相比于 SVV 受呼吸、潮气量及心律影响较大，无论在机械通气还是自主呼吸患者中，IVC 超声能较准确地预测老年患者容量状态及反应性。

四、术后注意事项

术后重点应放在快速恢复和尽量减少并发症上。这包括尽早恢复正常的饮水和食物摄入、充分的疼痛管理和早期活动。老年患者的恢复通常需要更长时间，但采用优化方案，重点是避免术后恶心呕吐（PONV）、疼痛和其他并发症，降低术后住院的可能。日间手术后意外入院的常见原因是术后出血、疼痛缓解不足、恶心呕吐。

（一）疼痛管理

术后疼痛应是日间手术术后管理的重点。因为疼痛不仅在感受上体验不好，还会引起或加剧其他形式的术后并发症。疼痛感知的改变、认知缺陷以及药代动力学和药效学的变化使老年患者接受到不适当的疼痛治疗。正确识别疼痛很重要，评估应反复进行。对于认知完整的患者，可以使用自我报告的疼痛量表，例如数字评分量表。如果患者有认知障碍，可以使用行为测量，例如经过验证的 Algoplus 量表（表 7-7）。由于老年患者的药代动力学和药效学发生了改变，无论使用何种镇痛药，都应仔细调整药物剂量，直至达到所需的反应。选择镇痛剂时，应考虑消除半衰期，尤其是在日间病房中，因为患者需要满足早日出院的要求。建议根据 WHO 建议的镇痛阶梯进行镇痛，从对乙酰氨基酚和 NSAIDs 开始。然而，NSAIDs 有许多禁忌证，例如肾功能损害和消化性溃疡病史。吗啡是常用的选择，也可以使用其他阿片类药物。但应避免使用曲马多，因为研究显示其谵妄的风险较高。加巴喷丁可与其他镇痛药联合使用，因为它可以减少阿片类药物使用。区域麻醉与镇痛药联合使用的多模式镇痛方案，可以减轻术后疼痛并具有减少阿片类药物使用的作用。此外，日间手术后的术后疼痛可能持续 3 天以上，对生活质量的影响可达 7 天以上。在老年日间手术中，镇痛药物的使用宣教和随访很关键，必要时应在出院时进行补救镇痛方案指导。

表 7-7　Algoplus 量表（无法口头交流老年人的急性疼痛评估量表）

对每项进行是或否的评价	是/否	
面部表情：皱眉、扭曲、逃避、咬牙、难以描述	是	否
眼神：无法集中、眼神空洞、冷淡或哀求的、流泪	是	否
声音：持续发出声音、呻吟、尖叫	是	否
体态：逃避畏缩、警惕、拒绝移动、僵硬的姿势	是	否
不典型行为：激动、有攻击性、抓住某物或某人	是	否

每项计 1 分，总计 5 分。超过 2 分，则疼痛需要处理。

（二）术后恶心呕吐

术后恶心呕吐会导致在麻醉恢复室的时间延长、意外再次入院以及患者满意度低。手术前应评估患者发生术后恶心呕吐（PONV）的风险，如果确定了风险因素，则应考虑预防。然而，与年轻患者相比，老年患者一般较少有 PONV。研究表明，5-HT$_3$ 受体拮抗剂可作为一线止吐用药，且不良反应少。如果治疗不充分，可以添加糖皮质激素，例如地塞米松。体弱患者应避免使用抗胆碱能止吐药。

（三）术后谵妄和认知障碍

术后谵妄（POD）多数在手术后几天出现，但也可见于全身麻醉苏醒后即刻或恢复的早期阶段，可持续至术后数天至数周。术后谵妄的特点是急性发作和注意力不集中，被归类为意识水平改变的多动或活动减退状态。POD 的危险因素包括接触医院环境、疼痛、感觉障碍、高龄和既往存在认知障碍。POD 的发生率因研究而异，从 17% 到 61% 不等。它与认知能力下降、住院时间延长以及死亡率增加有关。早期评估 POD 具有重要作用。谵妄可以通过谵妄评估量表来检测。药物干预对预防和治疗谵妄的作用有限，而多模式方法如早期活动、纠正感觉缺陷和充分控制疼痛是有效的。日间手术有利于预防 POD，因为患者可以早期活动，在家中迅速恢复正常的饮食摄入，较少接触医院环境，在家中拥有更好的睡眠质量。

延迟神经认知恢复（delayed neurocognitive recovery，DNR）的特点是认知能力下降，记忆力和注意力下降，可在术后几天出现，并可持续数月。DNR 的症状较难辨别，因此在出院前，DNR 通常不明显，可能只能通过比较术前和术后神经心理测试的结果而被发现。DNR 的风险因素包括高龄、合并症数量增加和某些特定类型的手术。一项研究报告称，在住院手术患者中，术后 7 天 DNR 的发生率约为 9.8%，日间手术患者约为 3.5%。针对 DNR，目前没有明确的治疗或预防策略。限制危险因素似乎是 DNR 最有效的预防手段，例如选择最微创手术和快速出院。

（四）术后低氧血症

在国内，麻醉恢复室（PACU）中有 10.02% 的患者发生了低氧血症，其中老年患者低氧血症的发生率为 22.9%；在国外，PACU 期间患者发生 1 次以上低氧血症的概率为 25%，其中全身麻醉后低氧血症发生率比区域阻滞高，多见于肥胖、老年人、身体条件状况差及大量输液患者。另有数据显示，从术后送到达 PACU 发生低氧血症的概率达到 19.12%；35%~55% 的成人患者在 PACU 期间至少发生 1 次低氧血症，约 69.8% 的低氧血症发生在转入 PACU 30 min 以后；由低氧血症导致 PACU 的插管率在 0.09%~0.19%。通过建立术后低氧血症风险评估模型可以为老年患者提供精准预测患者术后低氧血症发生率参考。

（五）随访

在接受日间手术的老年人出院之前，建议评估患者的社会支持和家庭医疗保健提供者的支持，安排随访。

五、展望

由于临床、流行病学、社会和经济、日间手术迅速发展等多重原因，接受日间手术的老年人将在不久的将来迎来爆发式的增长。这将给日间手术中心的麻醉医生、外科医生、护理人员带来挑战。医疗系统和社会服务也将面临这一挑战。老年群体的精准分类，微创麻醉的进展，外科技术的进步以及大数据、人工智能（artificial intelligence，AI）的辅助将是老年患者日间手术新的助力与风向标。

第三节　心脏病非心脏手术患者的麻醉管理

2019 年发布的《中国心血管健康与疾病报告》指出，中国心血管病患病率及死亡率仍处于上升阶段，推算我国心血管疾病人数约 3.3 亿，其中高血压患者 2.45 亿、冠心病患者 1100 万、心力衰竭患者 890 万、肺源性心脏病患者 500 万、先心病患者 200 万。而并存心脏疾病需接受非心脏手术的比例也逐年增多，该类患者术中及术后不良事件的发生及预后与围术期麻醉管理密切相关。因此，认识并理解围术期心脏疾病的风险因素，进行全面的术前评估、完善的术中管理并积极预防术后并发症，对改善施行非心脏手术患者的转归和预后具有重要意义。

一、术前评估及准备

（一）心血管事件总体评估

所有接受门诊及手术室外麻醉的心脏病非心脏手术患者，都应进行围术期心血管事件风险评估，该风险与疾病严重程度、外科手术类型和患者体能状态等有关。

1. 心脏危险性分层

心脏危险性分层见**表 7-8**。

表 7-8　心脏危险性分层

分层	危险因素
高危	□ 不稳定型冠状动脉综合征 □ 不稳定型或严重的心绞痛（加拿大心血管病学会心绞痛分级Ⅲ或Ⅳ级） □ 急性心肌梗死（1周以内）或近期心肌梗死（发生心肌梗死1周到1个月）同时伴有心肌缺血的危险因素 □ 失代偿的心力衰竭 □ 显著的心律失常 　A. 高位房室传导阻滞 　B. Ⅱ度Ⅱ型房室传导阻滞 　C. Ⅲ度房室传导阻滞 　D. 有症状的室性心律失常 　E. 室上性心律失常（包括心房颤动），伴随无法控制的室性心率（静息状态下室性心率大于100次/min） 　F. 有症状的心动过缓 　G. 新出现的室性心动过速 □ 严重的瓣膜疾病 　A. 严重的主动脉瓣狭窄（平均压力梯度大于40 mmHg，主动脉瓣口面积小于1.0 cm² 或有明显的临床症状） 　B. 严重的二尖瓣狭窄（进行性加重的劳累性呼吸困难，晕厥，或心力衰竭）
中危	□ 心脏病史 □ 代偿的或以前出现过心衰史 □ 脑血管疾病史 □ 糖尿病 □ 肾功能不全
低危	□ 高龄（≥70岁） □ 异常心电图（左心室肥大、束支传导阻滞、ST-T改变） □ 非窦性心律（心房颤动、起搏心律） □ 低运动耐量（<4 METs） □ 脑卒中史 □ 未控制的高血压（收缩压≥180 mmHg、舒张压≥110 mmHg）

2. 手术危险性分层

手术危险性分层见**表 7-9**。

表 7-9　手术危险性分层

分层	手术类型
血管手术 （心脏的风险＞5%）	□ 主动脉或其他大血管的手术 □ 外周血管的手术
中危 （心脏的风险在1%～5%）	□ 腹部或胸腔的手术 □ 颈动脉内膜剥离术 □ 头颈部手术 □ 矫形外科手术 □ 前列腺手术
低危 （心脏的风险＜1%）	□ 内镜手术 □ 浅表部位的手术 □ 白内障手术 □ 乳房手术 □ 门诊手术

3. 体能状态评估

体能状态评估见**表 7-10**。

表 7-10　体能状态评估

代谢当量	活动状态	代谢当量	活动状态
1 MET ↓ 4 METs	☐ 照顾自己 ☐ 吃饭、穿衣或上厕所 ☐ 在屋内或房屋周围散步 ☐ 在平地上以 3 ~ 4 km/h 的速度步行 1 ~ 2 个街区 ☐ 在屋内干一些轻体力的活，如打扫卫生或洗碗	5 METs ↓ > 10 METs	☐ 上楼或爬山 ☐ 在平地上以 6 km/h 的速度行走 ☐ 短距离的奔跑 ☐ 在屋内做一些重体力的活，如擦地板或搬动家具 ☐ 参加中等强度的娱乐活动，如高尔夫、保龄球、跳舞、打网球或打棒球 ☐ 参加剧烈的体育运动，如游泳、壁球、踢足球、打篮球或滑冰等

（二）常见特殊患者的评估

1. 抗血小板治疗患者的评估

越来越多的接受过或正在接受药物或物理治疗（如冠脉支架置入、起搏器置入等）的心脏病患者选择门诊及手术室外治疗。既往接受支架治疗的患者很可能正在接受抗凝治疗，一般需患者、心内科医生和外科医生充分权衡停用抗血小板治疗的利弊后，方可确定是否需要停用抗凝药。围术期 β 受体阻滞剂的停用与否也同样如此。推荐阿司匹林应在裸金属支架放置后使用 4 周或药物洗脱支架放置后使用 3 ~ 12 个月，除非阿司匹林造成严重出血事件。若患者服用嘌呤能 G 蛋白偶联受体 P2Y12 阻滞剂且需行手术治疗，除非有严重缺血事件，否则可考虑停用替格瑞洛或氯吡格雷 5 天或普拉格雷 7 天。

2. 近期心肌梗死或不稳定型心绞痛患者的评估

近期心肌梗死（4 周内）以及不稳定型或严重心绞痛患者围术期心血管事件风险极高。如果手术不可避免（例如紧急或急诊手术），以预防、监测和治疗心肌缺血作为麻醉目标尤为重要。美国心脏病学会/美国心脏协会（American College of Cardiology/American Heart Association，ACC/AHA）指南建议，新发心肌梗死的患者需等待 4 ~ 6 周后行择期非心脏手术。对于某些不稳定或严重心绞痛的患者，心脏病专家推荐在非心脏手术之前完成冠脉血运重建。

3. 起搏器安置患者的评估

对于安置起搏器的患者应在术前完成以下评估：确定电池寿命及起搏程序；了解设备对放置磁铁的反应；检查设备有无任何警示情况；明确患者是否为起搏器依赖型；最近 3 个月是否放置任何电极；最近设备调试时间（植入型心律转复除颤器/心脏再同步治疗半年 1 次，起搏器一年 1 次）；如使用电凝止血，在对起搏器核查前应进行监护；基于患者、设备、手术的围术期个体化推荐意见及诊疗方案。

（三）患者的选择

（1）当患者存在以下情况时考虑为高危患者，不适合行门诊及手术室外手术：不稳定性或严重心绞痛，两个月内发生过心肌梗死，失代偿性或新发的心衰，高度房室传导阻滞，有症状的心律失常，严重主动脉瓣或二尖瓣狭窄。该类患者还需要去内科进行相应的调整和治疗，待准备完全后行择期手术治疗。

（2）中危（稳定型心绞痛、陈旧性心肌梗死史、心衰已代偿、需胰岛素控制的糖尿病）及低危（75岁以下老人、心电图异常、肺功能中度低下、脑血管意外史、尚未控制好的高血压）患者，应详细评估患者一般情况以决定是否可行门诊及手术室外麻醉和手术。

（3）功能状态评估 > 7 METs，可行门诊及手术室外手术治疗；4～7 METs，可行中小手术治疗，如有大手术或者特殊手术，需要详细评估；< 4 METs，属于高危患者，暂缓手术，应完善进一步检查，明确心功能状态。

（四）术前准备

1. 完善的体格检查及实验室检查

术前体格检查及实验室检查对于心脏病患者与其他非心脏病行非心脏手术的患者相同，用以确认心脏病的存在及其严重程度。

1）症状体征

颈部有无颈静脉怒张、颈动脉杂音；胸部有无干/湿啰音、哮鸣音；心前区有无隆起、震颤、杂音、摩擦音、奔马律；腹部有无搏动性肿块、杂音、肝脏肝肿大、肝颈静脉回流征阳性；四肢有无发绀、杵状指（趾）、水肿等。

2）实验室检查

（1）常规血液检测：血常规、生化全套、凝血功能等项目用于心脏病行非心脏手术的患者。对于长期使用利尿剂治疗或肾功能不全患者，还特别需要关注相应的代谢指标，包括钠、钾、氯、二氧化碳、葡萄糖、尿素氮、肌酐等。

（2）脑钠肽（brain natriuretic peptide，BNP）或N端脑钠肽前体（N-terminal pro-brain natriuretic peptide，NT-proBNP）检测：年龄 ≥ 65岁、45～64岁有重大心血管疾病或改良心脏风险指数评分 ≥ 1的患者，建议进行BNP或NT-proBNP检测以提高围术期心脏风险评估。如果BNP > 92 ng/L 或 NT-proBNP > 300 ng/L，则判定患者风险较高，建议术后进行上述监测。

（3）肌钙蛋白：有心肌梗死症状或体征的心脏病患者建议检测肌钙蛋白水平，但不建议常规检查肌钙蛋白。高危患者在术前和术后48～72 h检测肌钙蛋白，年龄大于65岁或18～64岁且有显著心血管疾病或术前BNP或NT-proBNP阳性的患者，推荐术后每日肌钙蛋白检测至2～3天。

（4）心电图：对缺血性心脏病或心律失常患者，尤其是心血管不良事件风险中到高度的患者，常规进行术前静息状态12导联心电图。

（5）左心室功能评估：对于不明原因的呼吸困难患者或出现逐渐加重的呼吸困难或其他临

床状态改变的心力衰竭患者，都应进行围术期左心室功能的评估。对于既往有左室功能障碍但临床情况稳定、1年内未进行过左室功能评估的患者，可考虑行左室功能评估。

（6）运动试验：对于心脏风险高危但患者体能状态极好（＞10 METs）的患者，无需进一步的运动试验和心脏影像学检查；对于心脏风险高危但患者体能状态未知的患者，如果评估结果会改变治疗方案，应进行运动试验评估心功能情况；对于患者体能状态未知、需进行高心脏风险手术的患者，可以考虑行心肺运动试验；对于心脏风险高危但体能状态中至好（≥4 METs且＜10 METs）的患者，可无需进一步的运动试验和心脏影像学检查。对于心脏风险高危且体能状态差（＜4 METs或未知）的患者，如果评估结果会改变治疗方案，可进行运动试验和心脏影像学检查来评估心肌缺血的情况。

（7）无创负荷试验：对于非心脏手术心脏风险高危且体能状态差的患者（＜4 METs），如果试验结果会改变治疗方案，应进行无创负荷试验（如多巴酚丁胺负荷超声心动图或药物负荷心肌灌注成像）。对于心脏风险低危的非心脏手术的患者，常规使用无创负荷试验筛查是无效的。

（8）围术期冠状动脉造影：如果根据现有的临床实践指南有血运重建的适应证，非心脏手术前可行血运重建；如果仅为减少围术期心脏事件，不推荐非心脏手术前预防性进行冠脉血运重建，因其并不能减少术后心脏并发症发生率。

2. 合理的术前用药

1）β受体阻滞剂

术前已经服用β受体阻滞剂的缺血性心脏病患者应继续服用常规剂量，包括手术当日清晨和整个围术期，以尽量减少心动过速或局部缺血。不建议预防性使用β受体阻滞剂，除非心脏病专家会诊后认为有明确适应证。

2）他汀类药物

术前已服用他汀类药物的患者应在整个围术期内继续服用。需要他汀类药物治疗但未开始服用的患者（如冠心病患者），建议其术前开始他汀类药物治疗。

3）阿司匹林

对于大多数服用阿司匹林进行一级或二级心血管疾病预防的患者，剂量将维持到非心脏手术术前5～7天，并在围术期大出血风险解除后重新开始治疗。

对特定类型的外科手术（如颈动脉、末梢血管或心脏手术）和经皮冠状动脉介入治疗术后接受双重抗血小板治疗（阿司匹林＋P2Y12受体阻滞剂，如氯吡格雷、普拉格雷、替格瑞洛）的患者，围术期阿司匹林治疗方案是不同的：

（1）颈动脉手术：推荐阿司匹林用于症状性和无症状的颈动脉内膜切除术（carotid endarterectomy，CEA）患者，建议在CEA之前开始服用阿司匹林并在无禁忌证的情况下继续服用。对阿司匹林过敏的患者，氯吡格雷可用作替代药物。

（2）外周血管手术：对于其他部位动脉粥样硬化斑块（如下肢）的患者，任何使用抗血小板药物或添加其他抗血栓药物的决定，都需要基于双重抗血小板治疗或三重抗血栓治疗适应证的个体化决策。

（3）心脏手术：所有心血管疾病患者均应终生接受阿司匹林预防缺血性心血管事件。对于新诊断心血管疾病（尚未服用阿司匹林）的患者，术前开始阿司匹林治疗应个体化，应权衡手术延迟时间、手术出血风险以及术前启动药物治疗的潜在风险。

（4）经皮冠状动脉介入治疗：对于植入药物洗脱支架或裸金属支架后初始4~6周但需要行紧急非心脏手术的患者，应继续双联抗血小板治疗，除非出血的相对风险超过预防支架内血栓形成的获益。对于置入冠脉支架但必须停止P2Y12受体阻断剂才可以手术的患者，在可能的情况下推荐继续使用阿司匹林，术后应尽快开始P2Y12受体阻断剂治疗。

4）血管紧张素转换酶抑制剂（ACEI）和血管紧张素受体阻断剂（ARB）

ACEI与ARB可能引起围术期低血压，建议手术当天早晨暂停用药。如果患者血流动力学不稳定、血容量不足或肌酐急性升高，则也需暂停ACEI和ARB。

5）可乐定

长期服用可乐定的患者应继续服用，突然停药可能会诱发反弹性高血压。

6）其他心血管药物

大多数其他长期服用的心血管药物，如钙通道阻滞剂、地高辛和利尿剂等，建议围术期继续使用。

二、术中管理

（一）麻醉前用药

患者术前常伴有焦虑或疼痛等负面情绪或体验，可引起心动过速和高血压，不仅干扰了麻醉和手术的顺利进行，而且增加了围术期心血管不良事件的发生风险，影响患者的转归和预后。对于该类患者，可在严密监护下于麻醉前30~60 min给予咪达唑仑1~4 mg以缓解术前焦虑，和（或）给予小剂量的阿片类药物（如芬太尼25~50 μg）治疗术前疼痛。但应注意的是，咪达唑仑可引起血压和心排出量的轻微下降，对于血容量不足的患者和老年患者要减量或避免使用；也要注意避免芬太尼的呼吸抑制作用。

（二）麻醉方式的选择

麻醉方式的选择主要取决于手术要求及患者的意愿，但应优先选择区域阻滞或椎管内麻醉。椎管内麻醉和区域阻滞麻醉技术联合或替代全身麻醉，可以通过改善术后镇痛和阻断心脏交感神经纤维以减轻应激诱发的心率增快。但对于目前接受抗凝药物或抗血小板治疗（除外单独使用阿司匹林）的患者，存在发生硬膜外血肿的风险，故不建议进行椎管内穿刺或置管。对于留置硬膜外导管的患者，在穿刺或置管至少1 h后术中可以使用普通肝素，但应在患者凝血功能恢复数小时后拔除硬膜外置管。

（三）术中监测

除基本监测外，需要有创动脉压力监测，避免低血压处理滞后，同时可抽取动脉血行血气分析，及时纠正内环境紊乱。重症及长时间的手术需要中心静脉置管，动态观察中心静脉压的变化，并通过中心静脉泵注血管活性药。可考虑使用微创血流动力学监测手段如 FloTrac、Most-Care 等监测。不推荐应用肺动脉导管监测心肌缺血，除非合并严重心功能不全接受高危手术的患者可酌情考虑。推荐术中经食管超声心动图（transesophageal echocardiography，TEE）用于接受中高危手术的全麻患者，对于不明原因的持续性循环紊乱，建议采用 TEE 进行鉴别诊断。

（四）术中管理要点

无论何种心脏类疾病，应遵循以下原则：避免心肌缺氧，保持心肌氧供需平衡；保持适当前负荷，避免血压剧烈波动；避免诱发各种心律失常；加强监测及时发现和处理并发症等。

1. 局麻或麻醉性监护

该类患者术中管理的关键问题是避免疼痛和（或）焦虑引起的心动过速和高血压，此类血流动力学改变可增加心肌氧耗和（或）减少心肌氧供。因此，可以给予小剂量短效药物（例如咪达唑仑、阿片类药物、丙泊酚或右美托咪定）以提供镇痛、抗焦虑和（或）镇静作用。但应连续监测，防止低血压、呼吸抑制的发生。

2. 椎管内麻醉

椎管内麻醉由于产生交感神经阻滞从而降低心脏的前负荷，导致低血压的发生，因此对存在血容量不足或有心力衰竭、心脏舒张功能障碍的患者应谨慎实施。椎管内麻醉前可适当补液以防止低血压，同时应注意避免过量输注，严密监测患者对补液的血流动力学改变和临床反应。必要时可辅助使用 α_1 受体激动药，如去氧肾上腺素和（或）兼有 α 和 β 受体激动作用的直接/间接拟交感胺（如麻黄碱）以维持血流动力学稳定。

3. 全身麻醉

（1）麻醉诱导：麻醉诱导的目标包括无意识、减轻插管和手术刺激所致的血流动力学改变，同时避免血流动力学改变所致心肌氧供需失衡。应选择速效、短效药物（如依托咪酯或缓慢给予小剂量丙泊酚）复合小剂量阿片类药物（如芬太尼）或利多卡因表面麻醉，以减轻喉镜置入、气管插管或置入喉罩时的交感神经反应。此外，应用肌松药有助于喉镜置入。氯胺酮可产生拟交感神经兴奋作用，导致心率、血压升高，故缺血性心脏病患者应避免使用。

（2）麻醉维持：全身麻醉的维持应根据手术需要和患者病情综合考虑，可采用吸入麻醉或全凭静脉麻醉。在大多数患者中，通常可选择以挥发性麻醉药（如七氟烷、异氟烷或地氟烷）为主，复合阿片类药物和（或）其他麻醉药物（如丙泊酚、肌松药）以达到取长补短的最佳麻醉效果。

（3）麻醉苏醒：全麻苏醒期间，疼痛以及气管拔管操作可刺激交感神经，引起心动过速和高血压，导致心肌缺血。因此，在患者全麻苏醒前应优化镇痛；在苏醒和拔管过程中可适时适量地应用 β 受体阻滞剂（如艾司洛尔、拉贝洛尔或美托洛尔）、血管舒张剂（如拉贝洛尔、尼卡地平或硝酸甘油），维持患者血流动力学平稳。

4. 术中血压管理

1）术中目标血压

（1）接受中高危手术尤其老年患者和（或）合并冠心病者，建议采用有创动脉测压。

（2）推荐术中血压波动幅度不超过基础血压的 ±20%。

（3）老年患者及合并颈动脉狭窄患者，适当维持较高的血压。

（4）术中控制血压要考虑患者其他系统合并症情况，如合并症如冠心病或心脏瓣膜病变等，需要考虑心脏疾患对血压管理的特殊要求。

2）术中低血压的处理

不恰当的低血压会进一步增加高血压患者围术期脑卒中、心肌梗死的发生风险。低于上述目标血压时应及时干预，常采取的方式有：改变体位、补充血容量、应用血管活性药物等。如术前有心功能不全，应酌情使用多巴胺辅助处理。在寻找低血压原因的同时可对血压不满意者先行处理低血压，首选缩血管药物。

3）术中高血压的处理

当血压急剧升高超过基础血压 30% 时应即刻处理，在保证麻醉深度足够的基础上应用降压药物行降压治疗，但应注意严格控制剂量及速度，防止低血压的发生。常用药物有：① α_1 受体阻滞剂（如乌拉地尔）；② 钙离子通道阻滞剂（如尼卡地平）；③ β 受体阻滞剂（如艾司洛尔、美托洛尔）；④ 硝酸酯类药物（如硝酸甘油）。

5. 术中液体管理

优化的液体管理是心脏病患者术中管理的重要组成部分。总体原则是：术前避免使患者处于脱水状态；术中维持体液内环境稳态；避免因液体负荷或灌注不足引起的器官功能障碍。对于低、中风险手术的患者，采用非限制性补液；对于老年、经治疗后病情稳定的 ASA Ⅲ 级患者，推荐使用目标导向的液体管理策略。可适当使用 α_1 受体激动剂。晶体和胶体均可用于门诊及手术室外麻醉患者的围术期补液，晶体推荐使用平衡盐溶液。

6. 心律失常的治疗

围术期发生心律失常在心脏病患者中并不少见，因此，对于心脏病患者整个围术期都应进行严密的心电监测。常见的心律失常有室性早搏、心动过速、心动过缓、心房颤动、心室颤动等，处理原则如下。

（1）首先应确诊各类心律失常，再寻找其发生的原因及相关诱因。

（2）对严重而危及生命的心律失常应迅速处理，避免其恶化，包括多源性室性早搏、室性早搏 R-on-T 现象、室性心动过速、Ⅲ度房室传导阻滞及室率缓慢的Ⅱ度房室传导阻滞和室颤等。

（3）应重视伴明显血流动力学改变的心律失常的处理，维持正常窦性心律或适宜的心室率。

7. 术中体温管理

低体温的不良反应如寒颤将增加心肌氧耗，有导致心肌缺血的风险，故围术期应避免低体温的发生。可采取的措施有：液体应加温后输注，保温毯及空气加温设备用于预防患者低体温。

三、术后管理

（一）循环监测

大多数非心脏手术患者的心血管事件发生在术后，故心脏病患者非心脏手术后也应继续加强监测，持续监测心电图及血压，及时发现并处理心肌缺血、心律失常和低血压，防止心肌梗死等严重并发症。

（二）疼痛管理

围术期有效的疼痛管理可消除应激及其相关的不良血流动力学波动。提倡多模式镇痛，如硬膜外镇痛、神经阻滞、伤口局麻药浸润等，同时静脉或口服使用镇痛药辅助。对于心肌缺血的患者，要避免使用 NSAIDs（包括 COX-2 抑制剂）。

（三）药物管理

术前进行抗栓桥接的患者，术后尽可能在 24 ~ 72 h（最好 48 h）恢复双抗治疗。采用低分子肝素桥接者，术后继续低分子肝素治疗，术后 24 ~ 72 h 无活动性出血时，尽早恢复双联抗血小板治疗，停用肝素。患者恢复胃肠功能后尽可能早期恢复术前口服降压药如 β 受体阻滞剂，排除低血容量后即可加服 ACEI 和 ARB 类药物。

总之，术后循环管理、疼痛控制、药物管理等都是术后关注重点，同样需要麻醉医生、外科医生及心脏病专家共同会诊，以利安全度过围术期。

第四节　糖尿病患者的麻醉管理

糖尿病作为威胁人类健康的三大慢性非传染疾病之一，以其高患病率、高致残率和高致死率成为全球面临的严重健康问题。中国糖尿病患病人数居世界第一，根据 2020 年发布的流行病学数据，中国成年人总糖尿病患病率为 12.8%，估计糖尿病患者总数为 1.298 亿（男性为 7040万，女性为 5940 万）。

糖尿病患者长期的高血糖状态可引起全身组织及器官的病变，尤以广泛的微血管病变最为突出，可导致视力减退或失明、肾功能衰竭、心肌病及心肌梗死、脑卒中等；当累及自主神经系统时可表现为静息状态下心动过速、麻醉状态下对低容量的代偿能力差，易发生体位性低血压甚至心搏骤停；累及周围神经时可致肢体麻木等。大量证据表明，围术期血糖异常（包括高血糖、低血糖和血糖波动）增加手术患者的死亡率，增加感染、伤口不愈合以及心脑血管事件等并发症的发生率，延长住院时间，影响远期预后。因此，合理的血糖监测和调控是围术期管理的重要组成部分，应当得到重视。针对糖尿病患者，术前应了解病情，充分进行术前评估和准备，选择适当的麻醉方法和麻醉用药，才能保证患者平稳、安全地度过围术期。

一、术前评估与准备

糖尿病患者围术期的主要风险多来源于术前既已并存的、由长期高血糖状态所引起的慢性脏器功能损害所致的并发症，如心血管疾病、肾功能不全、神经系统疾病等。因此，除需重视患者本身糖尿病的控制情况外，还应重视脏器功能的术前评估和治疗，以保证患者处于最佳的术前状态。

（一）术前评估

（1）血糖控制水平。有研究表明，术前良好的血糖控制与术后并发症风险较低密切相关。糖化血红蛋白（glycosylated hemoglobin，HbA1c）反映采血前3个月的平均血糖水平，可用于术前筛查糖尿病和评价血糖控制效果。尽管美国糖尿病学会建议大多数非妊娠糖尿病患者的HbA1c控制目标 < 7%，但2018年美国医师学会将该指标放宽至7% ~ 8%，理由是研究表明HbA1c < 7%的强化血糖控制对微血管和大血管并发症的改善作用微乎其微。我国围术期血糖管理专家共识建议，既往已有明确糖尿病病史的患者，HbA1c ≤ 7%提示血糖控制满意，围术期风险较低。

（2）抗糖尿病治疗的类型和剂量（如口服抗糖尿病药、胰岛素等），低血糖的表现和症状发生时的血糖水平及发生频率，以及有无酮症酸中毒和高渗性非酮症昏迷等病史。

（3）关注患者自身了解和管理糖尿病的能力，将有助于指导围术期的治疗目标。

（4）糖尿病患者有患多器官疾病的风险，最常见的有肾功能不全、卒中、外周神经病变、自主神经紊乱以及心脑血管疾病等，故应注重评估心脑血管、肾脏和神经系统等器官损伤情况。

（5）考虑手术延期或暂时推迟取决于手术适应证、血糖控制差和（或）糖尿病耐受性差。例如，复发性胸痛或新的心电图征象可能会导致手术推迟并建议对患者进行其他评估；近期HbA1c < 6%或 > 8%可能会导致手术推迟，或至少提供进一步建议等。

（二）术前准备

（1）糖尿病患者手术当日停用口服降糖药和非胰岛素注射剂。磺脲类和格列奈类口服降糖药可能造成低血糖，术前应停用至少24 h；二甲双胍有引起乳酸酸中毒的风险，肾功能不全者术前停用24 ~ 48 h。停药期间监测血糖，使用常规胰岛素控制血糖水平。无须禁食、禁水的短小局麻手术可保留口服降糖药。

（2）入院前长期胰岛素治疗者，方案多为控制基础血糖的中长效胰岛素联合控制餐后血糖的短效胰岛素皮下注射。短小门诊手术者，手术当日可保留中长效胰岛素，剂量不变或减少1/3 ~ 1/2，停用餐前短效胰岛素。

（3）建议正常饮食患者术前控制餐前血糖 ≤ 7.8 mmol/L，餐后血糖 ≤ 10.0 mmol/L。手术风险越高，术前血糖控制达标的重要性越强；术前血糖长期显著增高者，围术期血糖不宜下降过快。有研究指出，与维持围术期血糖 < 10.0 mmol/L 相比，将血糖控制在 < 7.8 mmol/L 没有任何益处。因此，应当综合评估风险，合理选择手术时机，推荐围术期血糖控制在7.8 ~ 10.0 mmol/L。

（4）避免术前不必要的长时间禁食，糖尿病患者择期手术应安排在当日第一台进行。禁食期间注意血糖监测，必要时输注含糖液体。由于术前精神紧张应激，手术患者发生低血糖的风险低于普通住院患者。

二、术中管理

（一）麻醉方式的选择

手术刺激可引起机体应激反应增强而使血糖升高，而精神紧张、疼痛、出血、缺氧及二氧化碳蓄积等可加重患者的应激反应，从而加重患者高血糖反应。所以，应选择理想的麻醉方式以有效地减少应激反应，避免影响机体代谢。

一般来说，局部麻醉、神经阻滞、椎管内阻滞等区域麻醉对机体的应激反应影响较小，可根据手术部位和范围并结合患者状态及意愿择优选用。对糖尿病患者而言，区域麻醉的潜在优势有：保护气道、避免误吸、减少术后恶心和呕吐、减少对胰岛素注射的依赖、促进早期功能恢复、减少阿片类药物用量、缩短住院天数等。但同样也有以下劣势：存在糖尿病神经病变的神经刺激阈值更高、对局麻药更敏感、对局麻药诱导的神经毒性更敏感、容易遭受置管相关性感染等。

与区域麻醉比较，全身麻醉特别是吸入性麻醉药刺激血糖升高的作用更显著，但目前并没有证据证明糖尿病患者必须首选区域麻醉。

（二）麻醉药物的选择

苯二氮䓬类药物咪达唑仑可减少皮质醇和胰岛素分泌、增加生长激素产生，但常规剂量下此种作用微乎其微；依托咪酯可抑制肾上腺皮质激素的分泌，从而减弱机体对围术期血糖的调节，诱导剂量丙泊酚对糖尿病患者无不良反应；吸入麻醉药如恩氟烷、异氟烷等可抑制机体对胰岛素的敏感性，并且这种抑制作用呈剂量依赖性；阿片类药物可有效抑制交感神经系统和下丘脑垂体轴功能，抑制围术期代谢激素的分泌，有利于糖尿病患者术中的血糖控制；地塞米松常用于预防术后恶心、呕吐，可升高血糖水平，使用其他糖皮质激素、儿茶酚胺类药物、生长抑素和免疫抑制剂也可能造成血糖增高。

（三）麻醉期间的管理

1. 血糖管理

手术及麻醉等各种应激性刺激使得临床上难以将血糖控制在较窄范围，术中血糖易出现波动。血糖 ≤ 3.9 mmol/L 时每 5 ~ 15 min 监测一次直至低血糖得到纠正。血糖 > 10.0 mmol/L 时开始胰岛素治疗。持续静脉泵注胰岛素有利于减少血糖波动，糖尿病患者以及术前已经使用静脉胰岛素的患者在术中首选持续静脉泵注胰岛素。应激性高血糖的患者可选择单次或间断静脉推注胰岛素，如血糖仍高，则予持续泵注。通常使用短效胰岛素加入生理盐水，浓度 1 U/ml 配泵，避免发生低血糖病情稳定的门诊手术患者，如手术时间 ≤ 2 h，在入院后和离院前分别监测一次血糖。

2. 液体管理

术中一般不输注含糖液体，以免出现高血糖，可选择复方林格氏液或生理盐水；若需输注葡萄糖液时，应根据患者血糖水平按一定比例同时输注胰岛素，建议液体中按糖（g）：胰岛素

7

（U）=（3～4）：1的比例加用胰岛素中和。

3. 麻醉管理

合并心脏疾患或自主神经功能异常的患者对麻醉药、血管扩张药较敏感，循环容量不足，失血时易出现血压下降且程度较重；另一方面，患者对手术操作等刺激敏感性增加，当刺激较强或应用某些血管活性药物时，易出现较剧烈的循环反应。因此，应该维持适当的有效循环血量，保证足够的麻醉深度，麻醉操作应轻柔，尽量避免血流动力学的剧烈波动。

三、术后管理

（一）术后早期管理

（1）术后因疼痛应激、感染、肠内外营养液输注，是血糖波动的高危时期，也是血糖管理的重要时期。

（2）术中持续静脉泵注胰岛素者，建议术后继续泵注 24 h 以上。机械通气和应用血管活性药物的患者容易出现血糖波动，胰岛素应静脉泵注。

（3）病情稳定后过渡到皮下注射胰岛素。根据过渡前静脉泵速推算皮下胰岛素剂量。皮下注射和静脉泵注应有 2 h 左右的重叠，便于平稳过渡。积极预防术后恶心、呕吐，尽早恢复正常饮食，根据进食情况逐步增加餐前短效胰岛素剂量。

（二）出院前准备

（1）长期胰岛素治疗的患者在出院前 1～2 天恢复原有方案。

（2）饮食正常、器官功能稳定后，如无禁忌证，可恢复口服降糖药。二甲双胍在肾功能稳定后加用，并且不早于术后 48 h。

（3）对于围术期新发现的糖尿病患者以及调整了治疗方案的患者，应进行出院前宣教，安排内分泌科随诊。

（4）门诊手术术后监测直至排除低血糖风险后方可离院。皮下注射速效胰岛素 1.5 h 内、常规胰岛素 3～4 h 内有发生低血糖的危险。离院途中应随身携带含糖饮料。常规降糖治疗需推迟到恢复正常饮食以后。

第五节　肥胖患者的麻醉管理

WHO 将肥胖定义为"可损害健康的异常或过量脂肪积累"，通常采用体重指数（BMI）来明确肥胖并对其进行分级。成人 BMI 25.0～29.9 kg/m² 被定义为超重，BMI ≥ 30 kg/m² 则定义为肥胖，BMI ≥ 40 kg/m² 则称为病态肥胖。

肥胖与糖尿病、心血管疾病、肾脏疾病、哮喘、骨关节炎、慢性背痛、脑卒中和多种癌症等的发生密切相关。根据国家卫生健康委员会发布的《中国居民营养与慢性病状况报告（2020）》数据，我国成年居民超重肥胖超过50%，6～17岁的儿童青少年接近20%，6岁以下的儿童达到10%，其中肥胖率分别为16.4%、7.9%、3.6%，整体呈现出"超重肥胖上升速度较快、流行水平较高、全人群均受影响"的态势。由此可见，肥胖在我国也已成为重大的公共卫生问题。

肥胖患者特殊的病理生理特点及既有的并存疾病，无论进行何种手术，其围术期并发症的发生率和死亡率均较正常体重者显著升高，为确保该类患者能够在门诊及手术室外麻醉手术后获得最佳转归及预后，对所有肥胖患者都应进行全面的术前评估、精细的术中管理及术后并发症的防治等。

一、术前评估与准备

（一）患者选择

对于肥胖患者（包括睡眠呼吸暂停患者），在决定进行门诊及手术室外麻醉前应考虑其并存疾病及优化、实施麻醉的类型（即监测麻醉、区域麻醉或全身麻醉）、手术过程的风险水平和术后并发症的预防等。

（1）BMI < 40 kg/m² 的肥胖患者，如术前没有基础疾病，或者虽有基础疾病但控制良好，已行优化治疗，可以进行日间手术。

（2）BMI 40～50 kg/m² 的肥胖患者，需全面评估患者的心肺等各脏器功能，同时全面考虑患者的手术麻醉方式及围术期风险等，经讨论后决定是否适合进行日间手术。

（3）BMI > 50 kg/m² 的患者，无法行日间手术治疗，应经过完善的评估与准备，住院行择期手术治疗。

（二）术前准备

1. 病史采集及体格检查

包括患者的生命体征（包括血压、心率、呼吸频率、SpO_2、体重指数）；心肺系统状态；有无高血压、肺动脉高压、心肌缺血等病史及症状；详细了解患者的活动度及对体位改变的适应能力等。

因减重药物或方法可能会导致电解质异常、维生素缺乏、营养不良、贫血和心肺疾病等，并且部分新型减肥药具有一定的拟交感作用和（或）内源性儿茶酚胺耗竭作用，故肥胖患者使用的减重药物需引起麻醉医师的重视。应了解患者入院前6个月内及住院期间的用药史，尤其是否服用减肥药物及采用其他减肥策略。此外，还应了解空腹血糖、糖耐量水平，如果发现有糖尿病或酮血症，应该在手术前给予治疗；还应询问患者是否有食管反流症状，可辅以 H_2 受体阻滞药及抗酸药，以减少空腹时的胃液容积及 pH 值等。

2. 气道评估

肥胖是面罩通气困难、声门上气道装置放置失败和紧急困难气道的独立危险因素，因此需严格评估患者的气道条件，如颈围的大小、头后仰度、枕寰活动度、颞颌关节活动度、舌体大小、张口度等，以及了解患者既往有无麻醉史、困难气道病史等。

3. 阻塞性睡眠呼吸暂停

对怀疑有阻塞性睡眠呼吸暂停（OSA）可能的患者进行评估，回顾既往麻醉过程中有无困难气道病史、高血压或其他心血管疾病以及先天性或获得性疾病。了解有无夜间打鼾、呼吸暂停、睡眠中觉醒以及日间嗜睡等病史。据统计，40%～90%的肥胖者受到OSA的影响，美国麻醉和睡眠医学协会《成人阻塞性睡眠呼吸暂停患者术前筛查和评估的指南》推荐使用STOP-Bang量表、围手术期睡眠呼吸暂停预测（perioperative sleep apnea prediction，P-SAP）、柏林问卷、美国麻醉医师协会（ASA）检查表等筛查工具作为术前筛查疑似OSA患者的工具，并认为对于术前评估为OSA高危的患者，目前尚无证据支持应取消或推迟手术，除非发现进一步未治疗的系统性疾病或通气/气体交换障碍。当疑似或确诊OSA时，应特别关注是否存在进一步的心肺疾病，如肥胖低通气综合征等，并进行术前优化治疗。

4. 实验室检查

没有证据表明术前常规检测血红蛋白水平、白细胞计数或肌酐水平对肥胖患者的价值。由于典型的心血管危险因素，如空腹高胰岛素血症、C反应蛋白水平、血脂异常和空腹血糖受损水平的患病率增加，肥胖患者可考虑术前常规进行这些情况的筛查。高危患者术前可考虑行NT pro-BNP或BNP检测。

5. 心电图

考虑到左心室肥厚风险的增加是身体质量增加的生理反应，心电图改变可以在大多数肥胖患者中发现。此外，肥胖症患者发生心房颤动的风险增加，可在夜间发作，可能与未经治疗的OSA有关。同样，复杂而全面的病史记录，以及有意识地询问在体力活动中出现的特定症状，是检测未确诊的心房颤动患者的关键。如果患者有一个或多个心脏危险因素或显示心血管疾病的临床体征，或拟实施高危手术或虽为中风险手术但患者功能状态较差，都应进行心电图检查。

6. 肺功能检查

鉴于肥胖患者的呼吸受到肺功能参数、气体交换、呼吸肌力和协调性多种变化的影响，与正常体重患者相比，肥胖患者存在更高的围术期肺部并发症的发生风险。但没有证据表明需对肥胖患者常规进行肺功能测定，目前的证据多支持对阻塞性睡眠呼吸暂停或其他呼吸症状患者进行肺功能测定。

7. 超声心动图

虽然无文献显示术前常规超声心动图对肥胖患者有积极的预测价值，但由于肥胖患者的呼吸或生物力学损伤可能会阻碍对功能容量的评估和代谢当量的测量，因此可以考虑进行超声心动图评估。

二、术中管理

标准麻醉方案可能不适用于肥胖患者。门诊及手术室外麻醉需要制订详细的计划，仔细地考虑如何进行术中管理。

（一）麻醉方式的选择

对于肥胖患者，尤其是 OSA 患者，区域麻醉优于全身麻醉，因其可以避免潜在的气道和呼吸问题，并且可以改善患者的术后疼痛控制，减少术后阿片类药物的使用，从而降低药物引起的呼吸抑制等不良反应。然而，对于肥胖患者实施区域麻醉可能存在实施难度大、失败率高等问题。对于阻滞不完全的区域麻醉，如果考虑复合镇静，则程度应保持在较低限度；对于阻滞失败的区域麻醉，则应考虑实施全身麻醉。对于特殊手术类型（腹腔镜/开胸等）、持续时间较长的俯卧位或有必要进行控制通气的手术，全身麻醉应是首选。

（二）麻醉诱导

在全身麻醉诱导前，肥胖患者的最佳体位至关重要。目前研究认为，头高体位改善了直接喉镜时的喉部暴露，支持在 25°～30° 倾斜体位和反 Trendelenburg 体位对肥胖患者进行麻醉诱导以获得较长耐受呼吸暂停时间。在此基础上，充分的预充氧同样至关重要，仅对肥胖患者通过密封良好的面罩进行 3 min 或 4 min 的肺活量呼吸可能不够，可采用诸如鼻咽补充吸氧、半坐位、持续气道正压、呼气末正压和压力支持通气等方式予以辅助支持。肥胖患者是胃食管反流病发生的高危人群。有研究表明，快速序贯诱导对于除肥胖或睡眠呼吸暂停综合征外无反流危险因素的禁食择期手术患者没有益处。因此，快速序贯诱导仍然是可行的用于肥胖患者的麻醉诱导策略。

（三）麻醉维持

1. 麻醉药物的选用

肥胖患者麻醉药物的选择与正常体重者相似，但还应考虑由于肥胖患者体内脂肪含量相对较高，因而高脂溶性药物（如巴比妥类和苯二氮草类药物）的表观分布容积明显增加。一般用于估算肥胖患者麻醉药物剂量的指标包括体重指数（BMI）、理想体重（ideal body weight，IBW）、瘦体重（lean body weight，LBW）、总体重（total body weight，TBW）、IBW 百分比、体表面积（BSA）、调整体重和预测正常体重等。对于低度或中度脂溶性的药物，可根据 IBW 或 LBW 计算。由于肥胖患者增加的体重中约 20%～40% 是由 LBW 增加所致，故这两种方法的结果是不一样的。在按 IBW 计算的水溶性药物剂量基础上再加上 20%，一般足以补偿增加的 LBW。

丙泊酚是一种高度亲脂性的静脉麻醉药，其具有快速起效、快速恢复的特性，是目前最常用的麻醉诱导和维持药物。研究发现，在病态肥胖患者中以 LBW 计算得出丙泊酚麻醉诱导用药量比 TBW 计算得出的要少，但产生的麻醉效果相当，提示 LBW 是一种更好的计算丙泊酚麻醉诱导剂量的指标。依托咪酯和丙泊酚的药代动力学相似，是一种常用于血流动力学受损患者的静脉麻醉药，多被推荐由 LBW 计算用药量用于肥胖患者；但也有研究建议，使用 IBW 计算依托咪酯用药量用于病态肥胖患者优于 TBW。

芬太尼和舒芬太尼是麻醉中最常用的阿片类镇痛药，肥胖患者分布容积增加，导致药物的消除半衰期增加，提示在按照 IBW 给药时，应减少输注或维持剂量，同时为避免呼吸抑制也应酌情减量。瑞芬太尼在肥胖和消瘦患者的药代动力学无明显差异，故可根据 LBW 或 IBW 计算其用药剂量。

肌松药的药代动力学更多趋于一致。非去极化肌松药的极化和亲水性可能限制其分布容积。与非肥胖患者相比，维库溴铵如以 TBW 计算给药，肥胖患者从肌松效应中恢复的时间要延长约 60%；肥胖者和正常人如以 IBW 给药，则分布容积、总清除率和消除半衰期是相同的，故建议以 IBW 为基础给药，可预防和避免肥胖患者用药量过多。有研究指出，肥胖患者以 TBW 给予罗库溴铵不仅给药剂量大而且作用时间约是 IBW 的两倍，故建议以 IBW 计算罗库溴铵给药量，可避免肌松药作用时间的延长。顺阿曲库铵的药代动力学与阿曲库铵相似，其通过霍夫曼降解被消除，可避免组胺释放，通常用于肝肾功能障碍的患者。肥胖患者中顺阿曲库铵若以 TBW 指导给药也会能导致作用时间延长。因此，应用非去极化肌松药时，为了避免作用时间的延长，可考虑以 IBW 指导给药。

异氟烷是亲脂性最高的常用吸入麻醉药，理论上讲，肥胖会导致脂肪组织对异氟烷的吸收增加，使得从麻醉中苏醒的时间延迟，但有研究发现，在持续 2～4 h 的手术中，0.6 MAC 时，肥胖患者和非肥胖患者的苏醒时间没有显著差异。而地氟烷是亲脂性最低的吸入麻醉药，其苏醒时间较异氟烷缩短，且肥胖患者与非肥胖患者之间的苏醒时间也没有显著差异，较适合于肥胖患者的麻醉。与地氟烷相似，七氟烷的亲脂性也较低，在肥胖患者中，七氟烷的苏醒时间也没有明显差异。

2. 呼吸管理

由于肥胖患者自主呼吸做功增加，首选气管插管作为气道管理的方式。声门上气道装置（如喉罩）可考虑用于经过严格筛选的且行短小手术的肥胖患者，但在术中仍应保持高度警惕气道通畅与否，如果需要可改行气管插管。病态肥胖患者全麻术中存在明显的氧合功能下降，表现为动脉血氧分压低于非肥胖患者，而肺泡动脉氧分压显著升高。许多患者采用 40% 的吸入氧浓度尚不能维持较理想的氧合，原因与仰卧位和机械通气使患者的功能残气量进一步下降以及肺内分流量显著增加有关。较大潮气量（12～20 ml/kg）通气方式虽可使患者功能残气量增加，但并未显著改善患者的氧合功能，而由此带来的肺顺应性下降、通气阻力增加、肺实质的过度牵拉损伤以及对循环功能抑制等不良反应较为显著。因此，一般认为肥胖患者术中采用过大的潮气量是不必要的。目前关于通气模式建议是根据 IBW 采用低潮气量（约 8 ml/kg）联合使用 8～15 cmH$_2$O PEEP 以及术中肺复张手法的术中保护性通气策略；术后鼓励早期深呼吸，必要时无创通气支持通气，以避免肺不张、低氧血症等肺部并发症；合理的供氧（＜80%）可避免低氧血症，同时避免了可能的再吸收肺不张的发生。

肥胖患者由于术中肺内分流量的显著增加，其 P$_{ET}$CO$_2$ 与 PaCO$_2$ 的差值较正常体重者可高达 25～30 mmHg，因此仅根据 P$_{ET}$CO$_2$ 监测调节术中的通气量难以确保患者获得足够的通气以有效排出体内 CO$_2$，故除常规监测 P$_{ET}$CO$_2$ 外，间断或持续动脉血气监测也应列为肥胖患者常规监测。

3. 液体管理

肥胖患者虽然循环容量的绝对值高于正常体重患者，但其按千克体重计算的相对值明显下降。术前长时间的禁食，加上患者循环代偿能力相对不足，在麻醉诱导期间发生低血压的风险高于正常体重者。建议患者入室后按照 IBW 快速输注 10～15 ml/kg 的液体以减少诱导期低血压的发生。肥胖患者术中液体输注量较大，一般 2 h 左右的手术需输晶体液 3～4 L，在第三小时内仍需输相同速率的晶体液，以后 12 h 内的输液量应为按 LBW 计算的维持量的两倍（约 200 ml/h）。有研究指出，行腹腔镜减肥手术的肥胖患者可能不需要过多的液体，术中需水量与非肥胖患者相同；SVV 对于肥胖患者在减肥手术中液体的应用具有重要的指导意义。

三、术后管理

（一）术后气管拔管

肥胖特别是 OSA 患者拔管后发生气道阻塞的风险性显著增高，由此导致患者在自主呼吸时产生明显的气道负压，因而负压性肺水肿的发生率也显著增加。如无特殊情况，建议所有的肥胖患者都应在 ICU 或 PACU 中拔管，拔管前应常规准备好口咽或鼻咽通气道以及全套气管插管物品，拔管时患者应完全清醒并排除残余肌松的可能，可对患者采取半坐位或反 Trendelenburg 体位以减轻腹腔内容物对膈肌的压迫。

（二）术后镇痛

对于肥胖患者来说，良好的术后镇痛有利于患者咳嗽及深呼吸，并可有效地纠正低氧血症，预防肺部并发症。阿片类药物镇痛作用强但可能出现延迟性呼吸抑制，故更需要在严密监护下使用，且用量不宜过大，避免肌注。目前多推荐采用去阿片化的多模式术后镇痛策略，以避免阿片类药物引起的呼吸抑制、减少镇静和术后恶心、呕吐等并发症，以提供良好的恢复。局麻药使用以及静脉类应用 α_2 受体激动剂、非甾体抗炎药，这些能够保证很好的术后疼痛管理。如果术前已放置硬膜外导管，可经硬膜外导管给局部麻醉药或含阿片类药物的局部麻醉药镇痛。

（三）术后呼吸管理

肥胖患者在 PACU 容易出现呼吸和通气功能损害，术后缺氧的风险也更大，所以应保持血氧饱和度大于 90%（通过面罩或鼻插管）并使患者头高位（坐位或半坐位）。鼓励患者术后早期咳嗽或采用拍背等方式以改善肺功能、减少并发症。应排除镇静药物引起的换气不足，必要时使用苯二氮䓬类或阿片类药物的拮抗剂可利于临床判断。当发生上呼吸道梗阻时，可使用口咽/鼻咽气道以解除梗阻状态；当仍无法维持氧合时，可对患者辅以无创通气，在一定程度上可以避免再次插管。

（四）术后预防静脉血栓

肥胖本身就是静脉血栓栓塞的独立危险因素，建议所有的肥胖患者，除小手术外，均应接受静脉血栓栓塞预防。减少静脉血栓栓塞风险的策略包括：术后早期活动、机械压缩设备（如下肢气压泵）、防栓弹力袜、抗凝药物、下腔静脉过滤器等。目前对于机械压缩装置用于肥胖患者的证据有限，但如果使用，必须正确安装以避免血管阻塞。目前的证据不支持在肥胖人群中常规使用下腔静脉过滤器。

参考文献

［1］ 国家心血管病中心. 中国心血管健康与疾病报告2019［M］. 北京：科学出版社，2020.

［2］ 中国心胸血管麻醉学会非心脏手术麻醉分会. 心脏病患者非心脏手术围麻醉期中国专家临床管理共识［J］. 麻醉安全与质控，2021，5（2）：63-77.

［3］ 中华医学会麻醉学分会"成人日间手术加速康复外科麻醉管理专家共识"工作小组. 成人日间手术加速康复外科麻醉管理专家共识［J］. 协和医学杂志，2019，10（6）：562-569.

［4］ Bhatia K, Narasimhan B, Aggarwal G, et al. Perioperative pharmacotherapy to prevent cardiac complications in patients undergoing noncardiac surgery［J］. Expert Opin Pharmacother, 2021, 22：755-767.

［5］ De Hert S, Staender S, Fritsch G, et al. Pre-operative evaluation of adults undergoing elective noncardiac surgery：Updated guideline from the European Society of Anaesthesiology［J］. Eur J Anaesthesiol, 2018, 35：407-465.

［6］ Duceppe E, Parlow J, MacDonald P, et al. Canadian Cardiovascular Society Guidelines on Perioperative Cardiac Risk Assessment and Management for Patients Who Undergo Noncardiac Surgery［J］. Can J Cardiol, 2017, 33：17-32.

［7］ Kristensen S D, Knuuti J, Saraste A, et al. 2014 ESC／ESA Guidelines on non-cardiac surgery：cardiovascular assessment and management：The Joint Task Force on non-cardiac surgery：cardiovascular assessment and management of the European Society of Cardiology (ESC) and the European Society of Anaesthesiology (ESA)［J］. Eur J Anaesthesiol, 2014, 31（10）：517-573.

［8］ Raghunathan D, Palaskas N L, Yusuf S W, et al. Rise and fall of preoperative coronary revascularization［J］. Expert Rev Cardiovasc Ther, 2020, 18：249-259.

［9］ Raslau D, Bierle DM, Stephenson CR, et al. Preoperative Cardiac Risk Assessment［J］. Mayo Clin Proc, 2020, 95：1064-1079.

［10］ Smilowitz N R, Berger J S. Perioperative cardiovascular risk assessment and management for noncardiac surgery：a review［J］. JAMA, 2020, 324：279-290.

［11］ Tateosian V S, Richman D C. Preoperative cardiac evaluation for noncardiac surgery［J］. Anesthesiol Clin, 2018, 36：509-521.

［12］ 中华医学会麻醉学分会. 围术期血糖管理专家共识(快捷版)［J］. 临床麻醉学杂志，2016，32（1）：93-95.

［13］ Cheisson G, Jacqueminet S, Cosson E, et al. Perioperative management of adult diabetic patients. Specific situations［J］. Anaesth Crit Care Pain Med, 2018, 37：S31-S35.

［14］ Cornelius B W. Patients with type 2 diabetes：anesthetic management in the ambulatory setting：part 2：pharmacology and guidelines for perioperative management［J］. Anesth Prog, 2017, 64：39-44.

［15］ Joshi G P, Chung F, Vann M A, et al. Society for Ambulatory Anesthesia consensus statement on perioperative blood glucose management in diabetic patients undergoing ambulatory surgery［J］. Anesth Analg, 2010, 111：1378-1387.

[16] Levy N, Lirk P. Regional anaesthesia in patients with diabetes[J]. Anaesthesia, 2021, 76: 127-135.

[17] Qaseem A, Wilt T J, Kansagara D, et al. Hemoglobin A1c targets for glycemic control with pharmacologic therapy for nonpregnant adults with type 2 diabetes mellitus: a guidance statement update from the American College of Physicians[J]. Ann Intern Med, 2018, 168: 569-576

[18] Sreedharan R, Abdelmalak B. Diabetes mellitus: preoperative concerns and evaluation[J]. Anesthesiol Clin, 2018, 36: 581-597.

[19] Zheng Y, Ley S H, Hu F B. Global aetiology and epidemiology of type 2 diabetes mellitus and its complications[J]. Nat Rev Endocrinol, 2018, 14: 88-98.

[20] Böhmer A B, Wappler F. Preoperative evaluation and preparation of the morbidly obese patient[J]. Curr Opin Anaesthesiol, 2017, 30: 126-132.

[21] Chou R, Gordon D B, de Leon-Casasola O A, et al. Management of postoperative pain: a clinical practice guideline from the American Pain Society, the American Society of Regional Anesthesia and Pain Medicine, and the American Society of Anesthesiologists' Committee on Regional Anesthesia, Executive Committee, and Administrative Council[J]. J Pain, 2016, 17: 131-157.

[22] Chung F, Memtsoudis SG, Ramachandran S K, et al. Society of Anesthesia and Sleep Medicine Guidelines on Preoperative Screening and Assessment of Adult Patients With Obstructive Sleep Apnea[J]. Anesth Analg, 2016, 123: 452-473.

[23] Mafort T T, Rufino R, Costa C H, et al. Obesity: systemic and pulmonary complications, biochemical abnormalities, and impairment of lung function[J]. Multidiscip Respir Med, 2016, 11: 28.

[24] Moon T S, Joshi G P. Are morbidly obese patients suitable for ambulatory surgery?[J]. Curr Opin Anaesthesiol, 2016, 29: 141-145.

[25] American Society of Anesthesiologists Task Force on Perioperative Management of patients with obstructive sleep apnea. Practice guidelines for the perioperative management of patients with obstructive sleep apnea: an updated report by the American Society of Anesthesiologists Task Force on Perioperative Management of patients with obstructive sleep apnea[J]. Anesthesiology, 2014, 120: 268-286.

[26] Sharma S, Arora L. Anesthesia for the morbidly obese patient[J]. Anesthesiol Clin, 2020, 38: 197-212.

[27] Willis S, Bordelon G J, Rana M V. Perioperative pharmacologic considerations in obesity[J]. Anesthesiol Clin, 2017, 35: 247-257.

[28] Fleisher L A, Fleischmann K E, Auerbach A D, et al. 2014 ACC/AHA guideline on perioperative cardiovascular evaluation and management of patients undergoing noncardiac surgery: a report of the American College of Cardiology/American Heart Association Task Force on practice guidelines. J Am Coll Cardiol. 2014 Dec 9; 64(22): e77-e137.

[29] Nightingale C E, Margarson M P, Shearer E, et al. Peri-operative management of the obese surgical patient 2015: Association of Anaesthetists of Great Britain and Ireland Society for Obesity and Bariatric Anaesthesia[J]. Anaesthesia, 2015, 70(7): 859-876.

[30] 戈洛博. 米勒麻醉学[M]. 9版. 邓小明, 黄宇光, 李文志, 译. 北京: 北京大学医学出版社, 2020.

[31] 中国心胸血管麻醉学会, 北京高血压防治协会. 围术期高血压管理专家共识[J]. 临床麻醉学杂志, 2016, 32(3): 295-297.

[32] Roshanov P S, Rochwerg B, Patel A, et al. Withholding versus Continuing Angiotensin-converting Enzyme Inhibitors or Angiotensin II Receptor Blockers before Noncardiac Surgery: An Analysis of the Vascular

events In noncardiac Surgery patIents cOhort evaluatioN Prospective Cohort[J]. Anesthesiology, 2017, 126(1): 16-27.

[33] P Collyer T. Regional anaesthesia and patients with abnormalities of coagulation[J]. Anaesthesia, 2013, 68 (12): 1286-1287.

[34] Mauri L, Smith S C Jr. Focused update on duration of dual antiplatelet therapy for patients with coronary artery disease[J]. JAMA Cardiol, 2016, 1(6): 733-734.

[35] Dejohn P. Careful screening and scrutiny needed to select ambulatory surgery patients[J]. Or Manager, 2013, 29(9): 32-34.

[36] American society of anesthesiologists task force on preoperative fasting and the use of pharmacologic agents to reduce the risk of pulmonary aspiration. Practice guidelines for preoperative fasting and the use of pharmacologic agents to reduce the risk of pulmonary aspiration: application to healthy patients undergoing elective procedures: an updated report by the american society of anesthesiologists task force on preoperative fasting and the use of pharmacologic agents to reduce the risk of pulmonary aspiration[J]. Anesthesiology, 2017, 126(3): 376-393.

[37] Joshi G P, Ankichetty S P, Gan T J, et al. Society for Ambulatory Anesthesia consensus statement on preoperative selection of adult patients with obstructive sleep apnea scheduled for ambulatory surgery[J]. Anesth Analg , 2012, 115(5): 1060-1068.

[38] 中华医学会麻醉学分会. 日间手术麻醉专家共识[J]. 临床麻醉学杂志, 2016, 32(10): 1017-1022.

[39] 邓小明, 姚尚龙, 于布为, 等. 现代麻醉学[M]. 5版. 北京: 人民卫生出版社, 2020.

[40] 国家统计局. 第七次全国人口普查主要数据情况[EB/OL].(2021-05)[2021-06-16].http://www.stats.gov.cn/tjsj/zxfb/202105/t20210510_1817176.html.

[41] Ardon A E, Prasad A, McClain R L, et al. Regional anesthesia for ambulatory anesthesiologists [J]. Anesthesiol Clin, 2019, 37(2): 265-287.

[42] Bettelli G. Anaesthesia for the elderly outpatient: preoperative assessment and evaluation, anaesthetic technique and postoperative pain management[J]. Curr Opin Anaesthesiol, 2010, 23(6): 726-731.

[43] 刘熠, 张毅, 唐永忠, 等. 麻醉恢复室低氧血症预测模型的建立与校验[J]. 临床麻醉学杂志, 2021, 37(1): 55-58.

[44] By the 2019 American Geriatrics Society Beers Criteria® Update Expert Panel. American Geriatrics Society 2019 Updated AGS Beers Criteria® for Potentially Inappropriate Medication Use in Older Adults[J]. J Am Geriatr Soc, 2019, 67(4): 674-694.

[45] Hansen J, Rasmussen LS, Steinmetz J. Management of Ambulatory Anesthesia in Older Adults[J]. Drugs Aging, 2020, 37(12): 863-874.

门诊及手术室外的精确麻醉

第八章
小儿诊疗操作镇静的精准管理

小儿诊疗操作镇静（pediatric procedural sedation）技术是儿科临床医疗的重要组成部分，其作用是缓解患儿的紧张、恐惧情绪或使之入睡，消除患儿的对抗行为，以达到完成诊疗操作的目的。美国儿科学会（American Academy of Pediatrics，AAP）在 1985 年发布了第一份儿童镇静相关指南，其后，美国麻醉医师协会（ASA）、美国儿童牙科学会（American Academy of Pediatric Dentistry，AAPD）、美国急诊医师学会（American College of Emergency Physicians，ACEP）相继发布了适用于不同诊疗操作的儿童镇静指南。近十多年来，儿童医疗的观念发生了转变，越来越多的儿科医师开始认识到儿童在清醒或镇静不足的情况下接受诊疗操作对心理的负面影响。因此，小儿诊疗操作镇静的需求和范围正在不断扩大。有鉴于此，小儿诊疗操作镇静技术逐渐受到重视，各国指南历经多次修订和更新，为小儿诊疗操作镇静的开展和实施提供了大量依据和指导意见，但小儿诊疗操作镇静技术远未发展成熟，在实施者、监护手段、镇静药物、资质认证等诸多方面仍处于不断的讨论和完善中，越来越多的新证据也在改变着小儿诊疗操作镇静的临床实践。

国内正式开展小儿诊疗操作镇静已有十余年的历史。尽管开展的时间不长，但发展迅速。一份 2018 年针对国内三级妇儿医院和儿童专科医院的问卷结果显示：已有 92.1% 的受访医疗机构在开展小儿诊疗操作镇静工作，但各地受访医疗机构在镇静流程、硬件设施、人员配置、岗前培训等方面仍有较大的差异。虽然地域发展不均衡是导致这些差异的重要因素，但缺乏符合国情的小儿诊疗操作镇静技术指南也是事实。有鉴于此，本章将详细阐述小儿诊疗操作镇静的操作流程和管理要点，希望能够为国内技术指南的构建提供参考，进一步提高小儿诊疗操作镇静的服务质量。

虽然各家医疗机构的临床路径不尽相同，但小儿诊疗操作镇静的流程类似，主要包括镇静前的评估、镇静过程中的管理以及镇静后的复苏。此外，本章还将讨论实施镇静人员的资质、核心胜任力等问题。本章内容概述见**图 8-1**。

小儿诊疗操作镇静
- 人员资质
  - 核心胜任力
- 镇静监护
  - 意识状态监测
    - ASA 镇静深度的连续评估方法
    - 改良警觉/镇静量表
    - 改良 Ramsay 镇静评分
  - 生理功能监测
    - 生命体征
    - 呼气末/经皮二氧化碳
    - 胸阻抗
- 镇静前评估
  - 镇静风险评估
  - 镇静计划制定
  - 禁食时间评估
  - 知情同意获取
  - 质量改进控制
- 苏醒期管理
  - Alderete 评分
- 镇静药物
  - 非用于全身麻醉的镇静药
    - 咪达唑仑
    - 水合氯醛
    - 右美托咪定
    - 巴比妥
  - 用于全身麻醉的镇静药
    - 丙泊酚
    - 依托咪酯
    - 氯胺酮
    - 阿片类
    - 氧化亚氮

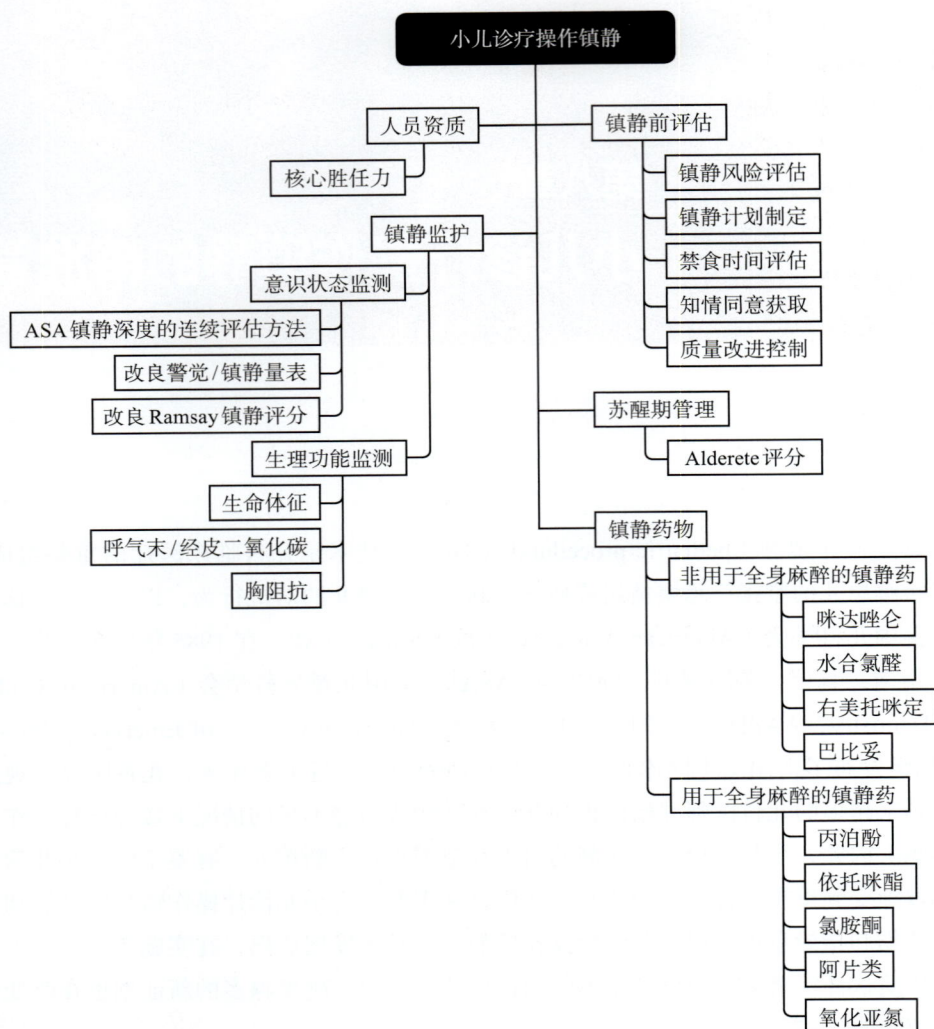

图 8-1　小儿诊疗操作镇静的组成

第一节　人员资质

　　小儿诊疗操作镇静过程中的主要风险是呼吸和循环抑制，虽然文献报道中的不良反应发生率并不高，但若未能及时处理，则可能导致严重的不良后果。近年来，各专业组织对于镇静安全的高度重视，发布了一系列关于小儿诊疗操作镇静从业人员的资质要求，并提出镇静从业人员必须经过医疗机构的定期资格认证和技能培训才能授予镇静权限。镇静从业人员必须具备以下能力。

　　（1）镇静前风险评估能力。

（2）掌握常用镇静药物的药理学特点和使用方法。

（3）能熟练使用各种监护仪器。

（4）能识别和处理各种常见不良反应。

（5）能评估患儿苏醒程度并判断是否达到离院标准。

除上述必备能力之外，儿童基础生命支持（pediatric basic life support，PBLS）和儿童高级生命支持（pediatric advanced life support，PALS）也是各大指南中经常提到的认证标准之一。其中 PBLS 大多作为镇静从业人员的基本要求，如英国国家卫生与临床优化研究所（NICE）、AAP 和 AAPD 都提出所有镇静从业人员都应具备 PBLS 能力；而 PALS 一般不要求全部镇静从业人员掌握，但是在深度镇静期间必须有具备 PALS 能力的专业人员在场。然而考虑到用药后镇静深度常无法精确控制，且大部分儿童实际上都需要在深度镇静条件下才能实施诊疗操作，这一标准可以近似地理解为小儿诊疗操作镇静过程必须有具备 PALS 能力的专业人员在场。按照上述资质要求，显然麻醉医师是实施诊疗操作镇静的最合适人选。2018 年中国三级儿童和妇幼专科医院诊疗操作镇静调查发现，国内受访医疗机构中有 69% 由麻醉医师负责开展小儿镇静工作，另外 31% 小儿诊疗操作镇静由非麻醉医师实施（见图 8-2）。

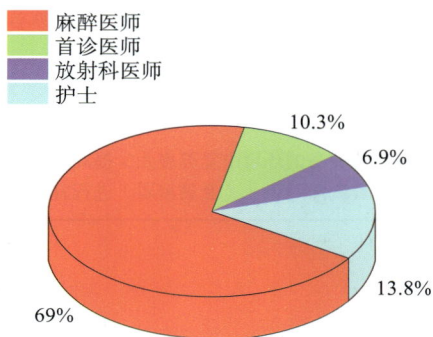

图 8-2 国内小儿诊疗操作镇静从业人员

尽管各大专业组织已对于小儿诊疗操作镇静从业人员的从业资质做出了诸多明确的要求，但在实际临床工作中，医疗机构对镇静从业人员的资格认证仍有很大的差异。问卷调查结果显示，国内受访医疗机构中要求镇静从业人员通过 PALS 培训和 PBLS 培训的仅占 17.2% 和 6.9%，两者相加不足全部受访医疗机构的 1/4，且有半数以上的受访医疗机构尚未制定相关资格认证标准。虽然"未制定相关资格认证标准"不代表该医疗机构的医护人员没有接受过 PALS 或 PBLS 培训，但这一结果仍暴露出国内小儿诊疗操作镇静资质认证工作的不足。

必须指出的是，通过 PALS 或 PBLS 培训并获得证书并不代表从业人员已经具备实施诊疗操作镇静的能力，PALS 或 PBLS 体现的仅仅是镇静从业人员在处理某些可能危及患儿生命的危机事件方面的能力，而实施小儿诊疗操作镇静过程中对从业人员的能力要求远不止于此。2010 年在 ASA 网站上刊登的《美国麻醉医师协会授权非麻醉医生实施深度镇静的建议》中提出，镇静从业人员（包括非麻醉医师）应具备面罩通气、放置口咽通气道和喉罩以及实施气管插管的能力，并至少在 35 例患者（包括模拟人）上进行操作演练；且镇静从业人员应能够熟练使用呼气末二氧化碳监测设备并分析结果；最后还建议实施深度镇静需要高级生命支持（advanced cardiac life support，ACLS）证书以及单独的镇静培训和证书。除了上述专业技能之外，非技术性技能同样重要，有鉴于此，各大专业组织根据镇静过程中可能发生的问题和需求，提出了诊疗操作镇静核心胜任力的概念，用以描述小儿诊疗操作镇静所需要的资质要求（见表 8-1）。

表 8-1 小儿诊疗操作镇静核心胜任力

镇静前阶段		
进行有针对性的镇静前病史采集和体格检查，准确有效地确定可能使患者面临更大镇静风险的医疗问题		
为患儿和（或）法定监护人提供咨询服务，使其充分了解镇静和镇静替代方案的预期效果、风险和收益（知情同意）		
参与医疗团队的镇静前准备工作，对镇静计划进行有效沟通并确定团队中每个人的职责分工		
镇静期间		
安全有效地使用镇静药物，滴定药效直至达到预期的镇静效果		
集中注意力，准确地评估镇静深度，对镇静深度的变化迅速反应		
严密监测患儿的呼吸和循环功能，快速识别患儿氧合、通气和循环功能的变化，提高镇静治疗的有效性和安全性		
熟练地处理各种合并症和不良反应，降低这些问题进展为严重不良事件的概率		
救治镇静深度超过预期的患儿		
镇静后阶段		
在设施完备的环境中复苏患儿，提高患儿（及其家属）的安全性		
患儿离院时对患儿（及其家属）进行宣教并告知联系信息，使他们充分了解镇静后注意事项并提高满意度		

第二节　镇静前评估

镇静前评估是实施诊疗操作镇静前的必要程序，通过回顾患儿的病史、实验室检查和体格检查，识别可能导致镇静失败或不良反应的高危因素，提高诊疗操作镇静的有效性和安全性。近年来，丙泊酚等强效镇静剂在小儿诊疗操作镇静中的应用越来越多，指南开始强调小儿镇静的风险以及镇静前评估的重要性。当前指南认为，镇静前评估不宜区分镇静深度，建议将中度镇静和深度镇静作为同一概念来对待，以保障患儿的安全。镇静前评估一般分为两部分，第一部分是开具镇静药物之前，由医生对患儿进行全面评估，重点是获得完整、详尽的病史，确定患儿是否符合镇静指征，尤其是对于 ASA Ⅲ 级以上患者或新生儿。指南建议，如果有条件，应在实施诊疗操作镇静前几天或几周前进行评估，以便有充足的时间进行镇静前准备工作，并在患儿就诊当天再次评估。如提前评估缺乏可行性，则必须在就诊当天由医生评估通过后才能开具镇静药物。第二部分是用药前由护士对患儿进行评估，重点是核对已获得的患儿信息、禁食时间、用药途径和剂量。

除非急诊，其他所有诊疗操作镇静前都应进行完整的镇静前评估。即使在急诊情况下，也可以在患儿转运和（或）准备实施过程中有重点地询问病史和进行体格检查，力求在短时间内获得所需要的关键信息。镇静前评估的主要内容见**表 8-2**。

表 8-2　小儿诊疗操作镇静评估的主要内容

评估内容
一般资料：年龄、性别、体重
既往史：手术史、麻醉史、镇静史等
过敏史
现病史
家族史
禁食时间
体格检查：① 呼吸空气时的基础生命体征；② 气道评估；③ 心、肺等功能评估
实验室检查
资料汇总：① ASA 分级；② 镇静计划；③ 风险评估；④ 签署知情同意

一、评估患儿的镇静风险

患儿镇静前评估主要包括一般情况、既往史、生命体征和禁食时间，识别可能造成不良反应（主要是过度镇静、低氧血症和低血压）发生率升高和镇静成功率降低的危险因素。可能与不良反应发生率升高以及镇静成功率降低相关的危险因素见**表 8-3**。

表 8-3　小儿诊疗操作镇静相关危险因素

相关因素	
可能导致不良反应发生率升高	极低龄（新生儿、早产儿）、ASA Ⅲ级及以上、呼吸道感染、睡眠呼吸暂停综合征、呼吸窘迫综合征、肥胖、近期或正在使用精神类药物、行为或注意力障碍、心血管疾病等
可能导致镇静成功率降低	上呼吸道感染、心血管疾病、睡眠呼吸暂停综合征、ASA Ⅲ级及以上、超重、肥胖、大龄等

在导致不良反应发生率升高和镇静成功率降低的相关危险因素中，部分因素是重叠的，包括 ASA Ⅲ级及以上、睡眠呼吸暂停综合征、肥胖和心血管疾病。因此，如果在评估过程中发现患儿合并上述危险因素应特别警惕。应详细询问家属，查阅患儿的既往病史记录，考虑调整用药方案或联合用药，做好可能发生不良反应的应急预案，必要时应进行有针对性的体格检查，或咨询相关领域专家。此外，可能导致困难气道的因素，例如口咽部占位、喉喘鸣、Mallampati 评分 > Ⅱ级、纵隔肿瘤（尤其是前纵隔肿瘤）、综合征面容（巨舌、小颌畸形、外耳畸形、颈部活动受限等），也同样需要重视。

二、了解即将接受的检查和（或）治疗，制订合理的镇静计划

根据检查类型、耗时以及是否伴有疼痛刺激，镇静成功率是存在差异的。相对来说，CT、心脏超声、心电图、脑电图、肺功能等检查的镇静成功率较高，因为这些检查耗时少、刺激轻；而 MRI 检查耗时长，噪音大，镇静成功率较低，需要考虑适当调整镇静药物剂量或考虑联合用药，以提高镇静成功率。若诊疗操作伴有疼痛刺激，则需考虑应用具有镇痛效果的镇静药（如氯胺

酮），或考虑联合应用麻醉性镇痛药物（如吗啡、芬太尼等）来实施镇静。此外，年龄与镇静成功率也存在一定关系，1岁以内的小儿镇静成功率较高，2岁以上的小儿为了保证满意的镇静成功率可能需要追加补救药物，而4岁以上小儿随着年龄的增长，镇静成功率进一步下降。临床工作中，因不能配合检查而需要镇静的4岁以上患儿不在少数，大多是由于紧张、恐惧等负面情绪的影响导致无法配合，对于这部分患儿，为了避免反复多次尝试，可适当增大药物剂量或联合用药，提高镇静成功率，或使用丙泊酚、依托咪酯、氯胺酮等用于全身麻醉的镇静药物，以确保检查成功。

三、评估禁食时间

小儿诊疗操作镇静前的禁食时间是一个争议问题，争论的焦点是实施镇静前是否需要按照全身麻醉的要求（2-4-6法则）进行禁食、禁水。近年来，大量的文献提示，缩短禁食时间与不良反应的发生率无明确相关性，但这些文献大多是急诊患儿的诊疗操作镇静，主要应用氯胺酮镇静，且多为回顾性研究，循证医学证据等级较低，因此缩短禁食时间这一观点尚未被广泛接受。目前大多数的小儿诊疗操作镇静都要求按照2-4-6法则进行镇静前禁食，但也有小部分指南对此不作明确规定，甚至认为无须禁食，详见**表8-4**。

表8-4　各国小儿诊疗操作镇静前禁食要求

	AAP	ASA	ASGE	南非	沙特	AAPD	ACEP
清饮料	2 h	2 h	2 h	2 h	2 h	无特殊推荐，建议基于镇静和麻醉深度控制饮食	进食非镇静禁忌，决定镇静时机和目标水平时应予考虑
母乳	4 h	4 h	/	4 h	4 h		
配方奶/固体食物	6 h/6 h	6 h/6 h	6 h/6 h	6 h/6 h	6 h/8 h		

AAP，美国儿科学会；ASA，美国麻醉医师协会；ASGE，美国消化内镜协会；AAPD，美国儿童牙科学会；ACEP，美国急诊医师学会。

一般认为，小儿中度镇静时的保护性反射存在，而且活跃，较少出现反流误吸，似无必要严格禁食；而深度镇静的小儿对外界刺激反应迟钝，各种保护性反射被不同程度地抑制，如发生呕吐，存在误吸的风险，因此需要严格禁食。NICE指南建议禁饮食时间按照镇静深度确定，实施中度镇静前无须禁饮食，深度镇静前则需要按照全身麻醉的要求进行禁食、禁饮。由于存在明显的个体差异，镇静深度难以精确把控，按照镇静深度来确定禁饮食时间在临床实际工作中难以操作，所以统一按照2-4-6法则禁饮禁食是较为稳妥的方案。但需要注意的是，婴幼儿进食间隔比成人短，长时间禁食往往会使婴幼儿激惹、烦躁不安且难以安抚，造成镇静成功率下降。此外，对于危重症患儿（例如先天性心脏病），长时间禁饮禁食可能会导致低容量、低血糖、循环不稳定等不良事件，这些潜在风险同样不容忽视。

2007年，ACEP发布了一份关于镇静前禁食的专家共识，认为禁食时间与镇静风险之间无明确联系，并提出禁食时间的确定应考虑到诊疗操作的急迫性和耗时、患者危险分层、食物性质、所需的镇静深度和类型等多方面因素。该专家共识的具体内容见**表8-5**。

表 8-5　美国急诊医师学会诊疗操作镇静前禁食专家共识

标准风险患者

3 h 内进食	诊疗操作急迫性[b]				目标镇静深度和时长[c]
	危急	紧急	次紧急	非紧急	
无	不限制	不限制	不限制	不限制	
清饮料	不限制	不限制	达到并包括短时间的深度镇静	达到并包括长时间的中度镇静	
清淡零食	不限制	达到并包括短时间的深度镇静	达到并包括长时间的中度镇静	仅轻度镇静	
油腻餐食	不限制	达到并包括长时间的中度镇静	仅轻度镇静	仅轻度镇静	

高风险患者[a]

3 h 内进食	诊疗操作急迫性[b]				
	危急	紧急	次紧急	非紧急	
无	不限制	不限制	不限制	不限制	
清饮料	不限制	达到并包括短时间的深度镇静	达到并包括长时间的中度镇静	仅轻度镇静	
清淡零食	不限制	达到并包括分离镇静、短-中时间的中度镇静	仅轻度镇静	仅轻度镇静	
油腻餐食	不限制	达到并包括分离镇静、短-中时间的中度镇静	仅轻度镇静	仅轻度镇静	

目标镇静深度和时长[c]

发生反流误吸的风险逐渐增大

仅轻度镇静
↓
分离镇静、短-中时间的中度镇静
↓
长时间的中度镇静
↓
短时间的深度镇静
↓
中-长时间的深度镇静

时间的定义：
短时间：< 10 min
中等时间：10 ~ 20 min
长时间：> 20 min

a. 高风险患者具有以下一项或多项重要临床表现：
（1）具有潜在通气困难或可能导致长时间辅助通气风险（如短颈、小下颌/小颌畸形、舌体大、气管软化、喉软化、困难气管插管病史、气道和颈部的先天畸形、睡眠呼吸暂停）。
（2）存在食管反流的风险（如颅内压升高、食管疾病、食管裂孔疝、消化性溃疡病、胃炎、肠梗阻、气管食管瘘）。
（3）年龄过大或过小（如70岁以上或6个月以下）。
（4）合并严重系统性疾病，存在明确的器官功能损害（如ASA分级3级及以上）。
（5）其他使医生判断患者为高风险的临床表现（如意识状态改变、虚弱的表现）。

b. 诊疗操作的急迫性：
（1）危急情况（如为危及生命的心律失常实施电复律、对伴软组织或血管损害的成角骨折进行复位、顽固性的疼痛）。
（2）紧急情况（如污染伤口的处理、动物和人咬伤的处理、脓肿切开引流、骨折复位、髋关节复位、疑似脑膜炎患者的腰椎穿刺、关节穿刺术、创伤的神经影像学检查）。
（3）次紧急情况（如清洁伤口的处理、肩关节复位、新发癫痫的神经影像学检查、异物移除、性侵检查）。
（4）非紧急或择期（如外耳道非植物类异物、慢性嵌入软组织的异物、嵌趾甲）。

c. 手术/操作性的镇静和镇痛的术语及定义：
（1）轻度镇静（抗焦虑）：通过药物达到的一种状态，患者对口头指令反应正常，气道、自主呼吸以及循环功能不受影响。
（2）中度镇静：一种由药物引起的意识抑制的状态，患者对呼唤或触觉有目的反应，自主通气足够，无须气道干预，循环功能通常维持正常。
（3）深度镇静：药物引起的意识抑制状态，患者不易唤醒，但对反复呼唤或疼痛刺激产生有目的反应，自主通气可能不足，可能需要气道干预，循环功能通常维持正常。
（4）全身麻醉：由药物引起的意识丧失状态，即使疼痛刺激患者也不可唤醒，自主通气功能经常不足，常需要气道干预，循环功能可能受到损害。

诊疗操作镇静发展国际委员会（International Committee for the Advancement of Procedural Sedation，ICAPS）在 2020 年 3 月首次以指南形式发布小儿诊疗操作镇静禁食标准。该指南将患儿分为 3 个风险梯度（见表 8-6），并根据患儿接受的镇静类型（择期/急诊）和风险梯度给出了不同的禁食建议（见表 8-7）。但随即有学者提出反对意见，指出该指南中引用的文献证据力度不足，数据存在偏倚可能，且低估了禁食时间不足的危险性。截至目前，该问题尚无定论，在实际临床应用过程中仍需谨慎。

表 8-6   ICAPS 小儿诊疗操作镇静前禁食风险分级

风险分级	极低危	低危	中危
描述	患儿没有合并任何一种低危或中危情况	患儿合并以下情况：患有严重系统性疾病、中度肥胖、不足 1 周岁、食管裂孔疝、行胃镜/气管镜检查、使用丙泊酚作为镇静剂	患儿合并以下情况：危及生命的严重系统性疾病、严重肥胖、睡眠呼吸暂停、气道畸形、剧烈呕吐、食管疾病、肠梗阻、预期可能需要辅助通气或其他高级气道管理技术的情况

表 8-7   ICAPS 小儿诊疗操作镇静前禁食指南

	极低危 （误吸风险极低）	低危 （误吸风险轻微）	中危 （误吸风险中度）
清饮料* 母乳 食物、配方奶、动物奶制品	择期镇静		
	不限制	不限制	禁食约 2 h
	不限制	禁食约 2 h	禁食约 4 h
	禁食约 2 h	禁食约 4 h	禁食约 6 h
	急诊镇静		
	无须延长禁食时间	无须延长禁食时间	无须延长禁食时间#

*清饮料包括水、不含果肉的果汁、清茶、黑咖啡和特别配制的含碳水化合物的液体。#在麻醉监护下进行，不使用氯胺酮作为唯一镇静药物。

四、告知患儿监护人镇静相关风险，获取知情同意

患儿接受诊疗操作镇静，尤其是初次镇静时，患儿监护人往往并不了解镇静流程和可能发生的风险。因此，镇静前评估的另一个重要任务是向患儿监护人详尽解释患儿接受镇静治疗的目的、可供选择的项目以及合并症带来的额外风险，减轻患儿和监护人的焦虑情绪，获取知情同意并向监护人提供明确的镇静指导，这将大大有助于增加监护人的依从性和提高患儿的安全性。虽然当前研究认为健康患儿接受诊疗操作镇静的风险极小，但是向患儿监护人解释存在镇静失败的风险仍是必要的。

五、质量控制和改进

小儿诊疗操作镇静应有统一格式的记录单，包括镇静前的评估、镇静过程的管理和镇静后的恢复信息。这不仅是为了对镇静实施过程有一个整体的概念，而且方便从大样本的人群角度去分析问题、总结经验，对镇静工作的质量进行控制和改进。镇静记录单应包括以下内容：

（1）镇静前评估记录。

（2）用药方案，包括用药途径、剂量、时间和镇静效果。

（3）生命体征记录，包括脉氧饱和度、心率、血压、呼吸频率、呼气末二氧化碳和体温。

（4）意识水平监测和镇静深度评估。

（5）不良反应记录，包括发生的不良反应的类型、处理经过和结果。

（6）复苏记录，包括苏醒时间、离院标准和离院时间。

第三节　镇静监护

诊疗操作镇静是一个连续过程，在此过程中患儿的意识状态、生命体征处于不断变化的状态，并可能出现各种非预期的不良反应，这对镇静的监护工作提出了巨大的挑战。诊疗操作镇静监护应从镇静用药前测定基础生命体征开始，一直持续到患儿完全恢复清醒并达到离院标准，其间的监护内容主要包括患儿的意识状态和生理功能两部分。

一、意识状态监测

意识状态监测用于评估患儿接受镇静药物后的镇静深度，目前常用的镇静深度评估工具主要包括 ASA 镇静深度的连续评估方法（continuum of depth of sedation，见**表 8-8**）、改良警觉/镇静量表（MOAA/S，见**表 4-3**）及改良 Ramsay 镇静评分（Modified Ramsay Sedation Scale，MRSS，见**表 8-9**）等。镇静实施者应选择其中一种镇静深度评估方法，通过观察患儿对语言指令或触碰刺激的反应性来评估镇静深度。

表 8-8　ASA 镇静深度的连续评估方法

分级	内容描述
轻度镇静/抗焦虑	通过药物达到的一种状态，在此期间患者对口头指令反应正常。认知功能和协调能力可能受到影响，但呼吸和循环功能不受影响
中度镇静	过去称"清醒镇静"，是一种由药物引起的意识抑制状态，患者对呼唤或碰触存在有目的反应，无须气道干预，自主通气足够，循环功能通常维持正常（注：对疼痛刺激的反射性退缩不是有目的的反应）

分级	内容描述
深度镇静	一种由药物引起的意识抑制状态，患者不易唤醒，但对反复呼唤或疼痛刺激产生有目的的反应，自主通气可能不足，可能需要气道干预，循环功能通常维持正常
全身麻醉	由药物引起的意识丧失状态，即使疼痛刺激患者也不可唤醒，自主通气经常不够，常需要气道干预，循环功能可能受到损害

表 8-9　改良 Ramsay 镇静评分（MRSS）

评分	内容描述
1	患儿清醒、警觉，认知功能无损害或损害轻微
2	患儿清醒、安静，对语言指令存在有意识的回应
3	患儿嗜睡，对语言指令存在有意识的回应
4	患儿嗜睡，对语言指令存在有意识的回应，但需要提高说话音量和（或）轻叩眉间
5	患儿嗜睡，仅对大声的语言指令和（或）反复叩击眉间有反应，且反应迟钝
6	患儿嗜睡，只对疼痛刺激有迟钝、有目的的反应（注：对疼痛刺激的反射性退缩不是有目的的反应）
7	患儿嗜睡，仅对疼痛刺激有反射性退缩
8	患儿对外部刺激无反应，包括疼痛刺激

原 Ramsay 镇静评分是为了 ICU 镇静而设计的 6 级量表，改良 Ramsay 镇静评分在原基础上进行了修改使之更适用于小儿诊疗操作镇静深度的评估。

　　目前尚无证据显示哪一种镇静深度评估工具更为准确，临床医生应根据患儿需要进行的诊疗操作类型、耗时、是否存在疼痛刺激等综合考虑决定所需要的目标镇静深度。例如，一些短小的无痛性检查如 CT、心脏超声、心电图、呼气试验等只需要中度镇静（或 MOAA/S 2 分、MRSS 5 分）即可完成，耗时较长的 MRI 检查则需要在深度镇静（或 MOAA/S 1 分、MRSS 6 分）才能完成检查，而存在疼痛刺激的诊疗操作如骨髓穿刺、骨折复位等必须在麻醉（或 MOAA/S 0 分、MRSS 8 分）条件下实施。需要强调的是，即使达到了目标镇静深度，也不能排除患儿在诊疗操作过程中苏醒的可能性。因此，对患儿镇静深度的评估必须贯穿诊疗操作镇静全程，以便及时发现患儿镇静深度的变化，及时追加镇静药物。

二、生理功能监测

　　ASA、AAP、AAPD、ACEP 等专业组织先后发布了一系列指南对镇静期间的监护工作进行规范和指导，镇静监护的目的是发现诊疗操作镇静期间出现的生理功能紊乱，以便提供医疗干预，避免或及时处理不良事件。由于缺乏足够的证据来证明何种监护方案最为理想，各大专业组织发布的儿童诊疗操作镇静推荐监护方案存在一定的差异，见**表 8-10**。

表 8-10　各大专业组织发布的儿童诊疗操作镇静推荐监护方案

	SpO₂	呼吸频率	心率	血压	P_{ET}CO₂
AAP	连续监测	间断监测	连续监测	间断监测	鼓励监测
AAPD	连续监测	间断监测	连续监测	间断监测	鼓励监测
ASA（麻醉医师）	频繁监测	频繁监测	连续监测	间断监测	频繁监测
ASA（非麻醉医师）	连续监测	连续监测	连续监测	间断监测	考虑监测
ACEP	未知频率	未知频率	考虑监测	未知频率	不监测

AAP，美国儿科学会；AAPD，美国儿童牙科学会；ASA，美国麻醉医师协会；ACEP，美国急诊医师学会。

虽然各大专业组织提供的监护方案不一致，但有一点趋势在近年的指南更新中是一致的，即开始强调生命体征监护之外的其他生理功能监测的必要性。当前认为，SpO_2 监测虽然重要，但由于存在一定的延迟，对于血氧降低的敏感性较差，因此需要一些高敏感性的监护措施作为补充以提高安全性。指南推荐的监护措施包括呼气末 / 经皮二氧化碳监测和胸阻抗监测。已证实呼气末 / 经皮二氧化碳监测对低氧血症的敏感性高于 SpO_2，而胸阻抗监测能够快速反映患儿的呼吸频率和幅度变化，两者与 SpO_2 相结合能够最大限度地监护患儿的呼吸功能，提高安全性。

在上述各专业组织推荐的镇静监护方案的基础上，2018 版 ASA 诊疗操作镇静指南还提出了如下建议。

1. 意识监测

（1）中度镇静期间，定期（例如每隔 5 min）监测患儿对口头命令的应答能力，除非患者不具备作出应答的能力（例如低龄或发育障碍存在交流障碍的患儿）。

（2）在部分无法做出口头应答的诊疗操作（例如口腔手术、牙科检查）中，检查患儿能否按指令做出竖起大拇指的动作，或其他能够证明患儿意识清醒的指令动作，以证明患儿有能力控制自己的气道，并在必要的时候深呼吸。

2. 通气和氧合功能检测

（1）通过观察定性临床体征持续监测通气功能。

（2）通过监测呼气末二氧化碳持续监测通气功能，除非因患者、操作类型或设备的原因无法使用，不合作的患儿在达到中度镇静后进行监测。

（3）所有患儿都应连续监测脉氧饱和度，并设置合理的报警限值。

3. 血流动力学监测

（1）在实施诊疗操作镇静前测定患儿的基础血压，除非患儿不能配合。

（2）除非监测工作干扰了诊疗操作镇静的正常进行（例如监护仪无法在磁场环境下工作，或测量血压时血压袖带充气的压迫感导致患儿苏醒），患儿达到中度镇静后应持续监测血压（例如每 5 min 一次）和心率。

（3）如患儿合并有临床症状的心血管疾病，或因心律失常需要在镇静下接受治疗，患儿达到中度镇静后应监测心电图。

第四节　苏醒管理

患儿在达到预期镇静深度并完成诊疗操作后，需要返回镇静苏醒室继续观察。患儿在苏醒期仍有可能发生不良反应。因此，苏醒室应做好充分的准备，以应对各种不良事件的发生。镇静苏醒室的配置标准可参照麻醉恢复室（PACU），配备负压吸引装置、氧气气源、正压通气设备（如呼吸球囊、面罩）、适用于各年龄段儿童的人工气道（气管插管、喉罩、口咽/鼻咽通气道）以及抢救药物。镇静苏醒期间，仍需持续监测患儿的意识状态和生理功能，直至达到离院标准后方可离开。目前临床常用的镇静苏醒评分标准是改良 Aldrete 评分，内容见**表 5-6**。

改良 Aldrete 评分是对患儿意识状态和呼吸、循环功能的综合评估，但可能并不适用于所有患儿，例如部分先天性心脏病患儿，由于基础疾病和心内分流，其基础 SpO_2 低于 90%；或某些特殊的心脏疾病，由于需要依赖动脉导管开放维持肺血流而禁止吸氧，这些患儿的氧合状态就无法按照改良 Aldrete 评分来评估。因此，需要特别强调镇静用药前生命体征基础值测定的重要性。

一般来说，患儿达到改良 Aldrete 评分 ≥ 9 分即可离院，但是在临床工作中，常发现患儿一度清醒后再次沉睡且难以唤醒的情况。针对此问题，有学者建议将离院标准修改为患儿改良 Aldrete 评分 ≥ 9 分并在安静环境下维持清醒状态 20 min 以上。这一建议虽然有助于提高患儿苏醒期的安全，但也可能会造成患儿在苏醒室的滞留时间延长，需要医疗机构具备足够的场地、设施及人员配置，否则无法顺利实施。这一建议可能更适合用于危重病（ASA ≥ Ⅲ 级）、使用半衰期较长的镇静药物以及联合使用多种镇静药物的患儿。镇静过程中使用多种镇静药物与不良反应高发直接相关，而半衰期较长的药物（水合氯醛、吗啡）需要延长观察时间，这些患儿都需要严格评估苏醒状态，以确保患儿安全。

第五节　镇静药物

理想的镇静药物应具备起效迅速、作用可靠、作用时长可预计以及不良反应最小等特点。显然，理想的镇静药物目前并不存在，临床上所使用的任何镇静药物都存在一定的缺点。因此，在选择小儿诊疗操作镇静的药物时，需要综合考虑诸多因素，包括诊疗操作的类型、目标镇静深度、是否需要开放外周静脉，同时还要考虑患儿是否存在合并症、既往镇静史等。一般而言，诊疗操作是否导致疼痛、是否需要严格制动、是否需要较长的时间以及通过何种途径给药这四大因素对镇静药物的选择影响较大。例如骨折复位、骨髓穿刺等伴有疼痛刺激的操作一般同时需要镇静和镇痛药物的辅助；MRI 检查通常时间长，而且制动要求严格，通常需要较大剂量的镇静药物或需要中途追加镇静药物或联合应用镇静药物，以保持较深的镇静深度；而 CT 和心脏超声检查时间较短，通常无疼痛刺激，一般只需要较少的镇静药物即可完成。对于一些本身不需要开放静脉的诊疗操作（如心电图、心脏彩超等），经口服、滴鼻、灌肠等途径用药显然更为合适，因为开放静脉本身对小儿也是一种刺激。

目前临床常用的镇静大部分药物都是通过 GABA 受体发挥作用，小部分作用于 α_2 肾上腺素受体（右美托咪定）、NMDA 受体（氯胺酮）或阿片类受体（芬太尼、舒芬太尼等）。根据药物种类的不同，其给药途径多样化，部分镇静药物可通过多种途径给药。镇静药物的作用位点和给药途径见**表 8-11**。

表 8-11　镇静药物的作用位点和给药途径

药物类型	作用位点	给药途径
咪达唑仑	GABA受体	IV/PO/IN
水合氯醛	GABA受体	PO/PR
右美托咪定	α_2肾上腺素受体	IV/IN
巴比妥	GABA受体	IV/PO/PR
丙泊酚	GABA受体	IV
依托咪酯	GABA受体	IV
氯胺酮	NMDA受体	IV/IM
阿片类	阿片类受体	IV

IV，静脉注射；PO，口服；IN，鼻腔给药；PR，灌肠；IM，肌内注射。

2018 版 ASA 指南中将临床常用的镇静药物分为非用于全身麻醉的镇静药（sedatives not intended for general anesthesia）和用于全身麻醉的镇静药（sedatives intended for general anesthesia）两大类。非用于全身麻醉的镇静药主要包括咪达唑仑、水合氯醛、右美托咪定和巴比妥等，用于全身麻醉的镇静药主要包括丙泊酚、依托咪酯、氯胺酮、氧化亚氮等，本节将按照该分类分别介绍各种常用镇静药物。

一、非用于全身麻醉的镇静药

1. 咪达唑仑

咪达唑仑是一种苯二氮䓬类药物，通过与 $GABA_A$ 受体的 α 与 γ 亚基结合处结合，引起 $GABA_A$ 受体构象改变，从而促进 GABA 与 $GABA_A$ 受体的结合，增强抑制性的氯离子电流，产生抗焦虑和镇静催眠作用，但无镇痛作用。咪达唑仑单药能够产生较好的抗焦虑和轻-中度镇静作用，但单药通常无法满足一些需要严格制动的诊疗操作要求，常需要与其他镇静药物联合产生深度镇静，或与镇痛药物联合用于创伤性诊疗操作。

咪达唑仑的用药途径、剂量和效应的总结见表8-12。如患儿已开放静脉，咪达唑仑给药首选静脉注射，单次剂量为0.05~0.1 mg/kg，可重复滴定给药至达到预期镇静效果。根据诊疗操作类型和时长的不同，总量可达0.3~0.5 mg/kg，单次最大剂量不超过2 mg。静脉注射后的起效时间为2~3 min，镇静效果可维持30~45 min，建议缓慢推注，密切观察有无呼吸抑制。咪达唑仑常与阿片类药物或氯胺酮联合用于创伤性操作的镇静。与阿片类药物联用主要是在阿片类药物提供镇痛作用的基础上增加镇静和遗忘作用，而与氯胺酮联用则主要是为了减轻氯胺酮的精神不良反应。

在没有开放静脉的情况下，也可以通过口服途径给予咪达唑仑，剂量为0.5~0.75 mg/kg，起效时间为15~20 min，维持时间最长可达60 min。需要注意的是，咪达唑仑静脉制剂有苦味，儿童常抗拒服药，可考虑与其他口感较好的液体（如糖水、不含果肉的果汁）混合以掩盖苦味，可将单糖浆与咪达唑仑药液按容积1∶1混合后再给药，患儿接受度明显提高。此外，口服咪达唑仑通常只有抗焦虑和轻度镇静作用，很少产生中度或深度镇静。因此，一些需要中度甚至深度镇静或需要严格制动才能完成的诊疗操作不建议单独口服咪达唑仑镇静。尽管口服咪达唑仑很少发生呼吸抑制，但与其他药物合用时需要警惕发生呼吸抑制的可能性。

此外，咪达唑仑还可以通过鼻腔给药，药液通过鼻黏膜吸收快速，起效时间为5~10 min，作用时间维持30~45 min。由于鼻腔给药的生物利用度高于口服（肝脏的首过消除效应），鼻腔用药应考虑适当减少药量（0.2~0.4 mg/kg）。鼻腔用药要求药液容积小，需要更高的药物浓度，建议使用5 mg/ml的药液。咪达唑仑滴鼻的有效性已得到证实，但会产生鼻黏膜灼烧感，且咪达唑仑苦味会到达咽喉部使患儿感到不适，与利多卡因联用并使用雾化器给药有助于改善这一缺点。

2. 水合氯醛

水合氯醛用于诊疗操作镇静的历史久远，管理经验成熟，镇静效果可靠。在某些国家或地区水合氯醛仍是小儿诊疗操作镇静的一线药物。水合氯醛经胃肠道吸收后快速代谢成具有镇静活性的产物三氯乙醇，其作用机制尚不明确。动物实验显示，三氯乙醇主要通过作用于海马神经元GABA受体，增加氯离子电流和增强突触传递发挥镇静催眠效果。水合氯醛仅具有镇静作用，最常用于非创伤性诊疗操作的镇静，包括各种放射学检查、心脏超声、脑干听觉诱发电位测试和婴儿肺功能测试等。

水合氯醛镇静的给药途径、剂量及效应总结见表8-12。该药可通过口服或灌肠途径用药，国外文献报道的剂量范围很大（30~100 mg/kg）。有研究认为，当剂量低于60~70 mg/kg时可能导致镇静失败率升高。国内由于国家药典规定水合氯醛作为镇静药时最大剂量为50 mg/kg，故更大剂量的用药方案受到限制。水合氯醛用药后，起效时间约为15 min，镇静效果维持时间约为60~90 min。水合氯醛的镇静效果存在极大的个体差异，起效时间5~120 min均有报道，而镇静效果维持时间最长可达数小时。

通常而言，水合氯醛对儿童的呼吸和循环功能影响轻微，已有大量文献证明水合氯醛可安全用于小儿诊疗操作镇静，但也有发生严重呼吸抑制、低氧血症、窒息甚至死亡病例报道。因此，

门诊及手术室外的精确麻醉

使用水合氯醛实施诊疗操作镇静时，必须严密监护，并做好辅助通气的准备。此外，由于水合氯醛没有特效拮抗药物，且半衰期较长，对苏醒期的管理提出了较高的要求。小儿接受水合氯醛镇静后必须持续监护，直至完全苏醒才能离开医院，过早离院可能导致小儿在院外发生不良反应。

3. 右美托咪定

右美托咪定是一种高选择性 α_2 肾上腺素受体激动剂，主要通过抑制大脑蓝斑产生镇静作用，同时可通过抑制脊髓水平 P 物质释放产生一定的镇痛作用，但其镇痛作用较弱，单药常不足以达到实施创伤性操作的镇痛要求。右美托咪定的镇静效应不同于其他镇静药物，诱导的镇静效果接近于正常睡眠，且右美托咪定不会抑制癫痫样活动，提示该药可适用于癫痫患儿的脑电图检查镇静。

右美托咪定的给药途径、剂量和效应总结见**表 8-12**。右美托咪定可通过肌内注射、静脉注射和鼻腔给药等多途径给药。有报道显示，右美托咪定肌内注射 1～4 μg/kg，镇静效果良好，注射后 12～15 min 血浆药物浓度达到峰值，未发现严重不良反应，但相关证据较少，右美托咪定肌内注射的有效性和安全性仍需更多证据支持。

右美托咪定用于小儿诊疗操作镇静常通过静脉途径给药。早期给药方案为：负荷量 0.5～1 μg/kg，维持剂量 0.5～1 μg/(kg·h)，但该方案经常会出现镇静深度不足，需要追加其他镇静药物。近年来的文献报道给药方案：负荷量 2～3 μg/kg，维持量 1.5～2 μg/(kg·h)，起效时间约为 10～15 min，维持至诊疗操作结束前 5～10 min 停药，停药后苏醒时间约为 30～60 min，镇静成功率可达 98%～99%，但患儿心率可降低至 30～50 次/min，虽然患儿血压没有受到明显影响，但该方案的安全性仍有待进一步评估，适当降低右美托咪定负荷量或考虑联合用药可能是更稳妥的方案。近期的研究显示，右美托咪定与氯胺酮联合用药可能是解决这一问题的方案之一，原因是氯胺酮的拟交感神经作用会钝化右美托咪定对交感神经的抑制，降低心动过缓和低血压的发生率。此外，氯胺酮起效更为迅速，能够大大缩短镇静的起效时间，且氯胺酮强大的镇痛作用也可以弥补右美托咪定镇痛作用不足的缺点，使之适用于创伤性诊疗操作镇静。

如果不方便或不需要开放静脉，则可选择经鼻腔滴注右美托咪实施镇静。经鼻腔滴注右美托咪定对患儿刺激小，相比肌内注射和静脉注射更容易被患儿接受，正在被越来越广泛地应用于临床。经鼻腔滴注右美托咪定一般无需稀释，药液浓度为 100 μg/ml，剂量是 2～4 μg/kg，两侧鼻孔各滴注一半。滴注后轻轻捏住患儿鼻翼一小会，并让患儿平卧或头部后仰，防止药液漏出鼻腔。鼻腔用药后的起效时间约为 15～30 min，镇静效果峰值出现在用药后 30～45 min，维持时间最大可达 90 min。

右美托咪定的不良反应主要包括一过性高血压、低血压和心动过缓，对呼吸影响微乎其微，即使在较大剂量的情况下也未观察到明显的呼吸抑制。此外，右美托咪定对上呼吸道形态的影响似乎小于其他镇静药物，这一特性提示对于合并气道梗阻或存在潜在的气道梗阻风险（如睡眠呼吸暂停综合征）的患儿来说，右美托咪定可能是更安全的选择。一项 3522 例 MRI 镇静案例的研究显示，一过性高血压的发生率为 4.9%，另一项 9984 例镇静案例的研究显示心动过缓的发生率为 2.3%。导致右美托咪定相关不良反应发生的危险因素主要包括低龄和多次追加用药。目前文献中罕有严重不良反应的报道，绝大多数不良反应均无须干预。

4. 巴比妥

巴比妥类药物用于小儿诊疗操作镇静已有很长的历史，由于不具有镇痛作用，通常用于无痛诊疗操作，如影像学检查。巴比妥类药物通过 $GABA_A$ 受体介导镇静催眠作用。目前临床常用的巴比妥类药物主要包括戊巴比妥和美索比妥。

戊巴比妥是一种中长效镇静药物，适用于耗时较长的诊疗操作如 MRI，可通过多种途径给药，其用药途径、剂量及效应总结见**表8-12**。静脉注射戊巴比妥的起始剂量通常是 $1 \sim 2$ mg/kg，每 $3 \sim 5$ min 可追加 $0.5 \sim 1$ mg/kg 直至患儿入睡，最大剂量不超过 6 mg/kg，静脉注射后起效时间为 $2 \sim 3$ min，达到效应峰值需要 $5 \sim 10$ min，能够维持中度至深度镇静 $45 \sim 60$ min，这段时间足够完成大部分无痛诊疗操作。戊巴比妥静脉制剂也可用于口服，口感苦涩，需要与糖浆混合以改善口感，用药起始剂量为 $4 \sim 5$ mg/kg，每 30 min 可追加 $2 \sim 2.5$ mg/kg，最大剂量不超过 8 mg/kg。用药后起效时间一般是 $20 \sim 30$ min，但也有报道长达 60 min，维持时间为 $60 \sim 90$ min。戊巴比妥的相关不良反应较少，不良反应发生率不足 1%，主要是呼吸抑制和行为异常。呼吸抑制一般轻微，表现为轻度低氧血症或上呼吸道梗阻，行为异常表现为躁动。不良反应的发生可能与患儿低龄（婴幼儿）和快速给药有关。

美索比妥是一种短效巴比妥类药物，主要用于短小诊疗操作的镇静，其用药途径、剂量和效应总结见**表8-12**。静脉注射的起始剂量为 1 mg/kg，可根据患儿反应，每隔 2 min 追加 $0.5 \sim 1$ mg/kg 滴定至患儿入睡。美索比妥静脉注射后起效很快，$1 \sim 2$ min 起效，维持 $10 \sim 20$ min。美索比妥也可以经直肠给药，但由于生物利用度低（仅约 17%），直肠给药的剂量可高达 $20 \sim 30$ mg/kg。直肠给药后起效时间约为 $8 \sim 10$ min，若镇静效果欠佳，可在 15 min 后追加首剂的半量，平均有效镇静时间 $30 \sim 40$ min。需要注意的是，美索比妥给药后，低氧血症和呼吸道梗阻的发生率高于戊巴比妥，用药后需严密监护并做好相应准备。

表8-12　非用于全身麻醉的镇静药的用药途径、用药剂量和效应

药物	用药途径	剂量	起效时间	作用时间
咪达唑仑	IV	单次剂量：$0.05 \sim 0.1$ mg/kg，最大剂量不超过 2 mg；总量：$0.3 \sim 0.5$ mg/kg	$2 \sim 3$ min	$30 \sim 45$ min
	PO	$0.5 \sim 0.75$ mg/kg	$15 \sim 20$ min	最长 60 min
	IN	$0.2 \sim 0.4$ mg/kg	$5 \sim 10$ min	$30 \sim 45$ min
水合氯醛	PO/PR	单次剂量：50 mg/kg；追加剂量：初始剂量的 50%；总量：不超过 2 g	约 15 min 个体差异大	$60 \sim 90$ min 个体差异大
右美托咪定	IV	负荷量：$0.5 \sim 1$ μg/kg；维持量：$0.5 \sim 2$ μg/（kg·h）	$10 \sim 15$ min	停药后 $30 \sim 60$ min
	IN	$2 \sim 4$ μg/kg	$15 \sim 30$ min	$60 \sim 90$ min
戊巴比妥	IV	初始剂量：$1 \sim 2$ mg/kg；追加剂量：每 $3 \sim 5$ min $0.5 \sim 1$ mg/kg；最大剂量：mg/kg	$2 \sim 3$ min	$45 \sim 60$ min

药物	用药途径	剂量	起效时间	作用时间
戊巴比妥	PO	初始剂量：4~5 mg/kg； 追加剂量：每30 min 2.0~2.5 mg/kg； 最大剂量：8 mg/kg	20~30 min	60~90 min
美索比妥	IV	初始剂量：1 mg/kg； 追加剂量：每2 min 0.5~1 mg/kg	1~2 min	10~20 min
	PR	初始剂量：20~30 mg/kg； 追加剂量：15 min后给予首剂的半量	8~10 min	30~40 min

IV，静脉注射；PO，口服；IN，鼻腔给药；PR，灌肠。

二、用于全身麻醉的镇静药

1. 丙泊酚

丙泊酚是目前临床上最常用的静脉麻醉药物之一，通过GABA受体介导镇静、催眠作用，但机制尚不明确。丙泊酚具有强大的镇静、催眠作用，但没有镇痛作用。因其起效和恢复速度快，可控性好，广泛用于各种无痛性诊疗操作镇静，或与镇痛药物联合用于创伤性诊疗操作。丙泊酚通过静脉注射给药，短小诊疗操作只需单次推注，其他诊疗操作可根据检查时长在单次推注后使用静脉维持技术延长镇静时间，丙泊酚的给药剂量和效应总结见表8-13。一般而言，丙泊酚用于短小诊疗操作镇静时，单次给药1~2 mg/kg即可使患儿达到深度镇静状态，如有需要可以每2~3 min追加0.5~1 mg/kg。但是对于耗时较长的诊疗操作，单次给药后使用静脉输注装置持续输注丙泊酚明显更为方便，维持剂量一般为2~5 mg/（kg·h）。若诊疗操作伴有疼痛刺激，丙泊酚单药常无法满足镇静要求，需要与镇痛药物或局部麻醉药物合用。阿片类药物是最常用的辅助镇痛药物，丙泊酚与芬太尼（1~2 μg/kg）、瑞芬太尼［单次给药0.5~1.5 μg/kg后0.1 μg/（kg·min）静脉维持］或阿芬太尼（20 μg/kg）联合用于诊疗操作镇静都有报道，但丙泊酚与阿片类药物合用需警惕呼吸抑制发生率升高。丙泊酚与氯胺酮联合应用时，镇静诱导时先给氯胺酮0.5~1 mg/kg，再给丙泊酚，该联合用药方案的呼吸抑制发生率仍不确定，但血流动力学稳定性优于丙泊酚单药方案，恶心、呕吐发生率低于氯胺酮单药方案。

丙泊酚镇静相关的不良反应主要是呼吸抑制和低血压。丙泊酚单药镇静可引起一过性的呼吸抑制和低血压，通常短暂而轻微，大多数情况下给予患儿面罩吸氧后很快恢复正常，但是丙泊酚与阿片类药物合用时，呼吸抑制的发生率可能会明显升高，持续时间延长。不合并严重心血管疾病的患儿大多能安全耐受丙泊酚镇静引起的低血压，但是对于一些特殊情况，如患儿本身合并心功能不全、主动脉瓣狭窄或二尖瓣狭窄等，使用丙泊酚必须谨慎，因为这部分患儿可能无法耐受体循环血管阻力的快速下降，如需静脉注射丙泊酚，建议缓慢推注。丙泊酚的另一个不良反应是注射痛，对诊疗操作本身没有影响，但是会对患儿及其父母造成不必要的紧张，使用小剂量利多卡因（0.2~0.5 mg/kg）、芬太尼（0.5~1 μg/kg）或氯胺酮

8

（0.25～0.5 mg/kg）静脉注射预处理可以有效减轻丙泊酚注射痛。

2. 依托咪酯

依托咪酯通过 GABA 受体介导镇静和遗忘作用，但无镇痛作用；起效迅速，对血流动力学影响很小，常用于危重患儿的诊疗操作镇静。依托咪酯单独给药可以为短小的无创性诊疗操作（如 CT 检查）提供有效的镇静作用，也可以与其他镇静药物联合用于创伤性诊疗操作（如骨折复位）镇静。依托咪酯的给药剂量和效应总结见**表 8-13**，诱导剂量为 0.2 mg/kg，如有需要，每 2～3 min 可追加 0.1 mg/kg，静脉注射后 1 min 内起效，镇静效果可维持 20～25 min。依托咪酯的不良反应发生率相对较高，主要不良反应（发生率）包括：注射痛（40%）、短暂肌阵挛（22%～25%）以及苏醒期恶心/呕吐（8%～10%）。依托咪酯单药用于小儿诊疗操作镇静时的呼吸抑制少见，但与阿片类药物合用时呼吸抑制高发（15%～20%），两者联合用药必须在严密监护下进行，而且还要做好实施辅助通气的准备。

3. 氯胺酮

氯胺酮是目前临床常用的麻醉镇静药物中唯一一个同时具有镇静、镇痛和遗忘作用的药物，主要通过阻断 NMDA 受体发挥作用。其一般用于创伤性诊疗操作的镇静（例如骨折复位、骨髓穿刺、腰椎穿刺、清创缝合等），即使是单药也能够满足大部分创伤性诊疗操作的镇静要求。临床使用的氯胺酮是外消旋混合物，包含 2 种光学异构体：艾司氯胺酮（S-氯胺酮）和 R-氯胺酮。艾司氯胺酮已被单独分离作为一种新型药物在国内上市，其效应和不良反应均与氯胺酮相似，但是艾司氯胺酮的效价是消旋氯胺酮的 2 倍，且精神不良反应较轻。

氯胺酮主要通过静脉注射和肌内注射途径给药。尽管氯胺酮也可以通过其他途径（如口服、鼻内、颊部、直肠）给药，但由于这些给药途径生物利用度较低，临床应用有限，故在本节不予讨论。氯胺酮的给药剂量和效应总结见**表 8-13**。在患儿已经开放静脉的情况下，首选静脉注射，单次给予 1 mg/kg 并观察效果，然后每 1～2 min 追加 0.5 mg/kg，直至达到满意的镇静效果。大多数情况下，短小的诊疗操作只需要 1～2 mg/kg 氯胺酮即可完成。若诊疗操作耗时较长，也可以多次给药，延长镇静时间。若患儿未开放静脉或存在静脉开放困难的情况下，可选择肌内注射给药，推荐剂量为 3～5 mg/kg，5 min 内起效，镇静效果可维持 15～45 min。

氯胺酮进入人体后在肝脏代谢成去甲氯胺酮，去甲氯胺酮具有氯胺酮三分之一的镇痛和镇静活性，最终经肾脏排出。因此，肝肾功能障碍患儿如需多次追加或持续输注氯胺酮需注意减量。氯胺酮的不良反应主要包括精神症状、恶心/呕吐、分泌物增多、颅内压升高、血流动力学效应（心动过速、高血压、肺血管阻力增加）等。尽管氯胺酮的不良反应多，且发生率较高，但目前已有一些可行的方法防治这些不良反应。氯胺酮的精神症状大多出现在苏醒期，大龄儿童的发生率高于低龄儿童，主要症状表现为神志不清、幻觉、谵妄、反常行为和不愉快的梦。非药物干预（舒缓而放松的环境以及各种分散儿童注意力的干预措施）和药物干预（主要是咪达唑仑）都能够降低氯胺酮精神症状的发生率。氯胺酮导致的恶心/呕吐发生率在 3.5%～28%不等，肌内注射途径的发生率高于静脉注射途径，5-羟色胺拮抗剂（如昂丹司琼）能够有效降低恶心/呕吐的发生率。分泌物增多也是氯胺酮的常见不良反应，过多的分泌物可能导致呛咳、喉痉挛等风险，一般建议氯胺酮与抗胆碱能药物同时使用（如阿托品 0.01 mg/kg），特别是对近期有呼吸道感染史或长期接触二手烟史的患儿。

过去认为氯胺酮具有升高颅内压的作用，禁用于已合并颅内压升高或存在颅内压升高风险如颅脑外伤、颅内肿瘤或脑积水的患儿，但近期的动物实验和人体实验都没有观察到使用氯胺酮后颅内压的变化，甚至当氯胺酮与咪达唑仑或丙泊酚合用时，颅内压反而会降低。氯胺酮用药导致的颅内压升高可能与动脉血二氧化碳分压升高有关，而非氯胺酮的直接作用。尽管氯胺酮对呼吸影响轻微，但在合并颅内压升高或存在颅内压升高风险的患儿中使用氯胺酮仍应十分谨慎，因为在这部分患儿中即使是轻微的呼吸抑制也可能导致动脉血二氧化碳分压发生变化。

氯胺酮对心功能有直接的抑制作用，但同时也具有拟交感作用，能够增加内源性儿茶酚胺的释放，补偿直接的负性肌力作用。因此，大多数患儿应用氯胺酮后表现为心率增快和血压升高，且能安全地耐受氯胺酮的这种血流动力学效应，但需注意的是，在危重症或慢性疾病导致肾上腺皮质功能耗竭的患儿中，氯胺酮的直接负性肌力特性可能占主导地位，导致心肌抑制甚至心力衰竭。

氯胺酮对肺血管阻力的影响也存在争议。早期研究报道氯胺酮会导致肺血管阻力升高，但这些研究大多在非控制通气条件下进行，不能排除动脉血二氧化碳分压的影响。近期研究发现，氯胺酮与肺血管阻力升高并无直接联系，甚至在已经合并肺动脉高压的患儿中也是如此，但据此认为氯胺酮适用于先心病患儿的诊疗操作镇静显然不够严谨。合并肺动脉高压的先心病患儿大多病情复杂，应综合分析患儿病情评估风险收益再做决定。

氯胺酮单药已经可以满足大多数诊疗操作的镇静要求，但考虑到上述诸多不良反应，通过联合用药减少氯胺酮剂量以求降低不良反应发生率可能是更合理的用药方案。本节前文提到的氯胺酮与右美托咪定或丙泊酚联合用药方案就是很好的例子，这两种方案都是利用氯胺酮的拟交感作用拮抗右美托咪定和丙泊酚的心血管抑制作用，同时减少氯胺酮本身的不良反应如恶心、呕吐发生率。

4. 阿片类药物

阿片类药物通常作为创伤性诊疗操作镇静中的辅助药物来使用，与大部分镇静药物具有协同作用。阿片类物质通过与中枢或外周神经系统中 μ、κ、δ 和 σ 四种阿片类受体结合而发挥镇痛作用。目前临床大部分用于诊疗操作镇静的阿片类药物都是 μ 受体激动剂，例如吗啡和芬太尼。阿片类药物一般是与其他镇静药物（如咪达唑仑、右美托咪定等）联合用于小儿诊疗操作镇静，具体选用何种药物应根据诊疗操作类型、耗时、疼痛刺激强度、是否需要后续镇痛等多方面因素进行综合考虑。大部分诊疗操作的时间都不长，短效阿片类药物足以满足要求。如果诊疗操作结束后长时间镇痛对患儿有利，那么联合应用长效阿片类药物也是合理的选择。

与其他镇静药物联合用于小儿诊疗操作镇静时，吗啡的起始剂量为 0.01 ~ 0.03 mg/kg，芬太尼的起始剂量为 0.5 ~ 1 μg/kg。如有需要，两者都可以追加给药，但给药时必须严密监护，缓慢滴定，以避免出现不良反应。阿片类药物的共同不良反应主要是呼吸抑制。吗啡直接抑制脑干呼吸中枢，降低呼吸中枢对二氧化碳的反应性，而芬太尼表现为呛咳、胸壁强直以及呼吸运动减弱，给药时必须做好辅助通气或气管插管的准备。吗啡在肝脏代谢转化为有活性的代谢产物，镇痛作用增加，通过血-脑屏障的速度慢，在吗啡给药后几小时才在脑脊液中达到峰浓度，比其在血浆中的达峰时间明显推迟，所以吗啡的呼吸抑制可能是迟发性，特别需要警惕。接受吗啡镇静的患儿必须延长苏醒监护时间，以防在院外发生意外。此外，吗啡还可能导致组胺释放，表现为皮肤潮红、瘙痒、皮疹和支气管痉挛，极少数患者出现血管扩张和低血压，大多可安全耐受，但低血容量或合并心脏疾病的患者仍需注意。呛咳和胸壁强直是合成阿片类药物（如芬太尼）特有的不良反应，用药时建议缓慢推注以降低呼吸抑制的发生率［推注速度不超过 0.5 μg/（kg·min），推注时间 2 min 以上］。阿片类药物引起的呼吸抑制可使用纳洛酮逆转，但紧急情况下可能需要使用神经肌肉阻滞剂，实施气管插管以保障患儿的生命安全。

5. 氧化亚氮

氧化亚氮（N_2O）是最早用于临床的麻醉气体之一，麻醉作用较弱，不会导致患儿意识丧失，保护性反射活跃，同时能够有效地减轻患儿的紧张焦虑情绪并配合检查，一般较多地被用于牙科诊疗操作的镇静。因其在血液和脂肪组织中的溶解度很低，吸入后起效和停药后苏醒都很迅速。氧化亚氮吸入用药必须与氧气混合，氧气浓度不低于30%，1 min 内即可起效。氧化亚氮的效应随着吸入浓度的提高逐渐增强，吸入浓度50%~70%可提供有效镇静和轻至中度镇痛作用，但用于疼痛刺激较大的创伤性诊疗操作时仍需要与其他药物合用。

单用氧化亚氮或用于无严重合并症的小儿诊疗操作镇静时，对患儿的呼吸和循环功能影响不大，但氧化亚氮与水合氯醛或咪达唑仑合用时，可能发生明显的呼吸抑制。氧化亚氮的主要不良反应是弥散性缺氧，主要原因是氧化亚氮的弥散速度远超其他肺内气体，停药后大量氧化亚氮从血液弥散进入肺泡，稀释肺泡内氧气含量而导致缺氧。因此，使用氧化亚氮实施诊疗操作镇静时，停药后必须继续吸入纯氧 5 min 左右，这样可有效避免弥散性缺氧的发生。氧化亚氮的高弥散性带来的另一个问题是氧化亚氮弥散进入闭合腔隙，导致腔隙内压力急剧升高，例如机械性梗阻的肠腔和气胸。因此，合并肠梗阻、气胸的患儿不建议使用氧化亚氮。

恶心、呕吐也是氧化亚氮的常见不良反应，发生率低于阿片类药物和吸入麻醉药，使用5-HT 拮抗剂（如昂丹司琼）能有效降低其发生率。氧化亚氮可能会明显增加成人脑氧代谢率（cerebral metabolic rate for oxygen，$CMRO_2$）和脑血流（cerebral blood flow，CBF）和颅内压（ICP），干扰脑血流的自我调节机制。虽然尚无足够的证据显示小儿存在类似现象，但在合并颅内压升高或存在颅内压升高风险的患儿中最好不要使用氧化亚氮。

表 8-13　用于全身麻醉的镇静药的用药途径、用药剂量和效应

药物	用药途径	剂量	起效时间	作用时间
丙泊酚	IV	诱导剂量：1~2 mg/kg； 追加：每2~3 min 0.5~1 mg/kg； 维持剂量：2~5 mg/（kg·h）	1 min 内	10~15 min
依托咪酯	IV	诱导剂量：0.2 mg/kg； 追加：0.1 mg/kg 滴定	1 min 内	20~25 min

（续表）

药物	用药途径	剂量	起效时间	作用时间
氯胺酮	IV	起始剂量：1 mg/kg； 追加：每1～2 min追加0.5 mg/kg	1 min	约15 min， 追加可延长
	IM	3～5 mg/kg	5 min	15～45 min
吗啡	IV	初始剂量：0.01～0.03 mg/kg，可重复滴定给药； 最大剂量：0.2 mg/kg	5 min	30～45 min
芬太尼	IV	初始剂量：0.5～1 μg/kg，可重复滴定给药	1～5 min	60～120 min
氧化亚氮	吸入	吸入浓度：30%～70%；与氧气混合	1～2 min	<5 min

IV，静脉注射；PO，口服；IN，鼻腔给药；PR，灌肠。

参考文献

[1] Li B，Zhang R，Huang Y，et al. Moderate and deep sedation for non-invasive paediatric procedures in tertiary maternity and children's hospitals in China：a questionnaire survey from China［J］. BMC Health Serv Res，2020，20(1)：28.

[2] American Society of Anesthesiologists. Practice Guidelines for Moderate Procedural Sedation and Analgesia 2018：A Report by the American Society of Anesthesiologists Task Force on Moderate Procedural Sedation and Analgesia，the American Association of Oral and Maxillofacial Surgeons，American College of Radiology，American Dental Association，American Society of Dentist Anesthesiologists，and Society of Interventional Radiology［J］. Anesthesiology，2018，128(3)：437-479.

[3] Bhatt M，Johnson D W，Taljaard M，et al. Association of preprocedural fasting with outcomes of emergency department sedation in children［J］. JAMA Pediatr，2018，172：678-85.

[4] Green S M，Leroy P L，Roback M G，et al. An international multidisciplinary consensus statement on fasting before procedural sedation in adults and children［J］. Anaesthesia，2020，75(3)：374-385.

[5] Zdravkovic M，Hagberg C A，Chrimes N. Consensus statement on fasting before procedural sedation - underestimating the threat to patient safety［J］. Anaesthesia，2020，75(6)：829-830.

[6] Conway A，Chang K，Mafeld S，et al. Midazolam for sedation before procedures in adults and children：a systematic review update［J］. Syst Rev，2021，10(1)：69.

[7] Mason K P，Seth N. Future of paediatric sedation：towards a unified goal of improving practice［J］. Br J Anaesth，2019，122：652-61.

[8] Lei H，Chao L，Miao T，et al. Incidence and risk factors of bradycardia in pediatric patients undergoing intranasal dexmedetomidine sedation［J］. Acta Anaesthesiol Scand，2020，64(4)：464-471.

[9] Hinkelbein J，Schmitz J，Lamperti M，et al. Procedural sedation outside the operating room［J］. Curr Opin Anaesthesiol，2020，33(4)：533-538.

[10] Green S M，Roback M G，Krauss B S，et al. Unscheduled procedural sedation：a multidisciplinary consensus practice guideline［J］. Ann Emerg Med，2019，73(5)：e51-e65.

8

第九章

老年门诊手术的精确麻醉

近年来，门诊手术已经成为现代化综合医院医疗水平的评定项目之一，是国家政策优先支持的项目。随着全球人口老龄化的进展，将有更多的老年患者进行门诊手术。然而，由于老年患者身体机能逐渐退化，对麻醉药物的反应更加灵敏，容易导致血流动力学的剧烈波动、呼吸功能的抑制以及其他器官的并发症，甚至危及患者生命安全，随之提出将麻醉精确化一说。随着麻醉数字化、人工智能化的快速发展，使用自动控制和可视技术，将精确麻醉控制变成了现实，这一举措将有利于推动老年患者舒适化门诊手术的大力开展。

本章将从术前评估、麻醉用药、麻醉管理、术后管理等方面进行阐述。

第一节　术前评估

对老年患者进行门诊手术前，术前访视与全面评估是至关重要的一环，其目的是客观评价老年患者对门诊麻醉手术的耐受力及其风险，同时对术前准备提出建议，包括进一步完善检查、调整用药方案、功能锻炼甚至延迟手术麻醉。术前评估内容包括常规器官功能、ASA 分级以及老年综合征对手术风险的影响。老年状态全面评估（comprehensive geriatric assessment，CGA）通常是由老年医学科为主的多学科对老年人合并症、机体功能、心理和社会学特点进行的多方位评估。其中，老年人的认知（cognition）、功能（function）、营养（nutrition）及衰弱（frailty）状态等情况都与围术期不良事件发生率明显相关，应成为老年人术前评估的一部分（**见表 9-1**）。

表 9-1　老年患者术前评估项目

项目		评估方法
认知功能	痴呆	用简易智力状态评估量表（Mini-Cog）进行筛查（表9-2），如果阳性，则继续用蒙特利尔认知评估量表（MoCA）评估
	谵妄	（1）在手术前明确易感因素和诱发因素（表9-3） （2）意识错乱评估方法（CAM）
	抑郁	老年人抑郁量表（表9-4）
功能状态		（1）日常生活活动量表（ADLs，表9-5） （2）日常工具性活动量表（IADLs，表9-6）
营养状态		（1）微型营养评估表（MNA）（表9-7） （2）6个月内意外减重超过10%～15% （3）体重指数＜18.5 kg/m^2 （4）无肝肾疾病时白蛋白水平＜30 g/L
衰弱状态		（1）Fried衰弱表型中的5条诊断标准（表9-8） （2）多维衰弱状态评分（MFS，表9-9）

一、认知功能

老年人认知功能异常会增加门诊手术的难度，导致并发症和死亡的发生风险变大。谵妄、痴呆和抑郁是评估认知功能时的重要考虑因素，术前认知功能评估的结果还可以作为术后评估的基线值。有许多认知障碍的筛选工具，其中简易智力状态评估量表（Mini-Cog）是术前常用的快速筛选工具（见表9-2）。如果 Mini-Cog 筛查阳性，则痴呆症的进一步临床评估是必要的。

表 9-2　简易智力状态评估量表（Mini-Cog）

第一步	让患者重复说出3个不相关的单词，比如球、狗和电视
第二步	让患者画一个简单的时钟并让其标出一个时间点。正确的回答是能正确标明时钟数字位置顺序，正确显示所给定的时间
第三步	让患者回忆第一步的3个单词，每对一项得1分

结果分析

单词正确数	时钟图画试验	痴呆筛查分析
0	正常	阳性
0	不正常	阳性
1	正常	阴性
1	不正常	阳性
2	正常	阴性
2	不正常	阳性
3	正常	阴性
3	不正常	阴性

谵妄被定义为一种意识混乱和注意力不集中的急性状态，可能伴随着意识水平的改变和思维的紊乱。通过评估易感因素和促发因素的数量可以确定患谵妄的风险（**见表9-3**）。针对危险因素的治疗可以减少谵妄的发生和严重程度。

术前有抑郁症状的患者发生术后功能恢复不良的概率增加，更容易发展成术后谵妄，而且谵妄的持续时间更长。老年人抑郁量表是简单有效的抑郁症筛查工具（**见表9-4**）。

表9-3　谵妄的风险因素

易感因素	促发因素
高龄（≥65岁）	药物
认知功能储备减少	镇静催眠药
痴呆	抗胆碱药
认知功能损害	多种药物治疗
抑郁	酒精或药物戒断
脑萎缩	手术
生理功能储备减少	心血管手术
衰弱	矫形外科手术
自主活动受限	长时间体外循环
活动耐量降低	非心脏手术
视觉或听觉损害	各种诊断性操作
经口摄入减少	术中低血压
脱水	术中低脑氧饱和度
电解质紊乱	收住ICU
营养不良	环境改变
并存疾病	身体束缚
严重疾病	导尿管和各种引流管
多种并存疾病	疼痛刺激
精神疾病	精神紧张
脑卒中史	并发疾病
代谢紊乱	感染
创伤或骨折	医源性并发症
终末期疾病	严重急性疾病
合并HIV感染	代谢紊乱
睡眠呼吸紊乱/失眠症	发热或低体温
药物应用	休克
有精神作用的药物	低氧血症
应用多种药物	贫血
药物依赖	脑卒中
酗酒	营养不良
ApoE4基因型	脱水
	低蛋白血症
	疼痛
	睡眠障碍

门诊及手术室外的精确麻醉

表 9-4　老年人抑郁量表

你过去一周的感受如何？请选择最佳答案：

1. 你对自己的生活基本满意吗？　　是/**否**
2. 你放弃了很多活动和兴趣了吗？　　**是**/否
3. 你觉得你的生活是空虚的吗？　　**是**/否
4. 你经常感到无聊吗？　　**是**/否
5. 你大部分时间精神都很好吗？　　是/**否**
6. 你害怕会有不好的事情发生在你身上吗？　　**是**/否
7. 你大部分时间感到快乐吗？　　是/**否**
8. 你经常感到无助吗？　　**是**/否
9. 你宁愿待在家里，也不愿出去做新的事情吗？　　**是**/否
10. 你觉得你的记忆力比大多数人都差吗？　　**是**/否
11. 你觉得现在能活着真好吗？　　是/**否**
12. 你觉得你现在的样子毫无价值吗？　　**是**/否
13. 你觉得精力充沛吗？　　是/**否**
14. 你觉得你的处境没有希望了吗？　　**是**/否
15. 你认为大多数人的经济境况比你的好吗？　　**是**/否

注：粗体字的答案提示抑郁，每题得1分，共15分。分数≥10分表示抑郁。分数＞5分提示可能抑郁，需要进行后续综合评估。

二、功能状态

老年患者的功能状态评估可以使用日常生活活动量表（activities of daily living，ADLs，**见表9-5**）和日常工具性活动量表（instrumental activities of daily living，IADLs，**见表9-6**）。功能受损患者术后并发症的风险增加，包括功能下降及需要住院治疗。已证明包括家庭锻炼、营养评估、放松疗法和疼痛管理在内的多种方法预处理能改善手术后的功能状态。

表 9-5　日常生活活动量表

活动	独立性(1分)[a]	依赖性(0分)[b]
沐浴	能自己完成洗浴或者仅身体一个部位需要协助如后背、会阴部或者有残疾的肢体	身体超过一个部位的洗浴需要协助完成，或完全需要人协助
穿衣	能从衣柜拿出衣物并自行完成衣服穿着，可能需要协助系鞋带	需要部分或完全协助衣物穿着
如厕	能独立至厕所完成大小便、整理衣服、清洁会阴区	需要协助转移到厕所完成大小便并清洁会阴区或使用便盆
转运	可借助机械辅助装置自行上下床	需要帮助完成上下床
排便和排尿	无大小便失禁	部分或完全大小便失禁
进食	能自行进食	需要部分或完全协助进食，或需要肠外营养支持

a. 无须监护、指导或者协助；b. 需要监护、指导、协助或全面护理；总分范围0~6分，6分＝高（患者自理能力高），0分＝低（患者生活不能自理）。

表 9-6　日常工具性活动量表

1. 你能使用电话吗？			7. 你能自己洗衣服吗？	
不需要帮助	3		不需要帮助	3
部分帮助	2		部分帮助	2
完全不会使用电话	1		完全不能洗衣服	1
2. 你能到达不能步行到的地方吗？			8a. 你用过药物吗？	
不需要帮助	3		是（继续作答 8b）	1
部分帮助	2		不（继续作答 8c）	2
除非有特别安排，否则不能到达	1			
			8b. 你自己吃药吗？	
3. 你能去买杂货吗？			不需要帮助	
不需要帮助	3		（在正确的时间内使用正确的剂量）	3
需要部分帮助	2		部分帮助	
完全不能购物	1		（如果有人为你准备或提醒你接受）	2
			完全无法服用自己的药物	1
4. 你能自己准备饭菜吗？				
不需要帮助	3		8c. 如果你必须吃药，你能做到吗？	
部分帮助	2		不需要帮助	
完全无法准备任何食物	1		（在正确的时间内使用正确的剂量）	3
			部分帮助	
5. 你能自己做家务吗？			（如果有人为你准备或提醒你服用）	2
不需要帮助	3		完全不能服用自己的药物	1
部分帮助	2			
完全不能做任何家务	1		9. 你能管理自己的钱吗？	
			不需要帮助	3
6. 你能自己做杂工吗？			部分帮助	2
不需要帮助	3		完全无法处理金钱	1
部分帮助	2			
完全不能做杂工	1			

分数只对特定的患者有意义（例如，随着时间的推移分数下降表明病情恶化）；评估者可以根据患者的实际情况对问题进行修改。

三、营养状态

术前营养不良可导致伤口裂开、吻合口瘘、感染、谵妄等并发症。微型营养评估量表（mini nutritional assessment，MNA）是敏感性和特异性最强的术前营养状态评估工具（**见表 9-7**）。术前高危患者不建议在门诊进行手术，或应在术前营养状态得到改善后再施行手术。

表 9-7　微型营养评估量表

A 既往 3 个月内是否因食欲下降、消化问题、咀嚼或吞咽困难而摄食减少（　　　　）
0 = 食欲完全丧失 1 = 食欲中等程度下降 2 = 食欲没有下降

（续表）

B 近3个月体重下降情况（　　）

0= 体重下降超过3 kg
1= 不知道
2= 体重下降在1~3 kg
3= 无体重下降

C 活动能力（　　）

0= 长期卧床或者依赖轮椅
1= 可以不依赖椅子或床活动，但不能外出
2= 可以外出

D 既往3个月是否有心理问题或者急性疾病（　　）

0= 是的　　2= 不是

E 神经心理问题（　　）

0= 严重智力减退或抑郁
1= 轻度智力减退
2= 没有问题

F1 体重指数(BMI)=体重(kg)/身高(m)的平方（　　）

0= BMI < 19 kg/m²
1= BMI（19~21）kg/m²
2= BMI（21~23）kg/m²
3= BMI > 23 kg/m²

如果BMI不清楚，可用F2代替F1。如果F1已经完成，请不要继续作答F2

F2 小腿围(CC)单位(cm)（　　）

0= CC < 31 cm
3= CC > 31 cm

筛选分数(最高14分)（　　）

12~14分　正常营养状态
8~11分　有营养不良的危险
0~7分　营养不良

请在上列选项中用合适的数字填入相应的括号，并统计最终得分。

四、衰弱状态

　　衰弱状态是因生理储备下降而出现抗应激能力减退的非特异性状态，涉及神经肌肉、代谢及免疫系统等改变。这种状态可增加死亡、失能、谵妄及跌倒等不良事件的风险。合理、完善的术前评估不应仅基于器官和疾病的评估，老年患者的机能状态对其是否适宜门诊手术还起着重要影响。因此强烈推荐术前对老年患者的衰弱状态进行评估。Fried 于2001年首先提出通过临床表型（衰弱表型，frailty phenotype）定义衰弱，制定了5条诊断标准（见表9-8）。

研究发现，基于老年状态全面评估（CGA）的多维衰弱状态评分（multidimensional frailty score，MFS）、ASA分级、步速及握力都能预测术后并发症的发生率，但与其他风险分层指标相比，MFS是术后并发症和6个月死亡率的最佳评估工具。因此，推荐MFS用于老年人的术前评估（见表9-9）。

表9-8　衰弱表型诊断标准

诊断标准	
近一年意外减重4.5 kg，或随访时体重下降超过5% 握力下降 疲劳感 步行速度减慢（测量行走4.5 m所用的时间） 低体力活动水平（以每周千卡消耗量衡量）	

符合3项以上，诊断为衰弱；1~2项，为衰弱前期；符合0项为非衰弱。

表9-9　多维衰弱状态评分

项目	评分		
	0	1	2
恶性疾病	良性疾病	恶性疾病	
查尔森合并症指数（Charlson comorbidity index）	0	1~2	>2
白蛋白（g/L）	>39	35~39	<35
ADLs	独立的	部分依赖	完全依赖
IADLs	独立的	依赖的	
痴呆（MMSE-KC）	正常的	轻度认知障碍	痴呆
谵妄风险（Nu-DESC）	0~1	≥2	
微型营养评估量表（MNA）	正常的	营养不良的风险	营养不良
中臂周长（cm）	>27.0	24.6~27.0	<24.6

MFS的分值范围是0~15分；MFS>5分为高危患者，随着分值的增加，术后死亡率增加，术后住院时间延长。

第二节　麻醉用药

影响老年患者药理学反应的因素主要包括血浆蛋白结合、躯体构成、药物代谢作用以及药效学等几个方面的改变。

老年患者对麻醉用药的临床反应可能是靶器官敏感性改变的结果（药效学）。对于老年患者，所使用药物的物理学性质和受体数目或敏感性的改变，决定了麻醉药物作用的药效学变化。总之，老年患者对麻醉药物更加敏感，施以较少的药物就可以达到所需的临床效果，而且药物作用时间往往会延长。因此，老年患者的用药剂量需要相应下调，通常诱导剂量要求可以低至年轻人的 30%～50%，而维持剂量通常减少 25%。

一、术前用药

术前用药目的在于缓解焦急、提高手术中血流动力学的稳定性、降低误吸的危险性、改善术中和术后镇痛、控制术后恶心和呕吐以及治疗合并疾病。但是考虑到老年患者的特殊情况，且门诊手术后当日即回家，应该特别注意术前用药可能对麻醉及麻醉后事件的影响。

由于老年患者的药代、药效动力学改变及对药物的反应性增高，麻醉前用药的药物种类及剂量均应认真斟酌。老年患者对麻醉性镇痛药（如哌替啶、吗啡）的耐受性降低。因此，麻醉前用药剂量约比青年人减少 1/3～1/2。麻醉性镇痛药容易产生呼吸、循环抑制，导致呼吸频率减少、潮气量不足和低血压，除非麻醉前患者存在剧烈疼痛，一般情况下应尽量避免使用。老年患者对镇静、催眠药的反应性也明显增高，易因意识丧失而出现呼吸抑制，应减量或慎重使用。老年患者迷走神经张力明显增强，麻醉前给予阿托品有利于麻醉的实施和调整心率。如患者心率增快、有明显心肌缺血时应避免使用，可用东莨菪碱代替。然而东莨菪碱常引起兴奋、谵妄，对于认知异常的老年患者一般属于禁忌，应酌情慎用。

1. 抗焦虑和镇静药

（1）苯二氮䓬类药物：苯二氮䓬类药物作为术前用药已有很长时间，其抗焦虑和遗忘作用在门诊麻醉中同样有效。咪达唑仑为水溶性药物，分布半衰期为 7.2 min，消除半衰期 2.5 h（2.1～3.4 h），在老年人中可延长到 5.6 h，在肥胖人中可延长到 8.4 h，用药的剂量应随年龄的增加而减少。为了达到术前使用咪达唑仑的目的，用药时间应该最迟在诱导前 5 min。对于老年患者，术前静脉推注咪达唑仑 0.5～1 mg 对智力和精神运动恢复无不良影响。如果术前访视时患者有明显焦虑，可以在手术日晨和手术前 60～90 min 口服苯二氮䓬类药物，但必须有可负责的成人陪同患者到手术中心。入手术室时出现明显焦虑的老年患者，推荐剂量为 0.025～0.05 mg/kg 肌内注射，常用剂量为 1～3 mg。不良反应是呼吸和心血管抑制，偶会发生恶心，尤其是患有心脏病的老年人，血压下降的幅度可达到 20%～35%，并可能伴有呼吸暂停。在注射咪达唑仑后血氧饱和度的下降也有报道，所以静脉使用苯二氮䓬类药物时都应该常规吸氧。也有文献指出咪达唑仑与延迟出院相关，不建议用在门诊。

（2）α_2 肾上腺素受体激动剂：α_2 肾上腺素受体激动剂能减少手术中麻醉药和镇痛药的用量，产生镇静的效果，降低麻醉时的心率和血压。口服可乐定可作为门诊手术的术前用药。但对于老年患者，由于其可产生术后残留镇静作用，故不宜使用。相比之下，右美托咪啶的时效更短、选择性更强，在门诊麻醉中优势更明显。尽管右美托咪啶会发生严重的心动过缓和低血压，可能会限制其作为术前药的应用，但由于其可以减少术中麻醉药和镇痛药的用量，并且能

9

有效缓解老年患者的应激反应和谵妄发生率，因而可作为有效的术中辅助药。右美托咪啶的常用负荷剂量为 1 μg/kg，输注时间 10 min，之后以 0.2 ~ 0.7 μg/（kg·h）持续输注。由于右美托咪定主要通过肾脏排泄，老年人肾功能降低，因此对年老的患者应当谨慎选择剂量，65 岁以上患者可以考虑减少负荷剂量，以 0.5 μg/（kg·h）输注 10 min 以上。还有研究发现，60 岁以上老年患者采用负荷剂量 0.5 μg/kg 输注 10 min，0.5 μg/（kg·h）维持，不会增加药物相关的不良事件（如严重心动过缓和低血压）。并且研究发现负荷剂量 1 μg/kg［0.2 ~ 0.7 μg/（kg·h）维持］能更有效地缓解应激和降低谵妄发生率，缺少负荷剂量会降低右美托咪定预防谵妄的疗效。

右美托咪定具有温和的镇痛作用和镇静作用，还可以降低老年患者谵妄的发生率，这一特性加上呼吸抑制小和对循环系统的保护作用，可能使它成为镇静体弱老年人的一个良好选择。目前，关于右美托咪啶在这一人群中的应用数据有限，老年人更容易出现不必要的镇静药物不良反应，10 min 内充分镇静所需的右美托咪定负荷剂量已被证明远远高于导致该组患者血流动力学不稳定的剂量。尽管有上述警告，右美托咪定作为一种门诊手术镇静药正在迅速普及。

2. 镇痛药

（1）阿片类镇痛药：除非患者有急性疼痛，否则不推荐常规使用阿片类镇痛药作为术前用药。术前联合使用阿片类药物会增加术后恶心、呕吐的发生率，导致门诊术后出院延迟。诱导前静脉注射阿片类药物可以迅速控制手术前的焦虑，减少麻醉诱导药的用量，提高术后镇痛效果。但是，如果主要目标是减轻焦虑，则应当使用镇静抗焦虑药物。

（2）NSAIDs：围术期使用 NSAIDs 已经得到了广泛的研究。在控制急性疼痛方面，其效果尚不及阿片类药物，但作为辅助药则具有增强阿片类药效、减少其用量的效果。如与阿片类药物以及区域麻醉合用作为平衡镇痛的一部分，NSAIDs 能改善早期恢复、减少并发症、使患者离院时间提前。对于很多小手术，术前使用 NSAIDs 能减少术后阿片类药物的用量。NSAIDs 的常见不良反应为胃肠道、心血管和肾脏不良反应。65 岁以上老年患者 NSAIDs 相关胃肠道出血发生率约为年轻患者的 2 倍。非选择性 NSAIDs 导致的消化道溃疡严重并发症（如出血或穿孔）风险在老年患者尤其是老年女性患者中增加 2 ~ 5 倍。不能耐受质子泵抑制剂或米索前列醇的老年患者，应避免使用 NSAIDs。另外需警惕如下高危因素：合用阿司匹林、糖皮质激素、消化道疾病、抗凝抗血小板药物等。NSAIDs 的肾毒性作用在老年人中更明显，合并肾脏损害、心力衰竭或者服用肾脏毒性药物（氨基糖苷类抗生素、万古霉素、利尿剂和血管紧张素转换酶抑制剂等）的患者使用 NSAIDs 有肾功能衰竭风险。肌酐清除率低于 50 ml/min 的患者建议避免使用 NSAIDs。老年患者若使用 NSAIDs，应在最短期内使用最低剂量（减少 25% ~ 50%），且监测胃肠道、肾脏和心血管不良反应。为将手术区出血的可能性以及胃黏膜和肾小管的毒性减至最小，以高选择性的环氧合酶-2（COX-2）抑制剂代替经典的非选择性 NSAIDs 已成为围术期 NSAIDs 选择的趋势。

3. 预防恶心和呕吐的药物

术后恶心呕吐（PONV）是全麻后常见的并发症，也是患者对门诊手术经历不满意的原因之一。影响术后恶心、呕吐发生率的因素很多，包括患者的体形、健康状态、性别、是否怀孕、月经周期、手术类型、麻醉时间、术前容量情况、麻醉药和镇痛药、术后的低血压和年龄等。

Apfel 等把女性、不吸烟、晕动症或 PONV 病史以及术后阿片类镇痛药的使用定为最主要的风险因素，具备 0、1、2、3、4 个预测因素的患者出现 PONV 的概率分别为 10%、20%、40%、60% 和 80%。

（1）丁酰苯类药物：以氟哌利多为代表，因有拮抗多巴胺受体的作用而具镇吐效果，主要用于预防和治疗 PONV。门诊麻醉的研究表明，不管是儿童还是成人，小剂量氟哌利多都有很好的止吐效果。大剂量的氟哌利多（> 20 μg/kg）能加强术后的镇静，可能会延迟患者恢复和离院的时间。小于 10 μg/kg 剂量的氟哌利多与大剂量在止吐方面同样有效而且不会延长恢复时间，所以麻醉诱导后应选择最低有效剂量的氟哌利多预防呕吐。虽然在老年患者中用氟哌利多预防 PONV 的研究还未见报道，但是有研究发现，单剂量 5 mg 肌注可以在老年人中产生有效和安全的镇静作用。

（2）酚噻嗪类药物：酚噻嗪类药物的镇吐效应机制也是阻断多巴胺受体的化学作用区。异丙嗪用于治疗恶心和呕吐已有多年，尤其是治疗阿片类药物导致的恶心和呕吐，常用剂量是 0.5 ~ 1.0 mg/kg。在斜视手术中，异丙嗪 0.5 mg/kg 静脉注射或肌内注射用于控制儿童各种原因的术后呕吐，效果明显优于氟哌利多。但异丙嗪能导致低血压和恢复期的昏睡状态，延迟离院时间，还可能产生锥体外系症状，故不适合用于老年门诊麻醉。

（3）胃动力药：甲氧氯普胺和多潘利酮都能增加胃和小肠的动力，增加食管括约肌的张力。甲氧氯普胺 20 mg（或是 0.2 mg/kg）静脉注射能有效预防 PONV。由于甲氧氯普胺是短效药物，应在手术即将结束时使用以保证术后早期的效果。联合使用甲氧氯普胺（10 ~ 20 mg，静脉注射）和小剂量氟哌利多（0.5 ~ 1.0 mg，静脉注射）比单用氟哌利多（1 mg）更有效。年龄超过 70 岁的老年人、肾功能和肝功能不全、糖尿病和已经服用抗精神病药物的患者发生锥体外系症状风险高，应慎用或减量，可以通过抗胆碱能药和抗组胺药来改善。合并癫痫、胃肠道出血、机械性梗阻或穿孔、嗜铬细胞瘤、进行放疗或化疗的乳癌患者以及抗精神病药致迟发性运动功能障碍史的患者禁用。

（4）抗胆碱能药物：传统使用抗胆碱能药物的目的是减少唾液分泌、降低迷走神经张力。东莨菪碱的中枢神经作用能有效地控制晕动病。术前使用贴皮制剂能有效减少术后恶心和呕吐的发生，但必须在术前 8 h 使用，而且不良反应较多，包括口干、嗜睡、散瞳和神志模糊；也不宜于 60 岁以上的患者，从而限制了东莨菪碱在老年门诊麻醉中的应用。

（5）抗组胺药物：苯海拉明和羟嗪是作用于呕吐中枢和前庭传导通路的抗组胺类药物。可用于预防术后恶心和呕吐，其在预防和治疗晕动病及接受中耳手术患者的术后恶心、呕吐方面尤为有效，也能成功地减少斜视手术后的呕吐。在麻醉诱导时给予羟嗪 0.5 mg/kg，能在手术后 24 h 内明显减少呕吐而不会延迟离院时间。要注意老年人用药后容易发生长时间的反应迟钝或头晕等。

（6）5-HT 拮抗剂：昂丹司琼是高度选择性的 5-HT$_3$ 受体拮抗剂，常用于治疗化疗导致的恶心和呕吐，成人半衰期约 3.5 h，儿童较短而在老年人较长（平均 7.9 h）。昂丹司琼通过阻滞中枢和外周的 5-HT$_3$ 受体而有效地预防门诊手术后的恶心和呕吐。由于昂丹司琼的时效很短，所以应在临近手术结束前使用，以减少在 PACU 的镇吐药用量。小剂量的昂丹司琼（1 ~ 2 mg）

与较大剂量（4～8 mg）相比，用于预防患者离院后的 PONV 效果较差。0.625 mg 氟哌利多与 4 mg 昂丹司琼相比，二者的疗效和离院时间相同，但氟哌利多的性价比更高。昂丹司琼 4 mg 用于控制术后恶心、呕吐的效果优于甲氧氯普胺。8 mg 昂丹司琼的效果优于氟哌利多 1.5 mg 和甲氧氯普胺 10 mg。但昂丹司琼的价格限制了在门诊麻醉中的常规应用。头痛是其最重要的不良反应，还可能引起腹泻、便秘、镇静和一过性的肝酶轻度升高，但没有其他镇吐剂的镇静、烦躁以及锥体外系效应。

（7）其他化合物：地塞米松 4～8 mg 静注可高效预防 PONV，单独或与其他药物联合使用均有效。

（8）非药物技术：针灸和指压疗法可复合用于预防 PONV，并具有一定疗效。对于术前使用阿片类药物接受妇科小手术的患者，针灸可以明显减少术后的恶心和呕吐。

4. 误吸预防性用药

防止吸入性肺炎是门诊手术麻醉有争议的话题。早期研究表明，门诊患者误吸的风险较高，因为多数门诊患者胃内容物大于 25 ml，pH < 2.5。而近期研究表明，与择期手术患者相比，门诊禁食患者误吸的风险并不增加。对于没有特殊风险的患者，误吸的发生率 < 1/35 000，不主张常规应用制酸药物。对于有明显误吸风险的患者（如妊娠、硬皮病、膈疝、放置鼻胃管和病理性肥胖），术前应使用应受体拮抗剂。

（1）H_2 受体拮抗剂：H_2 受体拮抗剂可通过减少胃酸分泌而有效升高胃液 pH 值，降低胃内容物容量。西咪替丁在服用后 60～90 min 起效，至少维持 3 h。与西咪替丁相比，雷尼替丁的保护时间长，不良反应少，经静脉给药起效时间快，保护效果更好。雷尼替丁的药效是西咪替丁的 4～6 倍，但消除半衰期相似（2～3 h）。新型 H_2 受体拮抗剂有法莫替丁和尼扎替丁，法莫替丁的作用强度是雷尼替丁的 7.5 倍、西咪替丁的 20 倍。术前晚或麻醉前 2 h 口服雷尼替丁 150 mg，也可用注射剂，或法莫替丁 40 mg，可有效抑制胃酸分泌。

（2）质子泵抑制剂：奥美拉唑抑制胃 H^+-K^+-ATP 酶产生胃酸，半衰期 0.3～2.5 h。代谢产物同样具有活性，能同 H^+-K^+-ATP 酶进行不可逆的结合。在术前夜用奥美拉唑 80 mg，胃内容量不变而胃内容物的 pH 值升高。奥美拉唑与西咪替丁一样，也抑制细胞色素 P450，减少依赖细胞色素 P450 代谢的药物代谢。手术前夜给予奥美拉唑 40 mg，手术前 2～6 h 再给予 40 mg 可有效抑制胃酸。

二、麻醉药物

随着中短效静脉麻醉药、吸入麻醉药、肌松药和镇痛药越来越多，短小手术变得更加安全，也更易于为门诊患者所接受。全身麻醉诱导一般使用起效快的静脉麻醉药，丙泊酚由于恢复快，已经基本取代了巴比妥类和苯二氮䓬类药物用于麻醉诱导。首先，老年患者对药物的耐受性和需要量均降低，尤其对中枢性抑制药如全麻药、镇静催眠药及阿片类镇痛药均很敏感。其次，老年患者一般反应迟钝，应激能力较差，对于手术创伤带来的强烈刺激不能承受，其自主神经系统的自控能力不强，不能有效地稳定血压，甚或造成意外或诱发并存症突然向恶性发展。因此，麻醉方法的选择：首先应选用对生理干扰较少、麻醉停止后能迅速恢复生理功能的药物和方法；其次在麻醉、手术实施过程能有效地维持和调控机体处于生理或接近生理状态（包括呼吸、循环和内环境的稳定），并能满足手术操作的需要；第三还应实事求是地根据麻醉医师的工作条件、本身的技术水平和经验，加以综合考虑。

（1）丙泊酚：起效迅速（约30 s）、短效，无论是用手控或使用靶控输注（TCI）技术，均可以非常精确地滴定，已成为门诊麻醉诱导的较好选择。丙泊酚的消除半衰期是1～3 h，其苏醒质量比其他绝大多数的静脉麻醉药都好，术后发生PONV的机会较少，并有镇吐作用。然而，它的治疗窗口很窄，单用容易导致低血压和呼吸抑制。丙泊酚诱导后使用吸入麻醉药维持，术后恢复时间比用硫喷妥钠或依托咪酯短。丙泊酚引起的静脉注射痛和不适感的发生率较高，注射前即刻给予利多卡因或混合给予可减轻疼痛。选择较粗大的静脉或事先给予阿片类药物也可减轻丙泊酚注射痛。由于大脑对丙泊酚作用的敏感性随年龄增加而升高，对丙泊酚的清除率则随年龄增加而降低，这种叠加效应使老年患者对丙泊酚的敏感性增加30%～50%。

常用静脉诱导剂量为1.0～2.5 mg/kg，老年患者的诱导剂量需要降低，60岁以上的患者推荐麻醉诱导剂量是1 mg/kg（有麻醉前用药）至1.75 mg/kg（无麻醉前用药）。一般情况下，因为药代动力学和药效动力学的原因，老年患者（＞80岁）需要的剂量是年轻患者（＜20岁）的一半。给予诱导剂量后一般以100～200 μg/(kg·min)维持，并复合使用阿片类药物，老年人可适当减少剂量，根据个体需求和手术刺激调整速度。

（2）吸入麻醉药：门诊麻醉维持中应用也非常广泛。这些药物的摄取和消除迅速，因此麻醉深度容易调节，使得患者恢复快、出院早。地氟烷和七氟烷是较新型的卤代烷类吸入麻醉药，血气分布系数低，恢复更加迅速，因此更适合门诊麻醉使用。与地氟烷不同，七氟烷没有气道刺激性，可以进行平稳的吸入诱导，并且在老年患者中，七氟烷诱导比丙泊酚诱导的血流动力学更加稳定。但根据老年患者适用于短效麻醉药的特点，地氟烷是目前苏醒最快的吸入麻醉药，但有研究发现，地氟烷导致住院期间术后谵妄（POD）的发生率较高。然而研究表明，目前在门诊手术中没有更好的吸入麻醉药。吸入麻醉恢复早期的术后恶心、呕吐（PONV）发生率比丙泊酚高，而延迟出现的PONV多与术后应用阿片类药物有关。从降低成本的角度考虑，吸入麻醉药物维持优于丙泊酚-阿片类药物技术。

老年患者吸入药物的效力更高。七氟烷、异氟烷和地氟烷的最小肺泡浓度每10年下降6%左右。因此，与年轻患者相比，老年患者的最低肺泡浓度要低40%～60%。在老年患者中，功能残气量的增加使吸入气向肺泡的转运过程减慢。肺泡麻醉药浓度上升速度相应变慢。老年通气/血流比例失调增大，肺交换面积减少，使麻醉药向血的转运能力下降；老年人心输出量下降，血流从肺带走的麻醉药物相对减少，老年人吸入麻醉药血/气分配系数降低，肺血平衡加快，将减少自肺泡的摄取。而老年人体内脂肪含量增加，肌肉/血、肝/血分配系数增大，则组织对麻醉药的摄取也增加。以上改变将引起吸入麻醉剂诱导起效慢、效果明显而术后恢复延迟。

门诊手术麻醉中氧化亚氮使用的问题一直存在争论，原因是一般认为使用氧化亚氮后呕吐发生率较高。但很多研究表明，氧化亚氮能成功用于门诊手术麻醉，麻醉维持加用氧化亚氮能

9

减少吸入麻醉药的用量，恢复更迅速，成本更低。尽管氧化亚氮因增加中耳内压力和胃肠道内压力，有增加术后呕吐发生率的风险，但大量腹腔镜手术患者的研究表明，丙泊酚-氧化亚氮麻醉比单纯丙泊酚麻醉患者恢复略快，术后呕吐没有差异，从而认为氧化亚氮不是术后恶心、呕吐的根本原因，仍可作为门诊手术吸入麻醉的选择药物之一。

（3）氯胺酮：是一种独特的具有镇静、镇痛作用的静脉麻醉药，既可以用于麻醉诱导，又可以用于麻醉维持。小剂量（10～20 mg，静脉注射）氯胺酮可在丙泊酚诱导麻醉中用以替代强效阿片类药物。门诊手术中辅助静注氯胺酮 75～150 μg/kg 可减少骨科手术后的阿片类药物的用量。但氯胺酮有明显的"拟精神病"作用，术后早期 PONV 发生率高，另外它还会增加口腔分泌物，给气道管理增加负担，因此它在近 10 年内逐渐被其他的静脉麻醉药所替代。

丙泊酚和氯胺酮的联合应用，绰号为"ketofol"，可以减少应激反应发生率，减弱氯胺酮的拟交感作用，与单用丙泊酚相比，还可以减少呼吸抑制，提供更好的血流动力学稳定性，并减少丙泊酚的用量，目前已在世界范围内得到广泛应用，尤其是在急诊科中。然而，丙泊酚氯胺酮合剂没有固定的剂型和浓度，混合物的稳定性及其相互作用也未知，虽然在急诊科很普遍，但其主要取决于经验。并且在急诊室以外的环境中，在丙泊酚中加入氯胺酮比单纯使用丙泊酚的预期益处没有定论。

艾司氯胺酮为右旋氯胺酮，是一种具有较强镇痛作用的手性环己酮，同时也是一种分离麻醉药物，主要作用于 NMDA 受体，通过与 NMDA 受体的苯环己哌啶位点结合，非竞争性抑制谷氨酸对该受体的激活，且对 NMDA 的阻滞有时间和刺激频率的依赖性，从而使神经元活动减弱，产生麻醉和镇痛作用。艾司氯胺酮起效迅速、镇痛确切，呼吸抑制轻微，循环轻度兴奋，可解除支气管痉挛，并且人体清除率高，苏醒时间短且舒适，临床麻醉强度是氯胺酮的 2 倍。据报道，与氯胺酮比较，艾司氯胺酮的恢复时间较短（9 min *vs.* 13 min，$P < 0.05$）、定向恢复时间短（11.5 min *vs.* 17 min，$P < 0.05$）。并且还有研究显示，艾司氯胺酮不仅具有镇痛作用，还能有效对抗瑞芬太尼引起的呼吸抑制，其作用可归因于能抑制瑞芬太尼二氧化碳敏感性通气降低的作用。

另外，关于预防老年术后认知功能障碍，有研究发现心脏手术中给予单剂量静脉注射 0.5 mg/kg 氯胺酮，可以使重症患者术后谵妄的发生率从 31% 降到 3%。然而大样本研究发现，其不能使一般老年患者的术后谵妄发生率降低。然而由于艾司氯胺酮的不良反应呈剂量相关性，作为右旋单体的艾司氯胺酮相比于消旋体氯胺酮，同等镇痛剂量较少，在注射后早期引起的认知障碍也明显减少。目前关于艾司氯胺酮对于短期和远期认知功能影响的研究尚少，是否会对于人类的脑功能产生远期不可逆的损伤及具体机制也未得到证实，因此需要大样本量进行临床研究，探讨艾司氯胺酮与早期和远期认知功能的关系。

与氯胺酮相比，艾司氯胺酮的应用剂量小，镇静和镇痛作用强，恢复期短，而且不良反应少，无精神症状，术后有助于维持良好的情绪，可以更好地应用于麻醉的诱导和维持。同时，因其给药方式的多样性以及呼吸循环影响小的特点，在老年门诊麻醉中具有一定优势。

艾司氯胺酮的给药方式包括口服、滴鼻、直肠给药、肌内注射和静脉注射。静脉注射的生物利用度为 100%，麻醉诱导剂量 0.5～1.0 mg/kg，麻醉维持剂量 0.5～3.0 mg/(kg·h)。肌内注射的生物利用度为93%，剂量2～4 g/kg，维持期间给药时间间隔10～15 min。

（4）咪达唑仑：尽管门诊也有采用咪达唑仑（0.2～0.4 mg/kg，iv）进行麻醉诱导，但与丙泊酚相比，它起效慢，恢复也较迟。所以，若采用咪达唑仑行麻醉诱导，手术结束时应给予氟马西尼拮抗，患者术后可及时苏醒。上消化道内镜检查时，老年患者用咪达唑仑镇静的剂量降低了近75%，这与大脑对药物的敏感性增高和药物清除率降低有关。

对于术前用药的患者，咪达唑仑的诱导剂量为04～0.2 mg/kg，对于没有术前用药的患者，其剂量增加到0.3 mg/kg，起效时间为30～60 s。老年患者咪达唑仑的需要量较年轻人少。

瑞马唑仑是一种新型短效镇静药物，起效迅速、意识恢复快，呼吸抑制的风险小。对于大多数苯二氮䓬类药物，主要由肝脏系统代谢，其作用时间主要取决于主要活性代谢物的代谢率，因此在老年人和肝损伤患者中有较长的半衰期，而瑞马唑仑通过组织酯酶进行非器官依赖性代谢，形成非活性代谢物。镇静的程度和持续时间是剂量依赖性的，瑞马唑仑通过一级药代动力学被消除，体重和消除清除率之间没有明确的关系。因此，长时间输注或高剂量不太可能导致累积和延长效应，并且氟马西尼能进一步缩短其恢复时间，使老年门诊手术的麻醉多了一种选择。然而对于一种新药来说，关于老年人使用的安全性和有效性的数据是不够的。此外，无论是咪达唑仑还是瑞马唑仑，这类药物缺乏镇痛作用，单用时不能防止因手术刺激引起的患者体动，可能影响手术操作，造成相关并发症。

瑞马唑仑诱导的剂量为12 mg/（kg·h），直到患者达到所需的无意识水平，之后1 mg/（kg·h）维持，可根据需要调整速度。

（5）依托咪酯：依托咪酯是一种超短效非巴比妥类催眠静脉麻醉剂。它仅通过静脉途径给药。依托咪酯在诱导时血流动力学平稳，血压下降轻，使其成为休克创伤、血容量不足或严重心血管疾病患者的理想选择。依托咪酯也被用于较短门诊手术的全身麻醉诱导和维持。由于其不良反应如PONV发生率高、肌阵挛以及短暂性肾上腺皮质功能抑制，在老年患者中，其应用应限于临床上需要血流动力学稳定的患者。依托咪酯在老年麻醉中的用量仍随年龄增加而有所降低，这与其初始分布容积降低有关。老年人初始分布容积降低会导致给依托咪酯后的血浆药物浓度升高。但大脑对药物反应的改变并不能用来解释老年患者对依托咪酯的需要量降低。

成人麻醉诱导剂量为0.2～0.6 mg/kg。老年患者可能需要减少依托咪酯的剂量。临床研究表明，依托咪酯可能引起老年高血压患者的心脏抑制。常见的依托咪酯诱导剂量为0.2～0.3 kg/kg，若注射时间超过30 s，通常会在不到1 min的时间内产生快速的麻醉作用。

（6）阿片类镇痛药：麻醉诱导期间使用阿片类镇痛药可降低气管内插管引起的自主神经反应，麻醉维持中给予镇痛药则可以减少或消除术中疼痛刺激引起的自主神经反应。阿片类药物能减少术中镇静药物的用量，使恢复更加迅速，还能减少丙泊酚注射时的疼痛和不自主运动反应。小剂量强效镇痛药能减轻喉镜置入及气管内插管时的心血管反应。与吸入麻醉相比，麻醉中使用短效镇痛药物时，患者恢复较快。多选用芬太尼、舒芬太尼、羟考酮，并且常与镇静药物合用，须警惕呛咳和呼吸抑制。

阿芬太尼是一种新型的芬太尼衍生物，属于阿片受体激动剂，它起效时间快（静脉注射后

1～2 min），$t_{1/2}$短，作用持续时间短，具有更强的拟迷走神经作用，广泛用于麻醉诱导和维持，与等量镇痛剂量的芬太尼相比，它引起较轻的呼吸抑制，呛咳率低，可单独使用。临床试验表明，阿芬太尼可以有效地用作镇痛剂、麻醉的镇痛补充剂以及全身麻醉剂的主要成分。由于阿芬太尼的作用持续时间短，因此在门诊手术中是一个良好的选择。但老年人敏感性显著增高，中枢神经抑制明显，呼吸抑制出现稍迟，但抑制时间显著延长，且易致呼吸停止。舒芬太尼、阿芬太尼以及芬太尼用于老年患者时，其药效约为原来的 2 倍。这主要与大脑对阿片类镇痛药的敏感性随年老而增高有关，并非药动学改变所致。故对老年人静脉麻醉用药应掌握"分次小量"原则，首次用药量先减少 50%，待观察药效后，再酌情予以追加剂量。

瑞芬太尼是一种超短效的阿片类镇痛药。全凭静脉麻醉时，瑞芬太尼比芬太尼能更好地抑制手术刺激产生的反应，麻醉诱导时给予 1 μg/kg 瑞芬太尼较芬太尼能更有效地抑制喉镜和气管内插管所致的血流动力学反应。但是，衰老与瑞芬太尼的药动学及药效学变化有关，且大脑对瑞芬太尼的敏感性随年龄增加而增高。同样，瑞芬太尼用于老年人时，其药效约为原来的 2 倍，因此单次剂量麻醉时只需用一半剂量即可。中央室容积以及清除率都随年老而降低，输注速率大约为青壮年的 1/3。值得注意的是，使用瑞芬太尼时，术后较早就需要使用镇痛药。

单次静注芬太尼 1～3 μg/kg、阿芬太尼 10～20 μg/kg 或舒芬太尼 0.1～0.3 μg/kg 能产生强效、持续时间较短的镇痛作用。常用的输注速度分别是：芬太尼 0.01～0.05 μg/（kg·min）、舒芬太尼 0.0015～0.01 μg/（kg·min），阿芬太尼 0.25～0.75 μg/（kg·min）以及瑞芬太尼 0.05～0.25 pg/（kg·min）。老年患者单次静注剂量减半，输注速度约为青壮年的 1/3。

在门诊手术中应选择性地使用阿片类镇痛药物，这样才能避免术后恶心、呕吐和非计划入院的发生。对于较小和中等大小的门诊手术，常规给予 1 μg/kg 低剂量芬太尼，其作用仅是增加了术后恶心、呕吐的发生；采用局麻药浸润和术前使用非甾体类镇痛药的预防性镇痛方法，术中不使用芬太尼，也不会加重术后疼痛。但对于疼痛较为剧烈的手术，在手术结束前给予小剂量芬太尼有助于提高镇痛效果。半合成的阿片激动拮抗剂（如布托啡诺、纳布啡）因对呼吸的抑制作用更小，在门诊手术中可能比强效的阿片受体激动剂更好，但需注意这些药物的镇痛效果有封顶效应。

（7）肌松药：对于门诊短时间的浅表手术，一般不需要使用肌松药，部分患者需要使用超短效的肌松药帮助完成气管内插管或在手术中提供肌松。

去极化肌松药琥珀胆碱在门诊麻醉中一般用于完成气管内插管和提供短时间的深度肌松。老年人血浆胆碱酯酶活力减弱，药物清除率降低，故琥珀胆碱剂量需酌减，重复使用时更应减小。麻醉后肌痛是琥珀胆碱常见的并发症，而且肌痛可能比手术本身的疼痛更加强烈，持续时间一般 2～3 天，也可达 4 天以上。

非去极化肌松药米库氯铵，可以取代琥珀胆碱用于气管内插管，而且不引起术后肌痛。米库氯铵的恢复时间比琥珀胆碱长 15 min，但一般情况下并不需要进行拮抗。单次注射米库氯铵 0.15 mg/kg，起效时间约为 3.5 min，使用更大的剂量，起效会更快。罗库溴铵起效时间与琥珀胆碱接近，也可用于气管内插管。即使是短小手术，使用短效的非去极化肌松药（如顺阿曲库铵、米库氯铵）后神经肌肉阻滞也能很快逆转。然而，在老年患者中非去极化肌松药的用量与年轻人相仿，药效也相同，但起效缓慢，作用时间明显延长，用药量需酌减。

（8）拮抗药：尽管阿片类药物有严重的不良反应，但由于拮抗剂纳洛酮可引起恶心/呕吐、肺水肿甚至心律失常，故并不常规用于拮抗。氟马西尼能迅速逆转苯二氮䓬类药物的中枢作用，是高度特异性的药物，但价格昂贵，也不适于常规使用；而且使用氟马西尼拮抗后，有可能会发生再镇静现象。中效的非去极化肌松药常需要拮抗，最常使用的是新斯的明和艾宙酚。拮抗剂可影响术后恶心、呕吐的发生率，使用新斯的明较使用艾宙酚患者恶心、呕吐的发生率高。新斯的明的拮抗效应与年龄也明显相关，静脉注射 0.05 mg/kg 的起效时间和最大拮抗肌松作用在老年人中虽与年轻人基本相仿，但作用时间延长至 42 min，而年轻人仅 13 min。

常用剂量：纳洛酮初始剂量为 0.4～0.8 mg，1～2 min 起效，作用时长 30～60 min，若 30 min 内无反应可再给药一次，因纳洛酮作用时间短，要谨防出现再次呼吸抑制。氟马西尼初始剂量为 0.2～0.5 mg，可逐渐增量至 2 mg。一般使用氟马西尼 1 mg 后 2 h 无再次镇静，则之后出现再次镇静的可能性不大。新斯的明 0.05 mg/kg，必须与阿托品联用，由于老年患者起效时间比青壮年慢，因此给药与拔除气管导管的时间间隔至少要 15～30 min。

（9）局部麻醉药：在门诊手术中，有时需要通过以局部麻醉药物为主的椎管内、外周神经阻滞以及伤口浸润麻醉来完成手术。患者的年龄将影响局麻药的生理降解。有研究者发现静脉应用利多卡因后，22～26 岁年龄段志愿者的半衰期平均为 80 min；而 61～71 岁年龄段志愿者中的半衰期明显延长，平均达 138 min。

在椎管内麻醉中，老年患者的生理改变会影响局麻药物的效果和代谢，椎管内容积减少可导致同样容量局麻药的镇痛平面更高；有髓神经纤维减少或髓鞘通透性增加导致对局麻药敏感性增加，低浓度局麻药即可产生运动阻滞；老年患者清除率降低，导致药物半衰期延长，阻滞时间延长；由于解剖改变，老年患者硬膜外镇痛神经损伤发生率高于成人。建议适当降低局麻药浓度和剂量。在周围神经阻滞麻醉中，老年患者生理改变导致麻醉药物更容易渗透，更容易阻滞；并且老年患者对于局麻药物的敏感度增加，清除力下降，在进行周围神经阻滞时，应适当降低局麻药浓度，减少局麻药总剂量。周围神经丛阻滞后，老年患者可能出现长时间感觉和运动神经阻滞，与年龄显著相关。

第三节　麻醉管理

大部分高龄患者均患有多种疾病，如心血管系统疾病、肺部疾病、脑血管疾病、糖尿病、颈椎病等，且需要长期用药治疗。为此，在对这类患者实施门诊麻醉前，要详细询问其用药情况，例如抗凝剂、肾上腺皮质激素、高血压药物、降糖药物、受体阻断剂等，以便确定最佳的麻醉方案。与年轻患者相比，高龄患者的反应相对较为迟钝，对中枢抑制剂也十分敏感。因此，在门诊手术的麻醉过程中，应选择合适的麻醉方式，并给予完善的监测和管理。

一、麻醉方式

老年患者进行门诊手术时，在麻醉方式上尚无研究表明哪种有绝对优势或禁忌，具体麻醉方案的选择需要根据手术要求、患者身体情况和个人意愿等综合考虑，要尽量选择操作简便、容易控制、对生理影响小且停药后可以快速恢复正常生理功能的麻醉方法。

老年患者门诊手术的麻醉方式可采用局部浸润麻醉、全身麻醉或神经阻滞下施行。老年患者个体差异大，除依据手术方式和患者意愿选择麻醉方式外，还需考虑与正常老化相关的生理变化。对于身体条件好、心肺功能无异常的老年患者，应依据手术方式和患者意愿选择麻醉方案。对于存在衰弱或合并其他疾病的老年患者进行门诊手术，从安全角度考虑，建议优先选择局部麻醉，其次为全身麻醉、区域麻醉以及短效药物的全身麻醉配合局部浸润麻醉。对于超声引导下的区域麻醉，可在有条件的医院选择性开展。

1. 局部麻醉

基于加速康复的理念，局部麻醉相对于全身麻醉似乎更为适宜。局部麻醉经常联合镇静一起进行，但是相关的并发症及难以预料的过度镇静也是一个不争的事实。因此，在老年人群应谨慎进行，即便极小量的镇静药也可能会引起意外的过度镇静，故强烈推荐严格按照药物反应采用滴定法进行给药。

2. 全身麻醉

老年患者随着年龄增加而出现的生理改变，增加了麻醉的危险性。

老年患者身体机能特征：

（1）心指数降低增加全麻诱导时间，且老年人压力感受性反射降低，增加了静脉麻醉药使用过量的风险。

（2）肺毛细血管交换减弱，导致呼吸机控制的吸入麻醉药的浓度和血浆浓度有差异，可能导致吸入麻醉药使用过量。随着年龄增长，吸入麻醉药的MAC逐渐降低，40岁以后MAC值以每年5%~6%的水平衰减，80岁的患者所需的MAC值仅相当于年轻人的1/3。

（3）神经递质耗竭、神经元密度降低造成中枢神经系统对镇静药物敏感性增强，在使用直接作用于中枢神经系统的药物时要注意到药物的剂量应低于常规使用量。

（4）骨骼肌神经分布减少导致肌松药效果下降，肝肾血流减少、体液总量减少也影响着药代动力学和药效动力学。

对于老年患者，门诊麻醉最常用的镇静药为丙泊酚，但其在老年人中同等剂量产生的效果增强，起效时间减慢，出现最大程度循环呼吸抑制时间变晚，故需要精确计算并使用最小所需剂量。BIS装置能够帮助监测麻醉深度，便于调整丙泊酚维持剂量，并缩短复苏时间。有研究表明，麻醉深度可能和死亡率有关，低BIS、低血压、低MAC会增加围术期风险。

3. 外周神经阻滞麻醉

外周神经阻滞麻醉能避免全身麻醉的不良反应，减少阿片类药物的使用，缩短复苏和住院时间，被广泛用于手术麻醉和术后镇痛。其中一些新型神经阻滞特别适用于门诊手术，包括但不限于保留下肢运动的神经阻滞和用于肩关节手术的肩部神经阻滞。一项研究报道了美国门诊

2010—2015 年周围神经阻滞的使用情况，发现 25.5% 的门诊手术接受了外周神经阻滞，其中周围神经阻滞对臂丛神经、坐骨神经和股神经的总利用率分别为 6.1%、1.5% 和 1.9%，产生 PNB 最多的手术方式为肩关节镜和前交叉韧带重建，其中 41% 和 32% 分别进行了周围神经阻滞。

4. 麻醉监测镇静

在短小手术和诊断性操作中，采用麻醉监测镇静的方式对老年人循环和认知功能影响极小，是对全麻和神经阻滞很好的替代方式。临床上常通过间断推注或持续泵注镇静药物达到麻醉监测镇静的效果。丙泊酚可提供快速和中等程度镇静，但亚催眠剂量的丙泊酚不能达到遗忘效果。右美托咪定和依托咪酯可用于老年患者发生心血管抑制风险较高的情况，前者还能减少术后谵妄的发生风险，但患者的恢复明显比使用其他药慢。

二、术中监测

老年患者麻醉期间情况变化快，应严密监测。

老年患者门诊手术监测设备应根据相关指南配备，并应包括转运监测设备。常规监测应包括：意识、心电图、呼吸、血压、脉搏、体温、脉搏血氧饱和度，保持气道通畅。麻醉监测还应加强体温和血气分析监测、麻醉深度监测，必要时超声监测心肺情况。通过实施精确麻醉管理方案，对手术中药量和患者的体温等进行控制，麻醉药物过量会造成抑制呼吸、中毒反应甚至死亡等严重后果，因此应当格外注意。

三、术中麻醉管理

（一）循环管理

术前老龄患者常合并多种心脏疾病、心脏功能下降以及血管粥样硬化，围术期容易出现各种心律失常、血压不平稳甚至心搏骤停。

因此，术前要全面评估高龄患者的心功能，术中严密监测心电图。同时，术中需将高龄患者的血压控制在合适水平内，减少其不必要的血压波动。老年患者术中心率应维持在术前平静状态心率 ±20%；对于术后脏器损伤风险增加的老年患者，建议更加严格的术中血压控制目标（收缩压控制在术前平静血压 ±10% 内），或根据术前基线血压采用个体化的血压控制目标。

术中低血压处理：不恰当的低血压会进一步增加高血压患者围术期脑卒中、心肌梗死的风险。当血压下降超过基础值 20% 时需及时进行干预，方法如下：

（1）及时补充血容量，采用体位变化或借助；监测手段来判断容量状态。

（2）选择血管活性药物，并确保容量足够。可选择的药物包括去甲肾上腺素、去氧肾上腺素、甲氧明、麻黄素等，用以处理外周血管阻力降低引起的低血压。

如术前有心功能不全，可酌情辅助多巴胺处理。在寻找低血压原因的同时血压不满意者，应先行处理低血压，首选缩血管药物。

血压急剧升高超过基础血压 30% 时应即刻处理，在保证麻醉深度足够时应用药物降压，但

9

应注意严格控制剂量及速度，防止低血压的发生，选择药物：

（1）α_1 受体阻滞剂：乌拉地尔，单次静脉注射 0.25 ~ 0.50 mg/kg，2 min 后可重复，或静脉泵入 5 ~ 20 mg/h。

（2）钙离子通道阻滞剂：尼卡地平，单次静脉注射 5 ~ 20 μg/kg，或静脉泵入 0.5 ~ 10 μg/(kg·min)。

（3）β 受体阻滞剂：血压增高伴心率增快者，可选择艾司洛尔，单次静脉注射 0.2 ~ 1.0 mg/kg 或静脉泵入 0.15 ~ 0.30 mg/(kg·min)；也可选择美托洛尔，单次静脉注射 5 mg，2 min 后可重复，最多 15 mg 或静脉泵入 1 ~ 2 mg/min，最多 20 mg。

（4）硝酸酯类：当高血压伴有心肌缺血时，可静注硝酸甘油 0.2 ~ 0.4 μg/kg，或静脉泵入硝酸甘油 0.5 ~ 5.0 μg/(kg·min)。

（二）呼吸管理

麻醉实施前，要综合考虑高龄患者的危险因素，例如肥胖、长期吸烟史、肺部疾病、呼吸困难、咳嗽、胸腹部手术以及原呼吸系统疾病。同时，针对年龄在 75 岁以上高龄患者，要进行常规的胸部检查与血气分析。门诊手术围术期要保持高龄患者呼吸道的畅通，避免出现缺氧与二氧化碳蓄积的情况。无论是保留自主呼吸还是进行机械通气，首要目标是确保呼吸道通畅和足够的通气量。由于门诊手术较少使用肌松剂，因此对于无合并症的患者首选保留自主呼吸，维持呼吸道通畅，尽量避免大剂量使用阿片类药物和肌松剂以免抑制呼吸。同时对于无明显禁忌证的患者而言，食管引流型喉罩（ProSeal，LMA）得到了广泛使用，喉罩的优点是操作简单，放置时无须使用喉镜和肌松剂；缺点是不能防止反流，因此对于未禁食患者和病态肥胖患者不宜使用。

（三）容量管理

优化容量治疗，老年患者心肺功能储备降低，使其无法耐受过量的容量负荷，因此术中应严格控制输液的种类、速度和剂量，准确估算失液量、失血量，量出为入，预防心功能衰竭和肺水肿的发生。术前液体治疗可降低全身麻醉目标，靶控输注和快诱导期间血压显著下降的发生率。老年患者可缩短术前禁饮时间，予口服 10% 葡萄糖溶液 250 ~ 500 ml 直至术前 2 h。因为长时间禁食、禁水使患者处于代谢的应激状态，可致胰岛素抵抗，不利于降低术后并发症的发生率。术前 2 h 前饮用少量碳水化合物饮料可减缓饥饿、口渴、焦虑情绪，降低术后胰岛素抵抗和高血糖的发生率，并促进术后肠功能恢复。老年患者多伴有心肺功能减退，故术中应严格控制输液量及输液速度，可有效减少老年患者心脏负担和组织水肿。

（四）体温管理

老年患者术中容易发生低体温，研究报道围术期意外低温的发生率很高，但可通过单独提高环境温度或与加强主动升温相结合来降低，围术期低体温的减少可缩短恢复时间。而且，术中低体温可使切口感染及心律失常的发生率显著上升，甚至可导致凝血功能障碍；而术中保温可减轻术后应激反应，有利于减少机体分解代谢，促进患者术后康复。因此，即使是门诊小手术，术中也需要注意积极保温，使手术室温度控制在 20~23 ℃，湿度控制在 50%~60%，并使用充气式加温毯、热风机、液体加温仪等给患者加温，使其体温维持在 36 ℃以上，可有效减少低温对人体机能的损害。

（五）麻醉深度管理

对于老年患者这一高危人群，建议使用麻醉深度监测，特别是对于接受全凭静脉麻醉和神经肌肉阻滞剂的老年患者，以减少术中知晓的发生，避免镇静过深可能导致的围术期血流动力学波动、术后苏醒延迟及术后并发症的增加，降低术后谵妄的发生及死亡率。

通过利用脑电双屏指数监测来观察大脑皮质功能状况和麻醉药效应，为临床麻醉使用提供敏感、准确的客观指标。麻醉期间理想的 BIS 值是维持在 40~60。在 BIS 的反馈控制下，采用闭环 TCI 输注丙泊酚，可更加精准地维持预设的较浅麻醉深度，从而降低丙泊酚总用量，同时也能够加快术后苏醒并提高苏醒质量。研究表明，老年患者对麻醉药物的敏感性更高，术中更易出现 BIS 值降低。一篇涉及了 37 项临床试验的 Meta 分析表明使用 BIS 可以有效避免患者术中知晓，提高麻醉后苏醒效率，加快患者周转，对于老年患者还可以避免过深的麻醉。一篇 Meta 分析结果显示，低水平 BIS（<40）与患者术后 1 年的死亡率呈正相关。精确麻醉将术中 BIS 值维持在 45~60，在满足手术需要的同时，可避免麻醉过深给患者带来的不良影响。

（六）麻醉精准用药

由于高龄患者的血容量不足，且多数患者存在心、肾功能不全的症状，这就要求麻醉医师在使用麻醉药物时，要注意药物之间的搭配，优化药物配置，达到最大疗效，并且降低不良反应的发生率。由于高龄患者的生理性改变会在一定程度上增强对麻醉药的反应型，延长麻醉作用时间，因此在使用麻醉药物时应该减少其药剂量。与此同时，受高龄患者自身循环变慢等因素的影响，这就会导致麻醉药物的起效时间延长，进而让麻醉者误认为是麻醉药物的剂量不够，出现重复给药的情况。一旦麻醉药物过量就会抑制患者的呼吸循环，因此，在麻醉操作中，要严密监测高龄患者用药后的反应，减少意外情况的发生。

在全身麻醉时使用基于 BIS 反馈的闭环靶控输注系统，相较于人工控制给药，能够维持更稳定、合理的镇静深度，可明显减少其他麻醉药物用量，缩短苏醒时间，能更好地维持术中循环和呼吸功能平稳。闭环麻醉靶控系统则是基于患者个体化设定麻醉参数、给予精确药物、实时精准监测麻醉深度与自动控制闭环药物供给于一体的自动导航精确麻醉管理系统，为精确麻醉提供了可行性。老年患者在无痛肠镜检查中应用闭环靶控系统启动精确麻醉，可明显减少丙泊酚用量，更加合理地指导用药，缩短苏醒时间，有利于维持术中血流动力学及呼吸功能的平稳。

总之，老年患者门诊手术的精确麻醉需结合患者自身情况，采用对身体机能影响小且能最大限度减轻患者不适的麻醉方式，同时需密切监测患者术中的相应指标，使得老年患者在适宜的麻醉深度下舒适地完成门诊手术。

第四节　术后管理

术后康复是一个持续的过程，直到患者恢复到术前的生理状态能重返社会。门诊及手术室外手术患者在出院前完全恢复至术前生理状态是几乎不可能的，这需要数天以上的时间。术后康复可分为 3 个阶段。

一、康复早期（Ⅰ阶段）

康复早期即从麻醉药物停止使用到保护性反射及运动功能恢复，该阶段通常在麻醉复苏室（PACU）中完成。老年患者由于术前并存疾病以及自身脏器功能的衰退，苏醒期发生严重并发症的风险更高，PACU 内对患者进行评估和监测的内容包括呼吸、心血管、神经肌肉功能、意识及精神状态、体温、疼痛、恶心/呕吐、血容量、尿量和排泄、引流和出血等，并对发现的异常及并发症进行及时处置；达到出室标准后将患者送返外科病房。

康复早期常见不良事件及其处理包括以下几个方面。

（一）苏醒延迟

老年患者苏醒延迟比较常见，常见原因如下：

术中镇静过度：使用中长效镇静药物，没有进行麻醉深度监测。老年患者对镇静药物的敏感性会随年龄增加而增加，即使 1.0 mg 的咪达唑仑也可能导致 80 岁以上患者苏醒延迟。如果属于该状况，需要等待直至镇静效应消退，或给予氟马西尼 0.2 mg 静脉注射，可多次给药直到患者清醒或总剂量达 1 mg。

低体温状态：可以行体温监测排除该项原因，如果体温低于 36 ℃，需尽快给予复温处置。

脑损伤或者急性脑卒中：排除术中有无导致潜在脑损伤或者急性脑卒中的医疗事件，需要请神经内科医师会诊，并需要与神经外科医师一起排除外科相关脑损伤。

循环不稳定：有无苏醒期循环不稳定的状况，特别是有无低于患者术前平均血压水平 20% 以上的低血压存在，需要进行病因分析，并积极处理过低或过高血压。

代谢及内分泌疾病：术前合并代谢及内分泌疾病诱发的术后苏醒延迟，特别是术前合并糖尿病的老年患者，更应注意代谢及内分泌疾病相关苏醒延迟的病因诊断，以便做出及时处置。

CO_2 潴留：内镜手术的不断普及（CO_2 气腹），以及老年患者肺功能衰退和可能合并的呼吸系统疾病，均可能使患者在拔管期间出现严重 CO_2 潴留，甚至 CO_2 昏迷。在通气不足的状态下，$P_{ET}CO_2$ 不能准确反映动脉血 CO_2 分压。

其他原因：血气以及电解质、血糖检查对于快速诊断苏醒延迟病因可提供帮助。

（二）术后疼痛

术后疼痛是致使门诊及手术外手术患者延迟出院、出院后非计划就诊和非计划入院的最常见原因。调查显示，约有 21%~40% 的患者会在术后出现严重疼痛。出院后由于疼痛，有 13.2% 的患者需要电话服务支持，导致 1.4% 和 0.1% 的患者非计划门诊就诊和非计划入院。Mchugh 等调查发现，出院时伴有疼痛的日间手术患者比例高达 82%，而在术后第 2~4 天其比例仍达 88%。因此，建立良好的疼痛管理制度是日间手术患者顺利出院的重要保障措施。包括应用新的多模式镇痛观念：联合应用不同作用机制的镇痛药物和（或）多种镇痛方法获得最佳的镇痛效果，减少单一药物和方法引起的并发症。术后根据疼痛评估结果使用止痛药物，尽量减轻患者术后的疼痛感。

老年患者表达疼痛的意愿和频率降低，特别是有认知功能障碍的老年患者，从而导致其疼痛程度常被低估。老年患者可能伴随的记忆、认知、表达、交流障碍等因素增加了术后疼痛评估的难度。

临床上常用的评估方式均可用于老年患者术后疼痛的评估。

视觉模拟评分法（VAS）：一条长 100 mm 的标尺，一端标示"无痛"，另一端标示"最剧烈的疼痛"，根据疼痛的强度标定相应的位置。

数字分级评分法（numerical rating scale，NRS）：用 0~10 的刻度标示出不同程度的疼痛强度等级，0 分为无痛，10 分为最剧烈疼痛，4 分和 4 分以下为轻度疼痛（疼痛不影响睡眠），5~6 分为中度疼痛（疼痛影响睡眠，但仍可入睡），7 分和 7 分以上为重度疼痛（疼痛导致不能睡眠或从睡眠中痛醒）。

语言分级评分法（verbal rating scale，VRS）：将描绘疼痛强度的词汇通过口述表达为无痛、轻度疼痛、中度疼痛、重度疼痛。

Wong Baker 面部表情量表（**图 9-1**）：由 6 张不同表情的面部像形图组成，适用于交流困难、意识不清或不能用言语准确表达的老年患者。

行为疼痛评分（behavioral pain scale，BPS）：适用于气管插管和非气管插管的 ICU 患者，评分越高，疼痛越剧烈（**见表 9-10**），镇痛目标为 BPS < 6 分。

以上方法中，VRS 是最敏感和可靠的方法，NRS 接受度最高。对完全无法交流的老年患者目前尚无国际公认的术后疼痛评估方式，患者的面部表情、发声和肢体动作等可作为疼痛评估的参考指标。

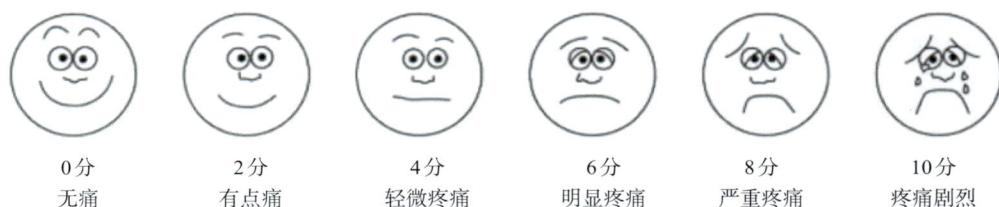

| 0分 | 2分 | 4分 | 6分 | 8分 | 10分 |
| 无痛 | 有点痛 | 轻微疼痛 | 明显疼痛 | 严重疼痛 | 疼痛剧烈 |

图 9-1　Wong-Baker 面部表情量表

评分越高，疼痛越剧烈

表 9-10　行为疼痛评分（BPS）

项目	表现		评分
面部表情	放松		1
	稍紧张、皱眉		2
	非常紧张、眼睑紧闭		3
	面部抽搐、表情痛苦		4
上肢运动	无运动		1
	稍弯曲		2
	手指屈曲、上肢完全弯曲		3
	持续弯曲状态		4
机械通气时的顺应性	耐受良好		1
	呛咳，但大多数时间能耐受		2
	人机对抗		3
	无法控制呼吸		4
发声（非插管）	无疼痛相关发声		1
	呻吟，<3次/min且每次持续<3 s		2
	呻吟，>3次/min或每次持续>3 s		3
	咆哮或使用"哎哟"等抱怨性语言，或屏住呼吸		4

门诊镇痛应根据不同类型手术术后预期的疼痛强度，实施个体化的多模式镇痛方案。

外周神经阻滞或伤口局麻药浸润和（或）口服对乙酰氨基酚和（或）NSAIDs镇痛是门诊手术的基础镇痛方法。也可采用外周神经阻滞配合对乙酰氨基酚与曲马多组成的口服合剂（如氨酚曲马多、氨酚羟考酮等），用于中至重度疼痛患者，加用适量口服阿片类药物。

对于老年患者，应建议优先考虑局部给药镇痛法。对于开腹手术的患者，切口局部浸润麻醉、腹横肌平面神经阻滞可有效缓解术后疼痛；对于关节置换手术患者，局部浸润镇痛可缓解术后疼痛，有益于术后功能锻炼；对于行上、下肢手术的患者，区域神经阻滞可提供良好的术后镇痛。采用伤口局麻药浸润的手术患者，使用 0.5%～0.75% 罗哌卡因（每次最大 3 mg/kg）或上述浓度布比卡因（每次最大量 1.5 mg/kg）；外周神经阻滞作为术后镇痛常采用的局麻药为 0.15%～0.25% 罗哌卡因或 0.125%～0.2% 布比卡因，常用量不超过 20～30 ml，应注意过量使用局麻药可能带来的药物毒性。

乙酰氨基酚和（或）环氧化酶抑制药应作为镇痛基础用药，但在 NSAIDs 药物用药期间要严格控制使用时间和剂量，并监测胃肠道、肾脏和心血管等发生的不良反应。

（三）术后恶心呕吐

术后恶心呕吐（PONV）是影响手术患者就医体验，引起术后延迟出院、出院后非计划再就诊和非计划再入院等的另一常见术后并发症。接受手术的患者 PONV 发生率为 20.0%～30.0%，而合并多个危险因素的高危人群 PONV 发生率高达 70.0% ~ 80.0%。Apfel 等研究显示，出院后仍有高达 37.0% 的患者会伴有出院后恶心、呕吐的症状。因恶心、呕吐的非计划再入院率为 0.1% ~ 0.2%。新的麻醉技术及药物，如多模式麻醉镇痛技术、非阿片类镇痛药物及长效止吐药物等临床应用，使得术后 PONV 得到良好控制。PONV 的危险因素包括女性、眩晕症、PONV 病史、非吸烟人群和术后使用阿片类止痛药物等。因此，对手术患者的 PONV 需要积极的预防控制，尤其是在高危人群离院前，并在其出院后加强随访。

临床中使用 Apfel 简易风险评分预测日间手术患者发生 PONV 的风险（**表 9-11**）。根据相关风险因素将患者分为低危（0 ~ 1 个危险因素）、中危（2 或 3 个危险因素）及高危（> 3 个危险因素）人群。目前预防 PONV 最为简单可靠的方式为多模式预防，其中包括非药物预防与药物预防。非药物预防主要通过降低基线风险来减少 PONV 发生率，具体措施（**表 9-12**）包括：可区域麻醉患者尽量避免全麻、避免使用挥发性麻醉药（优先使用丙泊酚）、避免使用氧化亚氮、阿片类药物使用量最小化、术前禁饮时间尽可能缩短、术中充分补液等。对于 PONV 低、中危风险的患者，采取 1 ~ 2 种干预措施；对于 PONV 高风险患者，考虑采取降低 PONV 基线风险的策略，同时建议采用联合治疗（≥ 2 种干预措施）和多模式治疗。对于未接受预防性药物治疗或预防性治疗失败的 PONV 患者，应给予止吐药治疗，且应选用与预防性用药药理作用不同的药物。

表 9-11　术后恶心呕吐危险因素评分（Apfel 简易风险评分）

危险因素	得分
女性	1
非吸烟者	1
恶心、呕吐或晕动病史	1
术后使用阿片类药物	1

表 9-12　成人术后恶心呕吐的管理流程

第一步：识别高危因素
女性、不吸烟、年轻、既往 PONV 史/情感障碍史、手术类型、阿片类药物镇痛

第二步：降低风险
尽可能减少氧化亚氮、吸入麻醉剂或大剂量新斯的明；
减少阿片类药物/多模式镇痛（加速康复路径）；
考虑采用区域麻醉

第三步：风险分层（依据危险因素判断风险等级并指导预防）
1 ~ 2 个危险因素给予 2 项预防措施；
> 2 个危险因素给予 3 ~ 4 项预防措施

第四步：预防措施
5-羟色胺受体拮抗剂、糖皮质激素、抗组胺药、多巴胺受体拮抗剂、丙泊酚麻醉、NK1 受体拮抗剂、针刺治疗、抗胆碱能药物

第五步：补救措施
采用与预防措施不同的补救方案

9

（四）躁动与术后谵妄

老年患者多存在以下发生 术后谵妄（POD）的高危因素 ：高龄（65 岁或以上）、认知功能储备减少（痴呆、抑郁等）、生理功能储备减少（自主活动减少、活动耐量降低、视觉或听觉损害等）、经口摄入减少（脱水、营养不良等）、并存疾病（脑卒中史、代谢紊乱、创伤或骨折、终末期疾病等）、药物应用及酗酒，故相对成人更易发生。

预防老年患者 POD 方式，主要包括非药物预防和药物预防。

非药物措施是预防谵妄的首要选择。非药物干预主要是针对谵妄的促发危险因素包括认知损害、睡眠剥夺、制动、视觉损害、听觉损害和脱水，所采取的针对性措施包括保持定向力、改善认知功能、早期活动、改善睡眠、积极交流、佩戴眼镜和助听器、预防脱水等（**表 9–13**）。当患者发生术后谵妄，应分析原因，对症处理，首选非药物治疗，包括针对谵妄的危险因素如认知损害、睡眠剥夺、疼痛、水电解质失衡等，所采取的措施包括改善认知功能、改善睡眠、有效控制术后疼痛、纠正水电解质紊乱等；谵妄的药物治疗包括氟哌啶醇和非经典类精神药物如喹硫平和奥氮平，均被用于治疗躁动型谵妄。当患者危及自身或他人安全时，可给予氟哌啶醇 0.5 ~ 1 mg 口服或者 0.25 mg 静脉注射，但静脉注射作用时间较短，每日极量是 3.5 mg，常见不良反应是锥体外系反应；对于酒精及苯二氮䓬药物戒断诱发谵妄的患者，推荐采用症状驱动治疗模式（symptom-triggered therapy）；治疗采用苯二氮䓬类药物，如劳拉西泮 0.5 ~ 1 mg 口服，不良反应包括反常性兴奋、呼吸抑制及谵妄时间延长；右美托咪啶可以缩短躁动型谵妄患者症状持续时间，也可用于治疗躁动型谵妄。

表 9–13　谵妄的非药物预防措施

危险因素	干预措施
认知损害	改善认知功能；改善定向力；避免应用影响认知功能的药物
活动受限	早期活动；每日进行理疗或康复训练
水电解质失衡高危药物	维持血清钠、钾正常；控制血糖；及时发现并处理脱水或液体过负荷
高危药物	减量或停用苯二氮䓬类、抗胆碱能药物、抗组胺药和哌替啶；减量或停用其他药物，以减少药物相互作用和不良反应
疼痛	使用对乙酰氨基酚或非甾体抗炎药物；使用神经阻滞；有效控制术后疼痛；避免使用哌替啶
视觉、听力损害营养不良	佩戴眼镜或使用放大镜改善视力；佩戴助听器改善听力
营养不良	正确使用义齿；给予营养支持
医源性并发症	术后尽早拔除导尿管，避免尿潴留或尿失禁；加强皮肤护理，预防压疮；促进胃肠功能恢复，必要时可用促进胃肠蠕动的药物；必要时进行胸部理疗或吸氧；适当的抗凝治疗；防止尿路感染
睡眠剥夺	减少环境干扰包括声音和灯光；非药物措施改善睡眠

（五）康复阶段评估

临床中常用 Aldrete 评分标准对康复第一阶段的患者进行评估（**表5-6**），包括清醒程度、血流动力学稳定程度、活动能力、氧合状态、呼吸情况程度 5 个评估项目，评分 ≥ 9 分时达到转出手术室的标准。患者在 PACU 内可先由麻醉护士对其进行初步评估，麻醉医生在患者离开 PACU 前需要进行最终评估，确保患者以平稳安全的状态离开手术室回到病房。改良 Aldrete 评分对患者康复情况的评估比较全面，被多个国内外学术团体推荐使用，具备良好的操作性及重复性。

二、康复中期（Ⅱ阶段）

复苏后患者从 PACU 转至病房进行临床康复，直到患者达到出院标准的阶段。尽管手术技术日趋成熟，由于高龄及并存疾病的因素，老年患者术后发生并发症仍很难避免，病房中仍需密切监测患者不良反应并给予及时的处理。

（一）重视深静脉血栓预防

深静脉血栓在活动受限的手术住院患者中受到较高关注，是快速康复外科理念中重点预防的并发症，而在门诊及手术室外手术则关注较少。Lyubchik 等报道了 1 例在日间行右膝关节的黑素瘤切除术患者，术后发生了肺栓塞。因此，对于深静脉血栓，不仅应关注术日情况，还要重点关注术后情况。术前对高风险患者应行血栓风险评估，对于评分较高患者，围术期应积极采取预防和治疗措施，包括弹力袜、间歇充气加压泵、尽早活动及补充足量液体，未下床前鼓励加强肢端（手、足）活动，维持血液循环通畅，有条件的单位可使用足底静脉泵等仪器设备来预防深静脉血栓；必要时行超声检查、静脉滤网植入、肝素治疗等。

（二）术后胃管与导尿管留置

门诊及手术室外手术不常规放置鼻胃管及导尿管。择期手术中不推荐常规留置鼻胃管减压。与放置鼻胃管相比，未放置鼻胃管的患者术后胃肠功能恢复更快。导尿管的留置不仅影响患者活动，同时增加尿路感染概率。术后急性尿潴留多为一过性，全身麻醉或区域神经阻滞影响较小，蛛网膜下腔麻醉/连续硬膜外麻醉有一定的影响，但大多是由患者体位不适应、环境改变、精神紧张以及可能的泌尿系基础病因等因素导致，可采取改变体位、改善环境和适当心理辅导等措施，必要时可一次性导尿，不建议留置尿管，必须避免膀胱长时间过度充盈。

（三）围术期营养均衡

围术期营养是快速康复外科术后恢复的重要基础。手术、疼痛、饥饿都会导致患者应激增强和炎症反应，这些反应又会加速营养分解代谢，通过营养介入治疗可以为患者的快速恢复提供能量。门诊及手术室外手术患者围术期营养平衡包括在预约手术期间，通过饮食改善自身的

9

营养状态、治疗贫血与感染、减少术前禁食/禁水时间、缩短手术时间、术后完善的镇痛、术后早期恢复经口饮食及活动锻炼等，痔诊疗日间手术专家共识提出术后最早进食时间最好不小于 4 h，一定不能小于 2 h。

（四）手术相关不良反应的防治

颈部和口底手术后可能因血肿而导致上呼吸道梗阻，术后应仔细观察伤口有无出血，并及时处理。

关节镜术后应密切观察手术侧肢体情况，常规进行冰敷和抬高患肢以预防患肢肿胀，膝关节镜术后可用大棉垫从踝关节到大腿均匀加压包扎，有助于减轻术后肿胀。当肿胀难以缓解且关节积液过多时，可在无菌操作下抽出液体，再用弹力绷带加压包扎。

如止血带使用时间过长或使用不当时，可引起暂时性的神经麻痹及止血带压迫处损伤。注意绑扎止血带时，保持充气袖带平整，并对皮肤进行保护；在合适的压力和时间范围内使用止血带；若术后形成较大的张力性水疱，可考虑行无菌穿刺抽液，局部换药护理。

膝关节患者术后需使术肢远端抬高，使膝关节处于完全伸直位，肩关节患者予以肩关节支具或吊带悬吊，并在关节处予以冰敷处理，踝关节患者术后需远端抬高术肢，使踝关节处于功能位，其他部位关节镜手术应根据手术医师的要求安置体位。

首次下床活动应有康复人员或护理人员在场指导，有陪护人员看护，严格预防跌倒；膝关节韧带重建及半月板缝合患者需使用支具或扶拐活动；术中使用内植物的患者，术后必要时可以继续给予抗生素预防感染，但需注意总预防用药时间一般不超过 24 h。

睡眠障碍是术后患者面临的常见问题。术后睡眠障碍与谵妄、疼痛及围术期心血管事件等密切相关，严重影响患者的术后康复。术后疼痛、环境因素如护理人员的干扰、光线、噪音等是影响睡眠的重要因素。围术期心理干预、完善的术后镇痛、舒适的睡眠环境（避免强光、噪音）等措施可有效改善术后睡眠，促进患者快速康复。

（五）离院评估

这一阶段的关注重点应放在术后不良反应的发生和及时有效的处理方面。门诊及手术室外手术患者在院时间短，离院回家后发生不良事件的风险相对较大。因此对于门诊及手术室外手术患者来说，严格的离院评估须引起医患双方的共同重视。对于门诊及手术室外手术患者离院评估，一些医院采用麻醉后离院评分（PADS，见**表 9-14**），该评分标准并非单纯局限于麻醉评估，其评估项目全面，还包括了出院前评估以及手术效果评估。由于门诊及手术室外手术不断走向成熟，进行手术的种类会不断增加，而此评分标准应用范围广泛，适用于各种类型的手术。PADS 总分为 10 分，包含 5 项评分项目（生命体征、活动状态、恶心呕吐、疼痛程度及手术部位出血程度），每一项满分为 2 分，得分 ≥9 分者方可允许出院。离院患者须有完全行为能力人作为陪护，充分了解离院后的各种注意事项及知晓确切的紧急联系电话。患者评分未完全满足离院条件时，则应进入非日间手术流程，通过后续的住院观察与处理，保证患者的生命安全。

表 9-14　麻醉后离院评分

出院评估	评分
（1）生命体征：生命体征（完全恢复至基础水平）平稳，并且考虑患者的年龄和术前的基线（必须是2分）	
呼吸及意识状况恢复至基础水平，血压和脉搏与术前基线比较变化＜20%	2
呼吸及意识状况未恢复至基础水平或血压和脉搏与术前基线比＞20%	0
（2）活动能力：患者恢复到术前生理水平	
步态平稳，无头晕或接近术前的水平	2
活动需要帮助	1
不能走动	0
（3）恶心、呕吐：患者出院前仅有轻微的症状	
轻度：口服药物可以控制	2
中度：需要使用肌内注射药物	1
重度：需要反复用药	0
（4）疼痛：患者出院前应当无痛或轻微疼痛，疼痛程度为患者可以接受的水平	
疼痛可以通过口服镇痛药物控制	2
可以耐受	1
不能耐受	0
（5）外科性出血：术后出血应当和预期的失血具有一致性	
轻度：不需要更换敷料	2
中度：需要换药≤2次	1
重度：需要换药＞2次	0

注：满分10分，评分≥9分的患者可以出院。

三、康复后期（Ⅲ阶段）

患者回到家中逐渐完全康复至术前生理状态。第三阶段的恢复期相对之前两个阶段来说，需要更长的时间，门诊及手术室外手术的最终成功表现为患者完全且迅速地恢复至术前的日常生活状态。

（一）出院后应急预案

患者离院后应告知紧急联系方式并保持电话24 h通畅，若患者出现相应症状或并发症，应指导患者或家属进行简单处理，或指导患者到急诊就诊，必要时收住院；同时报告日间手术中心负责人与手术医师，参与协调处理。

（二）术后随访

术后定期随访可进一步指导患者病情康复，同时还可尽早发现及处理术后并发症，所以定期的术后随访工作十分必要。患者出院后麻醉与手术相关并发症的发生主要集中于出院后的24 h内，例如切口疼痛、PONV、嗜睡、头晕、头痛或发热等。这些不良反应影响患者日常生活功能恢复的程度。因此术后24 h内的随访工作必须引起重视。

根据不同手术病种，术后有不同随访频次，日间手术术后患者1个月内常规随访3~5次，特殊情况下患者病情变化则增加随访频次。

随访内容常规随访内容：出院后恶心/呕吐、头痛/头晕、伤口出血感染等并发症发生情况，以及患者术后饮食、活动、生活及心理能力恢复等。除了共性随访内容外，应针对不同病种制订个体化随访内容，如腹腔镜胆囊切除术后患者，需观察患者术后有无腹痛、发热，皮肤巩膜是否黄染，以及小便颜色等。目前术后随访的形式多以电话随访为主，随访人员多为护理人员。

随着互联网技术的发展，未来术后随访的发展方向为互联网随访，这种随访形式不受时间和空间限制，并且可以上传图片信息以更加直观地交流病情。随访人员对患者病情熟悉程度与随访的工作质量密切相关，因此术后随访工作应由护理人员主导转向医护一体的随访模式。针对患者出现的不良反应提供对症处理的方法，如果情况严重，必要时建议患者返院治疗，以免延误最佳治疗时间。对离院后出现并发症的患者要延长术后访视时间，直至确保患者状态平稳。此外，访视时还要注意患者的心理状态，对于术后出现的不良情绪以及异常心理要及时予以疏导。

（三）术后恢复的评估

患者术后恢复质量是门诊及手术室外手术患者的重要结局指标，老年患者日间手术术后恢复质量受各种术前合并症及机体恢复能力的影响而存在明显差异。系统地对术后恢复进行评估是对外科和麻醉技术结果的衡量，也对门诊及手术室外手术患者康复的效率和质量有着重要意义。

15项恢复质量评分量表（15-item quality of recovery，QoR-15，**见表9-15**）共15个条目、5个维度，包括身体舒适度（5个条目）、自理能力（2个条目）、心理支持（2个条目）、情绪状态（4个条目）、疼痛（2个条目）。量表采用0~10分评分法，"0"表示没有时间，"10"表示所有时间，量表总分为0~150分，该量表重测信度为0.99，Cronbach's α系数为0.85，约3 min即可完成问卷，QoR-15保留了QoR-40量表的心理测量特性，同时提高其临床可接受性、可行性和实用性，使其在临床实践中得到更广泛的应用。Kleif等对QoR-15量表进行了等级划分，分为好、良好、一般和不良恢复质量4级，对应分数分别为136~150分、122~135分、90~121分和0~89分。Chazapis等对437名日间手术患者进行了为期6个月的前瞻性研究，患者术前完成QoR-15问卷，并于术后24 h、78 h、7天重复测量该问卷。研究者认为QoR-15是一种适用于日间手术患者的临床可接受的和可预测术后结果的指标，具有良好的信度、效度和反应性，特别指出该量表对患者、研究者、医务者有较强的临床实用性。

表 9-15　15 项恢复质量评分量表

项目	评分(0～10)
1. 能够轻松呼吸	
2. 能够享受美食	
3. 感觉休息好了	
4. 睡个好觉	
5. 能独自如厕和自我清洁	
6. 能够与家人或朋友交流	
7. 获得医院医生和护士的支持	
8. 能够返回工作或平时的家庭活动	
9. 感觉舒适和控制良好	
10. 整体感觉良好	
11. 中度疼痛	
12. 剧烈疼痛	
13. 恶心或呕吐	
14. 感到担心或焦虑	
15. 感到悲伤或沮丧	

注：0～10分，其中，0表示从来没有［优秀］，10表示一直存在［差］。

参考文献

［1］ Donoghue T J. Assessing Frailty and Its Implications on Anesthesia Care and Postoperative Outcomes in Surgical Patients［J］. AANA J, 2019,87(2):152-159.

［2］ Choi J Y, Kim K I, Choi Y, et al. Comparison of multidimensional frailty score, grip strength, and gait speed in older surgical patients［J］. J Cachexia Sarcopenia Muscle, 2020, 11(2):432-440.

［3］ Thürmann P A. Pharmacodynamics and pharmacokinetics in older adults［J］. Curr Opin Anaesthesiol, 2020, 33(1):109-113.

［4］ Hansen J, Rasmussen L S, Steinmetz J. Management of Ambulatory Anesthesia in Older Adults［J］. Drugs Aging, 2020, 37(12):863-874.

［5］ Kim D K. Nonoperating room anaesthesia for elderly patients［J］. Curr Opin Anaesthesiol, 2020, 33(4):589-593.

［6］ Li C J, Wang B J, Mu D L, et al. Randomized clinical trial of intraoperative dexmedetomidine to prevent delirium in the elderly undergoing major non-cardiac surgery［J］. Br J Surg, 2020, 107(2):e123-e132.

［7］ 中华医学会麻醉学分会老年人麻醉与围术期管理学组，中华医学会麻醉学分会疼痛学组国家老年疾病临床医学研究中心，国家老年麻醉联盟. 老年患者围手术期多模式镇痛低阿片方案中国专家共识(2021版)［J］. 中华医学杂志, 2021, 101(03):170-184.

9

[8] Page C B, Parker L E, Rashford S J,et al. Prospective study of the safety and effectiveness of droperidol in elderly patients for pre-hospital acute behavioural disturbance[J]. Emerg Med Australas, 2020, 32(5):731-736.

[9] Gan T J, Belani K G, Bergese S, et al. Fourth Consensus Guidelines for the Management of Postoperative Nausea and Vomiting[J]. Anesth Analg, 2020, 131(2):411-448.

[10] Morehead A, Salmon G. Efficacy of Acupuncture/Acupressure in the Prevention and Treatment of Nausea and Vomiting Across Multiple Patient Populations: Implications for Practice[J]. Nurs Clin North Am, 2020, 55(4):571-580.

[11] Schwenk E S, Viscusi E R, Buvanendran A, et al. Consensus Guidelines on the Use of Intravenous Ketamine Infusions for Acute Pain Management From the American Society of Regional Anesthesia and Pain Medicine, the American Academy of Pain Medicine, and the American Society of Anesthesiologists[J]. Reg Anesth Pain Med, 2018, 43(5):456-466.

[12] Jonkman K, van Rijnsoever E, Olofsen E, et al. Esketamine counters opioid-induced respiratory depression [J]. Br J Anaesth, 2018, 120(5):1117-1127.

[13] Goudra B, Mason K P. Emerging Approaches in Intravenous Moderate and Deep Sedation[J]. J Clin Med, 2021, 10(8):1735.

[14] Sneyd J R, Gambus P L, Rigby-Jones A E. Current status of perioperative hypnotics, role of benzodiazepines, and the case for remimazolam: a narrative review[J. Br J Anaesth, 2021, 127(1):41-55.

[15] 中国心胸血管麻醉学会日间手术麻醉分会.宫腔镜诊疗麻醉管理的专家共识[J].临床麻醉学杂志, 2020, 36(11): 1121-1125.

[16] Raeder J. Procedural sedation in ambulatory anaesthesia: what's new[J]. Curr Opin Anaesthesiol, 2019, 32 (6):743-748.

[17] Valk B I, Struys M M R F. Etomidate and its Analogs: A Review of Pharmacokinetics and Pharmacodynamics [J]. Clin Pharmacokinet, 2021, 60(10):1253-1269.

[18] Richebé P, Brulotte V, Raft J. Pharmacological strategies in multimodal analgesia for adults scheduled for ambulatory surgery[J. Curr Opin Anaesthesiol, 2019, 32(6):720-726.

[19] McIlroy E I, Leslie K. Total intravenous anaesthesia in ambulatory care[J]. Curr Opin Anaesthesiol, 2019, 32(6):703-707.

[20] Li J, Lam D, King H, et al. Novel Regional Anesthesia for Outpatient Surgery[J]. Curr Pain Headache Rep. 2019, 23(10):69.

[21] 赵丽云,徐铭军,朱斌,等.心脏病患者非心脏手术围麻醉期中国专家临床管理共识(2020)[J].麻醉安全与质控, 2021,2:005.

[22] 中华医学会麻醉学分会 "成人日间手术加速康复外科麻醉管理专家共识" 工作小组. 成人日间手术加速康复外科麻醉管理专家共识[J]. 协和医学杂志, 2019, 10(6): 562-569.

[23] 中华医学会麻醉学分会老年人麻醉与围术期管理学组,国家老年疾病临床医学研究中心,国家老年麻醉联盟.中国老年患者围手术期麻醉管理指导意见(2020版) (三)[J].中华医学杂志, 2020, 100(34): 2645-2651.

[24] 中华医学会麻醉学分会老年人麻醉学组,国家老年疾病临床医学研究中心,中华医学会精神病学分会, 等.中国老年患者围术期脑健康多学科专家共识(二)[J].中华医学杂志, 2019, 99(29):2252-2269.

[25] 刘洋,张一敏,王小成,等.四川大学华西医院日间手术出院后管理规范[J].华西医学, 2019, 34(2):137-139.

门诊及手术室外的精确麻醉

第十章
门诊及手术室外麻醉的围术期镇痛

随着现代医学的不断进步，医疗仪器、器材及材料的不断创新，手术方式向微创发展，体腔内镜技术日新月异；加之现行医疗模式不断向充分利用资源、提高效益、降低医疗费用转变，门诊及手术室外手术的占比不断增加，这也对门诊及手术室外麻醉提出了更高的要求。疼痛是目前临床上常见的不良事件。随着患者对无痛苦生活的诉求的不断提高，如何做好围术期镇痛成为目前亟待解决的问题。门诊及手术室外麻醉围术期良好的镇痛，不但是保障手术平稳进行的必要条件，同时也有助于改善患者术后转归，缩短住院时间，提高患者满意度。门诊及手术室外麻醉镇痛流程图见**图 10-1**。

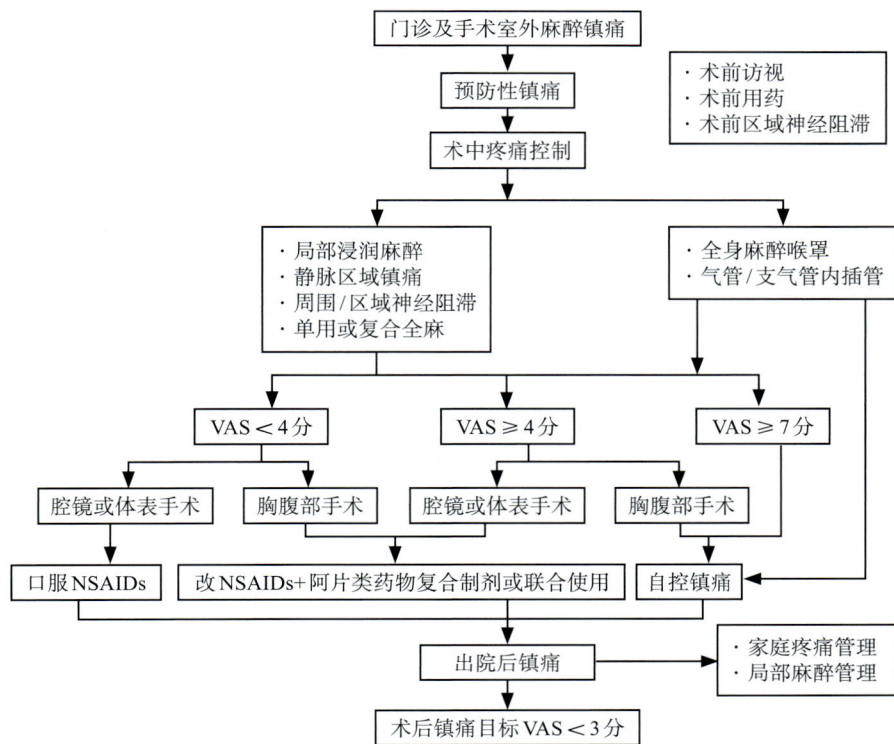

图 10-1 门诊及手术室外麻醉镇痛流程图

第一节　门诊及手术室外麻醉的镇痛原则

随着微创手术的广泛开展，以及麻醉新的药品、新的技术不断应用，门诊及手术室外麻醉已越来越普遍。与手术室内麻醉不同，门诊及手术室外麻醉具有以下特点。

（1）患者术后需要早期下床活动并离院。

（2）麻醉质量要求高，麻醉苏醒完全，不影响术后患者的早期恢复。

（3）麻醉场所特殊，硬件配置及人员配备不如手术室内完善。

基于上述特点，在对门诊及手术室外的麻醉患者进行围术期镇痛治疗时，麻醉医师需要依据诊疗操作的要求及患者的病情选择合理的镇痛方法，其原则如下。

（1）在确保安全的前提下，达到有效镇痛。

（2）不良反应发生率低，或易于处理。

（3）不影响患者术后运动和早期恢复。

（4）方法简单、方便，实用性强。

第二节　门诊及手术室外麻醉镇痛的实施

一、门诊及手术室外麻醉的预防性镇痛

预防性镇痛（preventive analgesia，PA），是指在手术切皮或伤害性操作前给予机体可不感知疼痛的所有医疗干预，包括麻醉、镇痛技术和镇痛药等。手术开始前的镇痛干预能够有效地预防痛觉过敏（包括外周和中枢），提高术中抗伤害反应和术后镇痛效果，节约术中和术后阿片类等抗伤害或镇痛类药物的使用量，从而改善手术预后，促使患者早期恢复。

预防性镇痛的主要措施包括术前用药及神经阻滞两方面；此外，完善的术前访视能明显减轻患者术前的紧张焦虑情绪，减少术后镇痛药物的使用。下面将从术前访视、术前用药、术前区域神经阻滞这三方面分述预防性镇痛在门诊及手术室外麻醉中的作用。

（一）术前访视

由于担心手术的效果、难以忍受术后疼痛及对手术及麻醉的安全性缺乏了解等多种原因，手术患者在手术前会产生不同程度的焦虑、紧张及恐惧情绪。过度焦虑会导致术后恢复减慢、镇痛药和镇吐药用量增加，从而增加门诊及手术室外手术患者术后延迟离院的风险。良好的术前访视与准备则可以减少或避免患者焦虑状态。研究表明，术前与麻醉医师充分沟通过的患者

术后恢复较快且围术期镇痛药用量较少。

术前应充分告知患者手术流程、围术期用药和术后不良反应；被告知的患者充分理解后，麻醉过程中的依从性更好，对医疗服务的满意度也更高。此外，术前访视的时间和方式也很重要。研究表明，与口头和书面结合的方式相比，涵盖文本、动画和视频的术前宣教能明显增加患者对麻醉的了解，减少术前焦虑。对小儿患者，通过游戏性的书籍、小册子、电视节目等进行术前教育尤其有益，可以减轻患儿的焦虑和手术后的行为改变，特别是对于 1~4 岁的儿童更为有效。研究提示，只有在手术室外进行的术前访视才能明显减轻患者的焦虑。

（二）术前用药

门诊及手术室外麻醉患者在术后需要回到家中，因此术前用药不能影响术后的恢复。合理地选择术前用药，能减少术中麻醉药的用量，减少术后不良反应，从而加快患者的恢复。与住院患者相同，门诊及手术室外麻醉患者可用非甾体抗炎药（NSAIDs）、阿片类镇痛药、抗焦虑药物及离子通道阻滞剂等进行术前镇痛。

1. 抗焦虑药物

患者术前的不良情绪对术后疼痛的影响受到越来越多临床医师的重视。研究表明，焦虑与术后疼痛强度呈正相关，是预测术后疼痛发生的最重要的心理因素。焦虑也可以预测术后镇痛药的消耗量，即焦虑水平越高的患者，术后疼痛程度越高，术后所需镇痛药物越大。

焦虑在门诊患者中很常见，有近 2/3 的患者表现出症状；但在门诊及手术外麻醉中术前并不常规给予抗焦虑药物，这主要是担心这些药物可以导致患者恢复延迟。但一项荟萃分析发现，没有临床证据显示术前服用抗焦虑药物会延缓手术患者的离院时间。因此，对术前过度紧张、焦虑的患者，如无禁忌可使用抗焦虑药物，以缓解患者紧张、焦虑等不良情绪。

口服咪达唑仑比替马西泮抗焦虑作用强，但也带来更多的镇静和遗忘，导致患者过度镇静，延缓恢复。与咪达唑仑相比，口服阿普唑仑能达到同等的缓解焦虑效果，且不引起遗忘，但它可造成患者术后早期的精神运动功能受损。麻醉诱导之前的短时间内静脉给予咪达唑仑可以缓解焦虑和术后恶心。但因为给药时间较晚，所以无法缓解患者在等待手术之前的焦虑。静脉注射咪达唑仑对于手术开始之前会经历一些不舒适操作的患者来说可能更有效，例如乳房摄影针刺定位，在这一操作及随后的乳腺活检中患者的满意度都会提升。

相较于成人患者，术前用药在儿童患者中更为普遍。患儿口服 0.2 mg/kg 咪达唑仑的术前用药能够减轻七氟烷麻醉后的苏醒期躁动，并且无明显恢复延迟。此外，即使给予口服 0.5 mg/kg 的咪达唑仑，患儿也未出现恢复延迟。游戏疗法和注意力分散法可以减缓儿童焦虑，但要获得足够的疗效仍需精心设计。更简单而高效的方法是让儿童在静脉诱导或吸入诱导时观看适合年龄的视频短片或电影；父母陪伴会给患儿带来心理安慰，也可减轻儿童术后疼痛。

由于苯二氮䓬类药效存在一定的不确定性和延迟恢复的可能，人们一直在寻找其替代药品。选择性 α_2 肾上腺素激动剂，如右美托咪定、可乐定等，有潜在的镇静和镇痛效果，这类药物在门诊及手术室外手术中使用能否使患者受益，目前尚无定论。可乐定被广泛用于儿童麻醉，尤其可以减少患儿躁动的出现。有研究表明，术前口服或硬膜外给予可乐定 0.1~1.5 μg/kg 可减少术后镇痛药的应用并提供适当的镇静，但无论术前或术后应用均需注意可能发生的低血压。静滴小剂量右美托咪定［负荷量 0.5 ~ 1 μg/kg 持续 15 min，维持量 0.2 ~ 0.7 μg/(kg·h)］可增强镇痛作用，减轻阿片类药物用量，但需防止过度镇静和心血管不良反应。

2. 非甾体抗炎药

门诊及手术室外麻醉患者可于术前口服 NSAIDs，以期获得早期的镇痛作用。NSAIDs 具有超前镇痛效果，即术前使用比术后使用的镇痛效果更佳，因而作为术前镇痛药物更为有效。在控制急性疼痛方面，NSAIDs 效果尚不及阿片类药物；但可增强阿片类药物药效、减少阿片类药物使用量，减少因使用阿片类药物引起的恶心、呕吐、尿潴留等不良反应的发生。因非选择性 NSAIDs 具有胃肠道损伤、肝肾损伤等风险，高选择性的 COX-2 抑制剂已成为围术期使用 NSAIDs 类药物镇痛的新选择。

3. 阿片类镇痛药

除非患者有急性疼痛，一般不推荐常规使用阿片类镇痛药作为术前用药。术前联合使用阿片类药物会增加术后恶心/呕吐的发生率，导致门诊术后出院延迟。诱导前静脉注射阿片类药物可以迅速控制手术前的焦虑，减少麻醉诱导药的用量，提高术后镇痛效果。但是，如果主要目标是减轻焦虑，则应当使用镇静抗焦虑类的药物。

4. 离子通道阻滞剂

临床上常用于镇痛的离子通道阻滞剂包括钠离子通道、钙离子通道和钾离子通道阻滞剂。利多卡因等局部麻醉药是典型的钠离子通道阻滞剂，已被广泛应用于术前局部或全身镇痛。手术开始切皮前 30 min 可按单次剂量 100mg 或 1.5 ~ 2 mg/kg 静脉注射利多卡因。布比卡因脂质体的临床使用尚存在一定争议，如需长时间伤口浸润，还需由外科医师在手术结束前置入与伤口平行的多孔导管和电子泵，实施预持续输注局麻药或患者按需控制给药。此法虽已在各类手术中得到应用，但因严重依赖外科操作，且有影响伤口愈合、导致感染、水肿和导管移位等的风险，限制了其临床推广。钙离子通道阻滞剂加巴喷丁和钾离子通道阻滞剂对于缓解神经痛有一定效果。术前口服加巴喷丁 900 ~ 1200 mg 或普瑞巴林 150 ~ 300 mg 有增强术后镇痛的作用，防止疼痛中枢敏化作用。

（三）术前区域神经阻滞

切口局部浸润阻滞、周围或区域神经阻滞均可用于术前镇痛，但仅在全身麻醉前采用时才纳入术前镇痛技术，否则应归入麻醉范畴。

1. 切口局部浸润阻滞

切口局麻药浸润的手术患者，可采用 0.5% ~ 0.75% 罗哌卡因（每次最大量 3 mg/kg）或上述浓度布比卡因（每次最大量 1.5 mg/kg）局部注射。因局麻药有效时间可长达 6 ~ 12 h，所以术前切口局麻药浸润也可为门诊及手术室外手术患者提供良好的术后镇痛，对于中重度疼痛具有一定的效果。

地塞米松 5 ~ 10 mg 或泼尼松龙 40 ~ 125 mg 可延长罗哌卡因或布比卡因阻滞时间，可用于无糖皮质激素使用禁忌患者的辅助镇痛。局麻药中加硫酸镁、氯胺酮、阿片类药物、肾上腺素

门诊及手术室外的精确麻醉

或碱化局麻药虽然不能弥补阻滞不全造成的镇痛不足，但有报道指出其可增强术后的镇痛作用。但该方法增强术后镇痛作用的程度有限，加快阻滞的起效时间、延长阻滞作用的程度和配方仍待进一步证明，且可能增加不良反应，因此不推荐作为常规的应用方法。

2. 术前区域神经阻滞

术前适当的区域神经阻滞可极大缓解患者围术期的疼痛，有助于促进门诊及手术室外患者术后的快速恢复，避免不良事件的发生。

常与全身麻醉联合应用的神经阻滞主要包括腹横肌平面阻滞（transversus abdominis plane block，TAPB）、腰方肌阻滞、胸椎旁神经阻滞、腹直肌鞘阻滞、胸椎旁神经阻滞和胸神经阻滞等。

（1）腹横肌平面阻滞。

腹横肌平面阻滞（TAPB）常用于腹前部 $T_1 \sim L_1$ 脊神经支配区域的手术，对躯体痛有效，对内脏痛效果较差。有时注入的局麻药可能因用量、压力等原因扩散到椎旁间隙而阻滞交感神经，表现出对内脏痛的镇痛效果。根据阻滞位置不同，可分为肋缘上 TAPB（主要覆盖 T_7、T_8 脊神经支配区）、肋缘下 TAPB（主要覆盖 T_9、T_{10} 脊神经支配区）和侧边肋缘下 TAPB（主要覆盖 T_{11}、T_{12} 脊神经支配区）。

腹横肌平面阻滞广泛应用于剖腹和腹腔镜下的各种腹内手术，由于药物注射到的间隙宽且张力小，常需用低浓度和高容量局麻药，如 0.2% 罗哌卡因（总量不超过 3 mg/kg）或 0.125% 左布比卡因（总量不超过 1.5 mg/kg）；若放置导管或连续阻滞，可用持续剂量 5 ~ 10 ml/h。腹横肌平面阻滞的不良反应包括神经损伤、神经缺血、局麻药中毒和局部感染。

（2）腰方肌阻滞。

腰方肌阻滞有 4 种入路，分别为腰方肌外侧路阻滞、腰方肌后路阻滞、腰方肌前路阻滞和腰方肌肌内阻滞。成人双侧阻滞每侧注入 0.375% 罗哌卡因 20 ml，单侧阻滞注射 0.5% 罗哌卡因 30 ml 或 25 ml，或 0.3% 左旋布比卡因 25 ml 均安全有效，术后镇痛效果佳。成人罗哌卡因安全剂量为 150 mg，单侧注药容积至少 20 ml。通过放置导管可以实现连续腰方肌阻滞，延长麻醉和术后镇痛持续时间。腰方肌阻滞适用于腹部、髋部、下肢手术等的辅助麻醉和围术期镇痛。与腹横肌平面阻滞相比，腰方肌阻滞能同时阻断体表痛及内脏痛，镇痛效果更好，持续时间更长，有利于患者术后早期恢复运动。

（3）胸椎旁神经阻滞。

胸椎旁神经阻滞是指将局部麻醉药物注射到胸椎旁间隙内，以达到对同侧躯体和交感神经阻滞的目的。超声引导下胸椎旁神经阻滞随剂量增大可一次注药阻滞多个节段，但若欲达到长时间阻滞，应考虑放置导管，每次注入局麻药 4 ~ 6 ml。此种方法术后镇痛主要用于乳腺、心脏和肺等普通手术，可阻滞腹壁前侧、外侧和后侧的躯体神经和交感神经。在开胸手术中，胸椎旁神经阻滞可达到与连续硬膜外阻滞相同的麻醉效果，但对机体血流动力学的影响较小，可降低术后低血压、恶心、呕吐、瘙痒、尿潴留等并发症。胸椎旁神经阻滞的常见并发症是气胸，也可能发生单侧注药双侧阻滞。

（4）胸神经阻滞。

胸神经阻滞将药物注于胸大肌和胸小肌的间隙，阻滞胸外侧神经和胸内侧神经，主要用于乳癌根治术和胸壁手术。前锯肌平面阻滞肋间神经、胸长神经、胸背神经，以及 $T_2 \sim T_9$ 胸壁外侧和部分后侧的神经，用于乳腺癌手术和胸腔镜手术。肋间神经阻滞胸段肋间神经后可麻痹肋间肌、背阔肌、前锯肌和腹壁肌群，用于胸壁外伤、多发性肋骨骨折和胸腔引流管的放置。前部的肋间神经由于神经已分支，主要用于正中胸骨劈开的心脏手术。低位的（T_{11}、T_{12}）肋间神经阻滞也可用于肾脏手术。竖脊肌阻滞是将局麻药注射到竖脊肌深面，可用于 $T_2 \sim T_9$ 的背部手术。

全麻与区域神经阻滞的联合是多模式镇痛的重要部分。适当的神经阻滞和全身麻醉相结合可同时满足镇痛及意识消失的需求，对于较复杂的门诊及手术室外手术是一种比较理想的麻醉选择。胸部手术可采用全麻联合胸椎旁间隙、竖脊肌平面及前锯肌平面阻滞；腹部手术可采用全麻联合腹横肌平面阻滞、腹直肌鞘阻滞、椎旁间隙和腰方肌阻滞等；甲状腺手术可以采用全麻联合颈丛阻滞；下肢手术可以采用全麻联合坐骨神经阻滞、股神经阻滞等；脊柱手术可以采用全麻联合竖脊肌平面阻滞；头颈部手术可采用全麻联合头皮神经阻滞等。

二、门诊及手术室外麻醉术中伤害性疼痛的控制

多种麻醉方法均可用于门诊及手术室外麻醉，各有优缺点，目前尚无统一而理想的麻醉方法。椎管内阻滞是下肢和下腹部手术的常用麻醉技术，但因其术后残留运动和交感神经阻滞，用于门诊手术可能导致患者延迟出院。在门诊及手术室外进行麻醉时，麻醉医师要考虑镇痛方法的质量、安全性、效率、所需设备和费用等。理想的术中镇痛方法应该是镇痛彻底、安全有效、恢复期短且无不良反应。

（一）全身麻醉

全身麻醉仍是最常用的门诊麻醉方法。在制订全身麻醉方案时，除了要考虑术中的管理外，还要考虑患者的恢复时间、术后恶心/呕吐等不良反应以及术后的疼痛管理。全麻药物的选择对于患者术后在麻醉恢复室滞留时间的影响很大，甚至还可决定患者能否在手术后当日离院。

1. 阿片类药物

因镇痛强度高，阿片类药物也是门诊手术麻醉中常用的药物。麻醉诱导期间使用阿片类药物可降低气管内插管引起的自主神经反应，麻醉维持中给予镇痛药则可以减少或消除术中疼痛刺激引起的自主神经反应。

门诊及手术室外手术麻醉应该选择镇痛强度高、不良反应小、作用时间短的药物。芬太尼、瑞芬太尼、舒芬太尼和阿芬太尼是目前门诊及手术室外手术常用的麻醉性镇痛药。芬太尼是最常用的阿片类药物。阿片类药物能减少术中镇静药物的用量，使恢复更加迅速，还能减少丙泊酚注射时的疼痛和不自主运动反应。小剂量强效镇痛药（芬太尼 $1 \sim 2\ \mu g/kg$，阿芬太尼 $15 \sim 30\ \mu g/kg$，舒芬太尼 $0.15 \sim 0.3\ \mu g/kg$）能减轻喉镜置入及气管内插管时的心血管反应。与吸入麻醉相比，麻醉中使用短效镇痛药物时，患者恢复较快。阿芬太尼起效迅速，作用时效较短，尤其适合于门诊及手术室外麻醉，但使用时应注意延迟性的呼吸抑制、呼吸遗忘等并发症。长时间使用时，还要注意其蓄积作用。

门诊及手术室外的精确麻醉

瑞芬太尼是一种超短效的阿片类药物。全凭静脉麻醉时，瑞芬太尼比芬太尼能更好抑制手术刺激产生的反应，麻醉诱导时给予 1 μg/kg 瑞芬太尼较芬太尼能更有效地抑制喉镜和气管内插管所致的血流动力学反应。但它同样具有呼吸抑制的不良反应。有临床和实验研究表明，使用瑞芬太尼后有痛觉过敏现象发生，所以临床患者使用瑞芬太尼后，尤其要注意术后疼痛的管理，谨防痛觉过敏的发生。

在阿片类药物的使用过程中，需要警醒的是避免在门诊及手术室外麻醉中滥用阿片类药物。只有禁止了阿片类药物的滥用，才能有效避免术后恶心、呕吐和非计划入院的发生。值得关注的是，即使在采取多种预防措施的前提下，超短效阿片类药物如瑞芬太尼和地氟烷联合使用时，也可导致 35% 的术后恶心、呕吐发生率，而未使用任何阿片类药物的术后恶心、呕吐发生率仅有 4%。

半合成的阿片受体激动拮抗剂（如布托啡诺、纳布啡）因对呼吸的抑制作用更小，在门诊手术中可能比强效的阿片受体激动剂更好，但需注意这些药物的镇痛效果有封顶效应。

2. 非阿片类镇痛药

可用于术中镇痛的非阿片类镇痛药主要包括 NSAIDs、钠离子通道阻滞剂（如利多卡因）和 α_2 受体激动剂（如可乐定和右美托咪定）。

临床研究表明，可乐定和右美托咪定系统给药可以减轻急性疼痛强度，减少阿片类药物的用量，降低术后早期恶心、呕吐的发生率，而且并不延长患者术后的恢复时间。呼吸抑制、谵妄及对免疫系统的影响报道较少。可乐定增加术中和术后低血压发生的风险，右美托咪定可能会导致心动过缓。

静脉注射利多卡因已被用于各种手术，包括开放式和腹腔镜辅助下腹部手术、扁桃体手术、整形外科手术和一些门诊小手术。研究提示，静脉注射利多卡因可以减少阿片类药物的需求及阿片类药物相关的不良反应。术中静脉注射利多卡因目前仍缺乏明确具体的给药方案，多项研究表明，以 1.33 ~ 3 mg/(kg·h) 的剂量进行术中维持，直至术后 24 h，可有效地缓解围术期疼痛。

传统的 NSAIDs 与选择性 COX-2 抑制剂在门诊及手术室外麻醉的多模式镇痛中具有重要的作用。多项研究表明，术前、术中、术后足量使用 NSAIDs 镇痛效果较好。值得注意的是，围术期使用 NSAIDs 必须谨慎评估患者自身存在的一些容易导致 NSAIDs 不良反应的危险因素（如对胃肠道、肾或心血管的影响），严格掌握 NSAIDs 的禁忌证和适应证。

对乙酰氨基酚有类似于 NSAIDs 的镇痛和解热作用，但其抗炎的效果很弱。当对乙酰氨基酚与芬太尼联合使用于由父母或护士看护的小儿静脉术后镇痛，对乙酰氨基酚具有很强的芬太尼"节俭"效果，并能减少不良反应。在短小手术中，可在麻醉前口服对乙酰氨基酚，成本会更低。

3. 镇痛药物与镇静药物联用

非手术室麻醉地点的麻醉技术涵盖无麻醉，轻度、中度或深度镇静、镇痛，乃至全身麻醉。麻醉方式的选择取决于患者的术前情况和诊疗要求。镇静、镇痛药物的效果由抗焦虑到全身麻醉，是一系列不同深度的镇静状态。镇静、镇痛的目的是通过消除焦虑、不适及疼痛，使患者能够忍受令人不愉快的手术过程，或者使不合作者也能耐受要求他们静止不动的操作。

镇静和镇痛药物的联合使用，如苯二氮䓬类和阿片类药物联用，可提供良好的麻醉效果。

由于联合应用镇静与镇痛药物可导致相加的呼吸抑制，应根据患者情况仔细调节剂量，做好监测，以达预期效果和保障患者安全。采取静脉镇静、镇痛时，在手术过程中应当保留一个静脉通路。当采取口服给药时，在操作前应给予充足时间使药物完全吸收。由于药物吸收率的不同，不推荐重复非静脉途径给予镇静、镇痛药物。苯二氮䓬类（如咪达唑仑、地西泮）和阿片类（如芬太尼、瑞芬太尼）联用是静脉镇静、镇痛的主要方式。这些药物有相应的拮抗剂，氟马西尼可以拮抗苯二氮䓬类诱导的镇静作用，纳洛酮可以拮抗阿片类药物的镇痛效应。这些拮抗剂不推荐作为常规使用，因为这两种拮抗剂不良反应多，引起患者主观不适。

（二）区域阻滞麻醉

区域麻醉与局部麻醉是门诊及手术室外麻醉常用的麻醉方法。优点是操作简单，对患者生理干扰小，避免全麻的并发症，缩短术后恢复时间，在术后早期能提供完善的镇痛。

硬膜外麻醉、蛛网膜下腔阻滞、骶管阻滞、臂丛及其他周围神经阻滞、局部浸润麻醉均可用于门诊手术。由于完成神经阻滞的时间比全麻诱导时间长，并有一定比例的阻滞不完善，所以建议在麻醉准备室完成区域阻滞，以避免不必要的手术等待时间。当采用区域麻醉时，患者术后的疼痛较少，在符合其他离院的标准时，手术肢体可能仍有麻木。此时，该肢体必须用吊带充分保护，避免引起伤害。

1. 蛛网膜下腔阻滞

手术室外手术全身麻醉风险过高的患者可使用蛛网膜下腔阻滞。前列腺切除术、妇科门诊手术、踝关节和足部手术等，均适合采用蛛网膜下腔阻滞麻醉。蛛网膜下腔阻滞简便、效果确切，但并发症较多。最常见的并发症是硬脊膜穿破后头痛（post-dural puncture headache，PDPH）和背痛。虽然使用更细（≤25 G）的笔尖式穿刺针后，可以将穿刺硬脊膜后头痛的发生率降低至 0.5%～1%，但增加了蛛网膜下腔阻滞失败率。

在门诊麻醉中，通常使用短效局麻药（如利多卡因）以保证麻醉时效的可控性和可预测性。一般推荐使用等比重的利多卡因（2%）或联合使用轻比重的利多卡因和少量的阿片类药物。但利多卡因有较高的短暂神经综合征（transient neurological syndrome，TNS）发生率，有研究认为布比卡因是替代利多卡因的最好选择。

布比卡因不会产生短暂神经综合征，但如果使用标准剂量，将导致不能接受的离院延迟。为了在手术室外手术中更好地使用布比卡因蛛网膜下腔阻滞麻醉，需要对其进行改良。减少布比卡因的剂量可缩短恢复时间，但需调整患者体位或使用芬太尼等辅助药才能够保证术中足够的镇痛。这种技术可概括为选择性蛛网膜下腔阻滞（selective spinal anesthesia，SSA），其定义为"使用最小剂量的鞘内注射药物，仅使支配特定区域的神经根和需要被麻醉的主要感觉受到影响"。SSA 为手术提供了充分的镇痛，而保留了轻微的触觉、温度觉、本体感觉、运动觉和交感神经功能。现在已经有各种 SSA 方案，通常允许患者在术后 3 个多小时即可离院。对于单侧膝关节镜检查，患者保持侧卧位的条件下，4～5 mg 重比重布比卡因可有满意的效果而不需要辅助用药。

芬太尼能加强感觉阻滞而不会对运动阻滞造成影响，加快患者的完全恢复，但皮肤瘙痒的发生率较高。在患者离院前，必须保证运动功能已经完全恢复。要重视蛛网膜下腔阻滞后低血

门诊及手术室外的精确麻醉

压，婴儿蛛网膜下腔阻滞后低血压的发生率低于成人，一旦发生低血压应及时处理。

蛛网膜下腔阻滞穿刺针的大小和外形对减少 PDPH 很重要。Sprotte 和 Whitacre 穿刺针比 Quincke 针对腰部硬膜的损伤小，可进一步减少硬脊膜穿刺后头痛的发生率。小于 27 G 的穿刺针增加穿刺的难度，使阻滞失败率增加，且在蛛网膜下腔阻滞穿刺时常需用导引针。小于 45 岁的患者蛛网膜下腔阻滞后头痛的发生率高于 45 岁以上的患者。

除 PDPH 和背痛外，蛛网膜下腔阻滞还可能导致术后尿潴留。这在低风险患者中不常见，但在老年患者、某些特定手术或布比卡因使用量超过 7 mg 的患者中更容易发生。腹股沟疝手术后尿潴留的风险尤高，但单纯的局部浸润麻醉足以满足此种手术，这可能是一种更好的选择。

实施蛛网膜下腔阻滞后，麻醉医生应及时随访，明确有无严重的头痛发生。如果卧床休息、镇痛药、口服补液不能有效解除患者的头痛，应该将患者收入院进行静脉补液治疗或硬膜外腔注射自体血或生理盐水治疗。由于门诊患者在手术后的活动量多于住院患者，有时会成为选用蛛网膜下腔阻滞的顾虑，但卧床休息并不能减少 PDPH 的发生率，有报道早期走动还可减少蛛网膜下腔阻滞后头痛的发生。

2. 硬膜外麻醉

尽管硬膜外麻醉能够留置导管以延长麻醉时间，但在成人手术室外麻醉中，其应用仍较少。原因在于硬膜外麻醉起效较慢，阻滞成功与否不确定，有局麻药注入血管和蛛网膜下腔的危险。同时与蛛网膜下腔阻滞相比，感觉阻滞不全的发生率较高。硬膜外麻醉所需要的操作时间比蛛网膜下腔阻滞长，但硬膜外麻醉的操作可以在麻醉准备室进行，而且正常情况下可以避免 PDPH。

膝关节镜手术中硬膜外麻醉给予 3% 的氯普鲁卡因 15～20 ml 后，其恢复时间比普鲁卡因联合 20 μg 芬太尼蛛网膜下腔阻滞更快，同时降低了皮肤瘙痒的发生率。日间膝关节镜手术时，应用 3% 2-氯普鲁卡因硬膜外麻醉不需追加药物，离院时间比 1.5% 利多卡因硬膜外麻醉提前 1 h。然而，2-氯普鲁卡因硬膜外麻醉有较高的背痛发生率。

在门诊麻醉中使用脊麻联合硬膜外麻醉时，先在蛛网膜下腔注入小剂量的局麻药产生低位的感觉阻滞，术中根据需要由硬膜外导管加入局麻药。优点是既效果确切、起效时间快，又能够延长麻醉时间。

3. 骶管阻滞

骶管阻滞常用于儿童脐以下的手术或与全麻联合应用，对控制手术后的疼痛也有良好效果。局麻药可采用 0.175%～0.25% 的布比卡因 0.5～1.0 ml/kg。儿童常在全麻后再进行骶麻，注射局麻药后，可适当减浅全麻的深度。由于骶麻对全身情况干扰轻，控制术后疼痛的效果较好，患儿可以提前活动，能更早离开医院。接受骶管麻醉的患儿常发生运动阻滞和下肢无力。添加可乐定或右美托咪定可加强骶管麻醉镇痛效果，但其引起镇静和血流动力学不稳定以及神经毒性的风险依旧令人担忧。

4. 静脉区域麻醉

静脉区域麻醉（intravenous regional anesthesia，IVRA）是一种常用于上肢的简单可靠的镇痛方法，有时亦有效用于下肢镇痛。在欧洲，普鲁卡因和利多卡因是最常用于 IVRA 的局麻药，上肢 IVRA 可予 0.5% 利多卡因 20～50ml，下肢 IVRA 可予 0.25% 利多卡因 50～100 ml。

10

对行四肢门诊手术的患者，IVRA 成本低，可以迅速给药，而且恢复更快，术后并发症更少。但是研究表明，约 11% 的 IVRA 病例镇痛不充分，需要辅助一些局部麻醉、重复阻滞，甚至改为全身麻醉。与臂丛阻滞相比，IVRA 同样具有成本低、操作简便的优势，但因为止血带疼痛而有 4.4% 的失败率。

许多辅助用药已经用于 IVRA 来减少止血带疼痛，改善阻滞质量，延长袖带放气后的镇痛作用时间，一些非甾体消炎药已被证明有效。氯诺昔康可减少止血带疼痛并改善术后镇痛效果，替诺昔康也可改善术后疼痛。地塞米松可以提高阻滞效果，增强术后镇痛。右美托咪定也已被证明具有相似的效果，而可乐定可减轻止血带疼痛但不能改善术后镇痛。

局麻药物静脉应用有引起中毒的可能。这与所用药物的种类、浓度、用量和操作方法有密切的关系。在进行 IVRA 时，应遵循最低有效浓度原则谨慎给药，同时密切关注有无头痛、晕眩、理解力下降等中枢神经系统中毒表现。手术结束后 1h 止血带放气，以避免局麻药物的扩散。

5. 周围神经阻滞

许多区域麻醉技术的应用有助于手术室外手术进行或提供术后镇痛。这些技术能否使用取决于拟行手术的特点、患者、外科医师和麻醉医师的偏好以及麻醉医师实施阻滞的技能和经验。区域麻醉的优点包括良好的术后镇痛和减少术后恶心、呕吐，缺点在于阻滞过程中带来的疼痛与不适、阻滞作用消退时重新获得满意镇痛的难度及围术期神经损伤的风险。存在出血问题或正服用抗凝药物以及有局部感染的患者禁忌使用区域麻醉。虽然超声引导能够提高许多阻滞的成功率并且可以减轻阻滞时的疼痛，但区域麻醉对于经验不足的医师来说失败率依然很高。虽然没有确凿的证据表明超声引导可以降低周围神经损伤的发生率，但的确可以减少局部药的全身毒性反应，降低与神经阻滞相关的一侧膈肌麻痹和气胸的发生率。

上肢手术采用颈椎横突旁（$C_4 \sim C_7$）或臂丛神经阻滞可达到良好的术后镇痛效果，应用时应注意一侧气胸、膈神经麻痹和霍纳综合征等并发症。

针对全膝关节置换术和股骨下 2/3 以下部位的外周神经阻滞镇痛，主要采用腹股沟部股神经阻滞，但膝关节后外侧部的阻滞常不完全，需加用局部麻醉或全身镇痛药，由于运动纤维也被阻滞，应注意术后发生跌倒事件的可能。

坐骨神经阻滞、闭孔神经阻滞和腰丛神经阻滞均可用于门诊手术，但上述神经均含运动纤维，用后应防止意外跌倒。

收肌管阻滞阻滞的是股神经后支、完全是感觉纤维的隐神经。理论上对下肢肌力的影响小，但注入的局麻药可沿收肌管扩散，阻滞范围难以精确控制，仍可能影响下肢肌张力，且膝后外侧的阻滞也可能不完全，最合适药物浓度和剂量仍有待进一步确定。

股神经加坐骨神经阻滞用于下肢手术，可优化镇痛效果，但术后肌张力减低是其主要缺陷。一般不用于手术后，尤其不用于需术后行功能锻炼的患者。

髋关节部位神经分布复杂，涉及股神经（$L_2 \sim L_4$）、闭孔神经（$L_2 \sim L_4$）、股外侧皮神经（L_2、L_3）及 T_{12} 神经，由于操作复杂，目前主要用于心肺功能不佳的老年患者。除 T_{12} 神经外，腰丛基本上涵盖了所有上述神经的分布区域，腰丛阻滞方法不一，可参照手术部位、操作成功率、操作复杂程度加以选择。

门诊及手术室外麻醉常用周围神经阻滞技术**见表 10-1 至表 10-4**。

表 10-1　门诊及手术室外麻醉常用的上肢神经阻滞

神经阻滞技术	阻滞部位及适应证	推荐用药剂量
肌间沟入路臂丛神经阻滞	阻滞部位：臂丛神经根到神经干 适应证：上臂附近的手术，前臂或手部的手术需加尺神经阻滞	局部麻醉药用量：10～15 ml（超声引导下），或者 20～40 ml
锁骨上臂丛神经阻滞	阻滞部位：臂丛神经干到神经股 适应证：上臂、肘部和前臂的手术	局部麻醉药用量：10～15 ml（最好有超声引导，如果没有则用锁骨下臂丛神经阻滞）
锁骨下臂丛神经阻滞	阻滞部位：臂丛神经的后侧束、外侧束和内侧束 适应证：肘部、前臂和手部的手术	局部麻醉药用量：每一神经束 7～11 ml（超声引导下）；或者一次性注入 20～30 ml 与腋路臂丛神经阻滞相比，其优点在于不需要加肌皮神经阻滞，如果没有超声引导或神经刺激仪，则用腋路臂丛神经阻滞
腋路臂丛神经	阻滞部位：尺神经、桡神经和正中神经	局部麻醉药用量：每一神经 5～8 ml（超声引导下）。如果没有超声引导则有如下选择：单次注入局麻药 35～40 ml；在三神经附近膈注入局麻药 10 ml；在腋动脉上线各注入局麻药 20 ml 或穿破筋膜后注入局麻药 40～50 ml
阻滞	适应证：肘部、前臂和手部的手术	与锁骨下臂丛神经阻滞相比，其在无超声引导和神经刺激仪时可使用。但腋路臂丛神经阻滞需加以肌皮神经阻滞

表 10-2　门诊及手术室外麻醉常用肘部、腕部和手指的神经阻滞

神经阻滞技术	阻滞部位、适应证	推荐用药剂量
肘部神经阻滞	阻滞部位：正中神经、桡神经、肌皮神经和尺神经 适应证：手部的手术	局部麻醉药用量：每根神经用 3～5 ml 的局麻药
腕部神经阻滞	阻滞部位：正中神经、桡神经和尺神经 适应证：手部和位点专一的手部手术	局部麻醉药用量：正中神经，3～5 ml；桡神经，6～8 ml；尺神经，4～8 ml
手部神经阻滞	阻滞部位：正中神经、桡神经和尺神经 适应证：手部和位点专一的手部手术	局部麻醉药用量：在手指周围阻滞每根神经用 1～2 ml，在手指两侧阻滞每根神经用 2 ml。局麻药中勿加肾上腺素

表 10-3　门诊及手术室外麻醉常用下肢神经阻滞

神经阻滞技术	阻滞部位、适应证	推荐用药剂量
股神经阻滞	阻滞部位：股神经 适应证：大腿前部的手术（例如：股四头肌腱、膝盖）、术中的止痛（例如：全膝关节置换、股骨干手术）	局部麻醉药用量：20 ml（超声引导下），或者 20～30 ml

神经阻滞技术	阻滞部位、适应证	推荐用药剂量
3合1神经阻滞	阻滞部位：股神经、闭孔神经、外侧皮神经 适应证：与股神经阻滞相同，而由于其多阻滞两根神经，联合阻滞坐骨神经则可麻醉整个下肢（大腿中部远端）	局部麻醉药用量：20 ml（超声引导下），或者20～40 ml
隐神经阻滞	阻滞部位：隐神经 适应证：膝关节远端的手术（联合阻滞坐骨神经）、踝关节远端的手术（联合阻滞腘神经）	局部麻醉药用量：5～10 ml在隐神经周围注射（超声引导下），或相同剂量用环路阻滞
坐骨神经阻滞	阻滞部位：坐骨神经 适应证：与股神经阻滞联合应用于大腿中部远端的手术、与股神经或隐神经阻滞联合用于膝关节远端的手术	局部麻醉药用量：20 ml（超声引导下）或20～30 ml用Labat技术，如用前路阻滞则用20～25 ml

表10-4　门诊及手术室外麻醉常用腘窝、脚踝和足趾部的神经阻滞

神经阻滞技术	阻滞部位、适应证	推荐用药剂量
腘神经阻滞	阻滞部位：坐骨神经（在到达腘窝前分为腓总神经和胫神经） 适应证：足部和脚踝部手术（如手术范围包括足中部则应联合阻滞隐神经）	局部麻醉药用量：30 ml（超声引导下）或者10～30 ml
踝神经阻滞	阻滞部位：胫后神经、腓肠深浅神经、腓深浅神经、隐神经 适应证：足部手术	局部麻醉药用量：3～5 ml（有异感）或者腓后神经7～10 ml，腓深神经和隐神经3～5 ml，腓肠神经和腓浅神经5～7 ml
趾神经阻滞	阻滞部位：四个足趾神经 适应证：小的脚趾手术	局部麻醉药用量：在脚趾周围阻滞每一神经用1～1.5 ml，在脚趾两侧阻滞每一神经用1.5 ml，局麻药勿加肾上腺素

三、门诊及手术室外麻醉术后疼痛控制

术后疼痛管理，应开始于患者手术前。患者需要对术后恢复阶段可能经历的疼痛有适当的准备。术前方式或评估中应告知患者术后疼痛的程度、持续时间及一些简单的可以减轻疼痛的方法，包括保持舒适体位、充分休息、抬高肿胀肢体、使用热敷/冷敷、分散注意力等。预防是疼痛管理的重要手段。然而，研究表明，门诊及手术室外麻醉术后的疼痛管理经常不充分。常见原因是对镇痛指南的依从性不够以及未实施多模式镇痛。对阿片类镇痛药过度依赖会产生一些可预见的不良反应，这是导致患者非必要住院的原因中仅次于镇痛不充分的因素。

（一）术后疼痛的评估

疼痛是一种主观感受，受个体差异影响较大，较难客观、准确地判断患者的疼痛程度。常用于手术患者术后疼痛评估的方法包括视觉模拟评分法（VAS），数字分级评分法（NRS）及 Wong-Baker 面部表情量表等。

1. 视觉模拟评分法

VAS 是一种在临床实践中简单地测量疼痛强度的方法。基本的方法是使用一条长约 10 cm 的游动标尺，一面标有 10 个刻度，两端分别为 "0" 分端和 "10" 分端；"0" 分表示无痛，"10" 分代表难以忍受的最剧烈的疼痛。

2. 数字分级评分法

NRS 采用 0～10 数字的刻度标示出不同程度的疼痛强度等级。此法缺点是分度不精确，而且主观随意性较大。

3. 语言分级评分法

VRS 将描绘疼痛强度的词汇通过口述表达为无痛、轻度疼痛、中度疼痛、重度疼痛。

4. Wong-Baker 面部表情量表

Wong-Baker 面部表情量表由 6 张从微笑或幸福直至流泪的不同表情的面部像形图组成（**见图 9-1**），此法不要求读、写或表达能力，易于掌握，也适用于急性疼痛、老人、语言和表达能力受损的患者的疼痛评估。

5. 行为疼痛评分

BPS 最早由法国学者 Payen 等于 2001 年通过科学严谨的论证发展而成。Chanques 等对原量表进行了调适，保留 "面部表情" 和 "上肢运动" 这两个条目不变，将 "通气依从性" 更换为 "发声"，使得 BPS 同时适用于气管插管和非气管插管的 ICU 患者。该量表（**见表 9-11**）目前包括 3 个条目：面部表情、上肢运动、通气依从性（气管插管患者）或发声（非气管插管患者），每一项按 1～4 评分，总分为 3～12 分，总分越高说明患者的疼痛程度越高。

（二）多模式镇痛

多模式镇痛是通过联合不同作用机制的镇痛药物和多种镇痛方法。通过作用于疼痛传导通路的不同靶点，发挥镇痛的相加或协同作用，减少外周和中枢敏感化，而获得最佳镇痛效果，同时减少单种镇痛药剂量，减少不良反应。

门诊术后多模式镇痛对于加速患者早期恢复十分关键。目前用于术后多模式镇痛的镇痛方法主要包括超声引导下的外周神经阻滞与伤口局麻药浸润复合；外周神经阻滞和（或）伤口局麻药浸润 +NSAIDs 药物和阿片类及其他药物；全身使用（静脉或口服）对乙酰氨基酚和（或）NSAIDs 和阿片类药物及其他药物的组合。

1. 药物镇痛

门诊手术后，必须在患者出院前口服镇痛药（**表 10-5**）控制疼痛。尽管强效速效阿片类镇痛药常用于治疗恢复早期的中、重度疼痛，但它们增加 PONV 的发生率，导致门诊手术后出院延迟。对乙酰氨基酚和（或）NSAIDs 是日间手术镇痛的基本用药，对中小手术已可单独用药。强效 NSAIDs（如双氯芬酸）的使用可有效减少门诊手术后对口服阿片类镇痛药的需求，促进患者早日出院。由于 COX-2 抑制剂（如塞来考昔、罗非考昔或伐地考昔）对血小板功能无潜在的负面影响，其使用也日益普遍。临床中，口服罗非考昔（50 mg）、塞来考昔（400 mg）或伐地考昔（40 mg）作为术前用药，是改善术后镇痛、缩短门诊术后出院时间的简单而有效的方法。

表 10-5　常用的非甾体抗炎药

药物	剂量	给药途径
对乙酰氨基酚	40～50 mg/（kg·d）	口服、静脉
双氯芬酸	50 mg，3次/天	口服
布洛芬	0.4～0.6 g，3～4次/天	口服、静脉
氟比洛芬酯	200 mg/天	静脉
氯诺昔康	8 mg，2次/天	口服、静脉
塞来昔布	100～200 mg，2次/天	口服
帕瑞昔布	40 mg，2次/天	静脉
氨酚羟考酮	1～2片，2～3次/天	口服
氨酚曲马多	1～2片，2～3次/天	口服

由于阿片类药物全身给药后作用在各器官组织的阿片受体，常伴有恶心/呕吐、过度镇静、便秘、尿潴留、瘙痒、呼吸抑制、免疫力下降等不良反应，原则上不用于门诊及手术室外手术的术后镇痛。激动拮抗类或部分激动类阿片类药物，如布托啡诺、地佐辛和纳布啡等镇痛和不良反应均有天花板效应。如与 NSAIDs 配合实施多模式镇痛，更可明显降低阿片类药物的剂量和不良反应，可用于中度疼痛的门诊及手术室外手术的术后镇痛，但此类药物均为注射剂型，仅限于院内使用（**表 10-6**）。

表 10-6　常用的中枢镇痛药物

药物	剂量	给药途径
硫酸吗啡	负荷量 2～4 mg，维持量 30～50 mg/24 h	口服、静脉
芬太尼	负荷量 4～10 μg/kg，维持量 2～10 μg/（kg·h）	静脉
舒芬太尼	负荷量 0.25～2 μg/kg，维持量 0.25～1.5 μg/（kg·h）	静脉
羟考酮	负荷量 1～5 mg/（1～2）min，维持量 25～45/24 h	口服、静脉
地佐辛	负荷量 2.5～5 mg/次，维持量 30～60 mg/24 h	静脉
布托啡诺	负荷量 0.5～1.0 mg，维持量 30～50 mg/24 h	静脉
纳布啡	负荷量 1～4 mg，维持量 30～50 mg/24 h	静脉、鼻喷
曲马多	50～100 mg/6 h，400 mg/24 h	口服、静脉

门诊及手术室外的精确麻醉

2. 局部麻醉镇痛

多模式镇痛方式中常规使用局部麻醉药也是加快术后恢复的关键措施。监护麻醉（MAC）中采用局麻药伤口周围浸润作为围术期镇痛或全身麻醉和区域阻滞的辅助，可为患者提供良好的镇痛。局部给予局麻药包括三种方法：切口局部浸润、外周神经阻滞和椎管内给药。

在术后早期，未使用抗凝药和抗栓药以及无出血倾向的患者，若术中采用硬膜外麻醉，术后可沿用硬膜外镇痛。硬膜外镇痛效果确切，制止术后过度应激反应更完全。硬膜外镇痛常采用局麻药负荷高脂溶性阿片类药物的方法。

单纯的伤口浸润也可显著改善下腹部、肢体甚至腹腔镜操作后的术后疼痛。腹腔镜手术后肩痛发生率较高，据报道这种疼痛可通过膈下给予局麻药来减轻。关节镜下膝关节手术后，关节腔内注入 30ml 0.5% 的布比卡因可减少术后阿片类药物的需求，使行走和离院更早。随着未来门诊进行的手术操作更加复杂，要求麻醉医师必须不断提高术后镇痛技术和方法的有效性。

（三）术后患者自控性区域镇痛

单次注射的周围神经阻滞或局部浸润麻醉后，镇痛时间常局限于术后 12～16 h 或更短。在单次注药作用消退后可通过在窗口或神经周围置入的导管注入局部麻醉药起到术后镇痛的作用。这种技术可以通过安置镇痛泵用于门诊患者。这种镇痛泵为弹性球囊泵，可靠且方便携带，即"居家镇痛系统"。此技术允许患者在家自行给予局部麻醉药物，作为一种有效的方法广泛用于门诊及手术室外手术后的疼痛治疗，特别适用于应用对乙酰氨基酚、非甾体抗炎药、弱阿片类镇痛药后疼痛仍得不到有效控制的患者。该技术通过在硬膜外腔或臂丛神经周围置入一根多孔的导管，并通过此导管将局麻药注入手术伤口皮下、肩峰下、关节腔内、神经或神经丛周围。由麻醉医师置入导管并定位，外科医生建立 4～5 cm 的皮下通路，导管被置入皮肤 3～5 cm 并用无菌胶布安全固定于皮肤上。此泵药液的注入速度为 0.5～10 ml/h，有患者负荷剂量可供选择。少量的布比卡因、左布比卡因（1.25 mg/ml）或罗哌卡因（2 mg/ml）对于术后疼痛治疗可产生满意的镇痛效果。

（四）紧急镇痛

即使采取了预防措施，部分患者术后苏醒期依然会经历疼痛。轻度疼痛通过额外地给予口服镇痛药即可处理，更严重的疼痛通常需要使用胃肠外阿片类药物，而长效胃肠外阿片类药物很少被使用。这种情况下通常使用芬太尼，小剂量（20～25 μg）即可迅速产生镇痛效果。与吗啡相比，芬太尼起效更快并且可以减少术后恶心、呕吐的发生，芬太尼紧急镇痛比羟考酮不良反应更小。一旦疼痛得以控制，即给予额外的口服镇痛药物，通常可以预防恢复后期疼痛的再次发作。在患者的恢复期内，应根据方案定期对患者进行疼痛评估与处理。

第三节　门诊及手术室外麻醉出院后镇痛

（一）家庭疼痛管理

在美国，术前通常会给患者开具术后镇痛药处方，其中包括弱阿片类药物。一旦患者出现术后急、慢性疼痛，则可以在家中使用。在英国，日间手术中心会给患者提供标准化的家用镇痛药包，一般在手术前已配备好，以避免给药延迟。家庭疼痛管理中的常用药物包括NSAIDs和对乙酰氨基酚合用一种弱阿片类药物。联合使用可待因-对乙酰氨基酚或氢吗啡酮-对乙酰氨基酚在许多日间手术后是有效的，但有部分患者不能将可待因代谢为它的活性形式而导致药物无效。虽然普瑞巴林单次术前给药可适度缓解手术后疼痛，但术后持续追加给药并无更好效果。

（二）家庭中局部麻醉管理

术后回家的患者在神经周围、切口内或关节内留置导管是术后疼痛管理一个全新和不断发展的领域。肩峰下减压术后，患者使用弹性球囊止痛泵通过术中留置于伤口内的导管给予罗哌卡因，进行患者自控区域麻醉（patient-controlled regional anesthesia，PCRA），为其提供了有效镇痛并减少了活动时的疼痛强度。虽然研究中要求患者在医院进行观察和评估，但根据疼痛评分，研究人员得出结论：有效组的所有患者可以在术后2 h内离院。另一项较小样本量的研究显示，在家庭中进行连续肌间沟阻滞的镇痛效果良好，这样可以使多种肩部手术患者当日离院，包括肩关节囊肌腱套开放修补、肩峰下减压和关节置换术。

但有研究表明，术后使用止痛泵进行关节内局部麻醉可能引起软骨溶解。体外实验中，大多数局部麻醉药，包括布比卡因、利多卡因、罗哌卡因对人体关节软骨有毒性作用。并且与单次注射相比，关节软骨长时间暴露在较高浓度的局部麻醉药中，如使用镇痛泵，软骨溶解的风险也会随之增加。因此，使用镇痛泵进行术后关节内局麻镇痛是否足够安全可靠还有待于进一步研究。

第四节　特殊场所门诊及手术室外麻醉的镇痛

随着诊疗技术的发展，麻醉医师在手术室以外的环境对患者实施麻醉的要求日益增多，这些地点包括影像科、心导管室以及精神科等。

在此类特殊场所进行麻醉具有3个鲜明的特点。

（1）操作场所不在典型的手术室内。

（2）多数情况下执行治疗的操作者是内科介入医师或者操作人员，而非外科医师。

（3）所进行的操作或采用的技术可能在某方面有新颖性。

麻醉医师在进行特殊场所的麻醉与镇痛时，必须维持和手术室麻醉同样高的标准，保障患者的安全。

（一）胃肠道内镜检查与手术的镇痛

胃肠镜，包括胃镜与结肠镜、ERCP、EUS、小肠镜等检查，是诊断消化道疾病的主要方法之一，也是最主要与最可靠的消化内科无创或微创的现代化诊疗手段。进行无痛胃肠镜时希望达到的镇静深度为：患者对任何疼痛刺激无反应。在我国，单独应用丙泊酚或复合使用小剂量短效阿片类镇痛药＋小剂量短效苯二氮䓬类药物咪达唑仑是目前无痛胃肠镜的主要用药方案。胃肠镜检查中常用的阿片类镇痛药包括芬太尼及其衍生物瑞芬太尼、舒芬太尼、哌替啶以及曲马多。

芬太尼剂量范围根据各个研究总结，成人为 50～200 μg，一般为一次给药，术中不追加。国内外有不同的研究来摸索无痛胃肠镜中瑞芬太尼的剂量，初始负荷剂量为 0.5 μg/kg，后续以 0.2 μg/（kg·min）持续输注单纯瑞芬太尼，效果优于单纯输注丙泊酚组，但要警惕瑞芬太尼造成的呼吸抑制。舒芬太尼的心血管作用和芬太尼相似，但舒芬太尼不引起组胺释放和儿茶酚胺升高，在平衡麻醉中，舒芬太尼使循环更稳定。根据舒芬太尼的药理学特性，它更适合用于耗时较长的肠镜或 ERCP 检查。舒芬太尼剂量为 0.1～0.15 μg/kg，单次给药，复合丙泊酚持续静脉注射，基本可以满足无痛结肠镜检查要求。曲马多的镇痛作用较弱，但它最大的优势是对呼吸和循环没有抑制作用，因此在心肺功能较差的高危患者，或者对阿片药物敏感的儿童，静脉注射 1～2 mg/kg 曲马多有一定的应用价值。哌替啶起效慢，作用时间长，镇痛效果不如芬太尼，术后恶心、呕吐发生率高，因此应用日益减少。

（二）纤维支气管镜的镇痛

支气管镜检查常带来较多不适，且多数患者表现出一定的疼痛恐惧、呼吸困难、鼻咽刺激等并发症状。因此，满意的镇静、镇痛水平对支气管镜检查至关重要。

传统纤维支气管镜检查均采用黏膜喷洒局麻药的麻醉方式，为镜检医生操作，无麻醉医生管理，患者处于清醒状态。局麻药绝大部分使用利多卡因，也有少数使用丁卡因。方式有：① 喷雾；② 雾化吸入法；③ 气管内滴注法；④ 环甲膜穿刺法。但即使充分的鼻咽喉气道表面麻醉，仍然无法完全消除心血管应激、疼痛和恐惧窒息感，检查过程中较高的不良反应以及术后患者的体会，说明充分的表面麻醉并不能缓解痛苦。

全身麻醉可以减少患者的焦虑、疼痛，并能改善操作中患者血压的稳定性。目前国内外文献报道有关支气管镜麻醉的资料显示：静脉全麻结合表麻有逐渐增多的趋势。研究表明，应用咪达唑仑、羟考酮缓慢静注，然后行环甲膜穿刺给予利多卡因、丁卡因气管内表面麻醉方法，可以取得较好的麻醉效果。

10

（三）CT检查

CT检查通常用于诊断性目的，在血管畸形和肿瘤诊断中的价值已获得充分的临床支持。也可代替X线透视用于有创治疗，如CT引导下肝脓肿引流。CT检查虽然无痛，但在扫描时要求患者保持不动，再加上扫描过程中会产生噪音和热量，患者有可能会发生幽闭恐惧或被惊吓，儿童和部分成人需要麻醉才能耐受检查。造影剂和CT结合用以增强成像效果。同其他放射学操作一样，CT检查过程中存在着电离辐射暴露。麻醉医师可以通过铅玻璃对患者进行可视监测，必要时也可以由闭路电视进行补充监测。如果病情需要靠近监测，麻醉医师必须佩戴辐射监测标记并穿上保护性的铅衣、甲状腺护围。

丙泊酚具有起效快、维持时间短、苏醒迅速平稳等优点，常用于CT检查患者的麻醉。首次量用2～2.5 mg/kg于20～40 s内静注完毕，10～50 s（平均30 s）后意识消失，维持1～6 min（平均2.3 min），追加剂量0.04～0.1 mg/kg。完全清醒时间平均8.5（3～17）min。应用过程中可复合小剂量芬太尼或咪达唑仑。

（四）MRI检查

MRI能够揭示其他成像技术不能揭示的不同解剖、生理和病理区域的细微差别，在临床中的应用十分广泛。但在MRI检查时应注意：金属物品可以飞向扫描仪，造成患者和工作人员的伤害；置入体内的含有铁磁性的生物装置或其他物品也有可能发生移位和功能异常，包括弹片、加强气管导管、植入式自动心脏除颤仪以及植入式生物泵，体内安装起搏器、动脉瘤夹闭金属夹、血管内有金属丝和宫内金属节育环的患者都是MRI的绝对禁忌证。麻醉医师在检查进行中不能接近和直视患者并且需要完全排除铁磁性物品。MRI检查可达半小时甚至更长时间，对长时间的MRI检查，时效较短的丙泊酚并不具有优势。麻醉用药可选用氯胺酮、咪达唑仑、芬太尼和右美托咪定等，关键在于首次用量要足够。

（五）血管造影检查和介入神经放射学诊疗

一般血管造影不需全身麻醉，常用利多卡因进行局部浸润麻醉，在检查过程中，患者一般仅有轻微胀痛，无特殊不适，可以忍耐。在介入放射操作时，如患者感到不适或精神紧张，可进行全身麻醉，麻醉药物的选择应注意用短效药，便于术后患者很快被唤醒，能迅速进行神经学检查。

部分患者在检查过程中因操作刺激会出现血管痉挛、血管壁平滑肌强烈收缩、管腔狭窄，造成血流量减少，使血管相应节段及支配区域产生疼痛。检查后出现血管痉挛可予山莨菪碱、罂粟碱解痉治疗，予盐酸布桂嗪注射液、盐酸哌替啶注射液等镇痛治疗。此外，造影剂可通过非血容量变化的机制影响心血管系统，包括心律失常和心肌缺血，钙离子水平降低产生负性肌力作用和影响传导功能，原有心脏疾患的患者更易发生。检查后因心肌缺血引起心前区疼痛的患者，可予硝酸甘油或硝酸异山梨酯扩张冠脉，同时予吗啡/曲马多镇痛治疗。

（六）心导管检查与治疗

心导管检查与治疗检查通路直接在心血管系统，且在检查中要进行多种测量和反复抽取血样。因此，为了保证对血流动力学和分流计算的准确性，在检查的过程中必须保持呼吸和心血管状态的相对稳定，动脉血氧分压和二氧化碳分压必须保持在正常范围，保持麻醉平稳，从而让麻醉的处理有一定难度。心导管造影检查、血管成形术、动脉粥样硬化斑切除、瓣膜成形术及危重患者多需要全身麻醉。

参考文献

［1］ 张晓光，郄文斌，屠伟峰，等. 围术期目标导向全程镇痛管理中国专家共识(2021版)［J］.中华疼痛学杂志，2021，17(2):119-125.

［2］ 中华医学会麻醉学分会 "成人日间手术加速康复外科麻醉管理专家共识" 工作小组. 成人日间手术加速康复外科麻醉管理专家共识［J］. 协和医学杂志，2019，10(6): 562-569.

［3］ 徐建国. 成人日间手术后镇痛专家共识(2017)［J］. 临床麻醉学杂志，2017，33(08):812-815.

［4］ Woodward Z G, Urman R D, Domino K B. Safety of non-operating room anesthesia: a closed claims update［J］. Anesthesiology Clin, 2017, 35: 569-581.

［5］ Laaboub N, Savidan A, Pittet V, et al. A multicentre study of the trend of adverse events during outpatient anaesthesia in Switzerland during 2000-2016［J］. Swiss Med Wkly, 2020, 150:w20365.

10

第十一章
术后恶心呕吐的防治

术后恶心呕吐（PONV）是术后最常见的不良事件，PONV 在手术患者中的发生率约为 30%，而在高危人群中发生率高达 80%。除主观不适感外，恶心、呕吐还可导致脱水、电解质紊乱和吸入性肺炎等，增加患者死亡率。患者发生剧烈呕吐时，增高的腹压可导致伤口裂开，造成严重的术后并发症，延长患者住院时间，增加医疗费用。PONV 的优化管理是一个复杂的过程。

第一节　术后恶心呕吐的发生机制

呕吐中枢位于延髓，它有两个功能不同的结构，一是神经反射中枢，即呕吐中枢，位于延髓外侧网状结构的背部，接受来自消化道、大脑皮质、内耳前庭、冠状动脉以及化学感受器触发带的传入冲动；二是化学感受器触发带，位于延髓第四脑室的底面，接受各种化学物质或药物（如吗啡、洋地黄、依米丁等）及内生代谢产物（如感染、酮症、尿毒症等）的刺激，并由此引发出神经冲动，传至呕吐中枢引起呕吐。

PONV 的发生可能和脑干催吐中枢接受以下 4 个区域的信号有关：① 化学受体催吐区（chemoreceptor trigger zone，CRTZ），CRTZ 存在于脑干内，这个区域的化学感受器能感受血液或脑脊液内化学成分的变化。从 CRTZ 传入的刺激能激活呕吐中枢，引发恶心、呕吐；② 前庭迷路系统（vestibular centre，VC），它和运动性恶心关系密切；③ 皮质中枢（cortex center），如刺激边缘系统和视觉皮质也能导致恶心、呕吐；④ 胃肠迷走神经系统（gut via the vagus nerve），从内脏传入的刺激也能激活呕吐中枢，引发恶心、呕吐。与恶心、呕吐发生密切相关的受体主要包括 H_1 受体、M 胆碱能受体、多巴胺（D_2）受体以及 5-HT_3 受体，针对恶心、呕吐治疗的药物治疗多以此为出发点。

第二节　术后恶心呕吐的临床表现

恶心、呕吐是机体为减轻消化道遭受损害的正常生理反应，恶心是一种想吐或即将呕吐的模糊感觉，呕吐是将胃肠道内容物从口腔强力排出的过程，通常清醒个体在呕吐前可出现明显的恶心，按照术后恶心、呕吐的发展阶段，可分为呕吐前期和呕吐期。

一、呕吐前期

以恶心感为主要特征，伴交感神经兴奋和血管舒缩障碍，机体会有晕厥、虚弱，并出现面色苍白、瞳孔散大、冷汗、心动过速等表现。呕吐开始前，胃迷走神经激活胃壁内的节后神经元，释放血管活性肠肽或氧化氮，使近端胃松弛，促使小肠向胃进行逆行强收缩，将肠道内容物回送到胃内，为呕吐做准备。

二、呕吐期

膈肌和腹肌同时收缩，患者常表现为干呕，无胃内容物排出体外。如膈肌与腹肌同时收缩，且伴食管周围膈肌松弛，则利于胃内容物通过食管排出体外。

第三节　术后恶心呕吐的风险评估

一、术后恶心呕吐的风险因素

（一）患者因素

成人患者 PONV 的特定风险因素包括女性、PONV 史和（或）晕动病史、不吸烟状态和年轻。成人的 PONV 发病率随着年龄的增加而降低，成年女性比男性更容易发生 PONV，女性发生率约为男性的 2～4 倍，但因性别造成的发生率差异并不见于青春期前儿童或老年患者。在 PONV 的风险因素中，使用阿片类药物或者有 PONV 病史比性别更为重要。在针对全身麻醉后并发症的一项回顾性研究中发现，恶心、呕吐的发生率居第二位，仅次于苏醒延迟，且呈现儿童和成人发生率相近的趋势。研究表明，术前焦虑与全麻术后恶心密切相关，其机制可能与患者交感神经兴奋导致内源性儿茶酚胺释放增多，从而诱导胃排空延迟或中枢性致呕有关。另外，其他的因素诸如腹腔疾病、颅内压增高、饱胃等都会增加术后呕吐的发生率。

（二）手术因素

特定类型的外科手术可能与 PONV 发生风险增加有关，如腹腔镜手术、胃减容手术、妇科手术和胆囊切除术。不同的手术部位手术的 PONV 的发生率有很大的不同。腹部手术的 PONV 发生率为 50%～60%。与头颈部手术相比，耳部手术 PONV 发生率较高，为 40%～50%，这可能与刺激面部神经的分支耳大支（外耳手术）和迷路通路（中耳手术）有关。研究表明，椎板切除术（67%）、二尖瓣置换术（67%）、肾脏手术（63%）后 PONV 发生率较高。在儿童中，斜视矫正术 PONV 发生率约为 40%～80%，这可能与牵拉眼内肌引起眼心反射和视觉变形等有关。中耳手术或腺样体扁桃体切除术等耳鼻喉科手术也有较高的 PONV 发生率（36%～76%），这可能与血液刺激胃化学感受器、手术操作刺激前庭蜗神经或三叉神经、使用阿片类药物等因素有关。

（三）麻醉因素

挥发性吸入麻醉剂、术后阿片类药物以及氧化亚氮的应用是导致 PONV 的麻醉相关危险因素。挥发性吸入麻醉剂对 PONV 的影响呈剂量依赖性，且在术后的前 2～6 h 内最为突出。阿片类药物以剂量依赖性的方式增加 PONV 的发生风险。如在术后使用阿片类药物，那么阿片类药物对 PONV 的影响将持续存在。因此，围术期使用无阿片类药物的全凭静脉麻醉、多模式疼痛管理、无阿片类药物的区域麻醉等可降低 PONV 的发生率。既往研究表明，使用氧化亚氮增加 PONV 的发生率，且与氧化亚氮使用时间有关。

二、成人术后恶心呕吐风险评估

对围术期 PONV 发生风险进行评分可以有效降低 PONV 的发生率，并可用于术前宣教和指导治疗。接受麻醉的住院患者常用的风险评分包括 Koivuranta 评分和 Apfel 简易风险评分。Apfel 简易风险评分基于 4 个风险预测因子：女性、PONV 和（或）晕动病史、不吸烟状态和术后使用阿片类药物，存在 0、1、2、3 和 4 个危险因素的 PONV 发生率分别约为 10%、20%、40%、60% 和 80%。根据合并的危险因素，患者被分为"低风险"（合并 0～1 个危险因素）、"中风险"（合并 2 个危险因素）和"高风险"（合并 3 个及以上危险因素）。Koivuranta 评分包括 4 个 Apfel 风险预测因子以及手术时间 >60 min。风险评分可预测 PONV 或出院后恶心呕吐（post-discharge nausea and vomiting，PDNV）发生率，敏感性和特异性高达 65%～70%。如果围术期的恶心、呕吐存在加重医疗风险的可能，如加重颅内高压等，应在术前做好 PONV 风险评估，并做好预防。一项针对 2170 名美国门诊患者的研究表明，出院后 48 h 内 PDNV 的发生率为 37%，女性、年龄 <50 岁、PONV 病史、PACU 中的阿片类药物使用以及 PACU 中的恶心是 PDNV 发生的 5 个独立危险因素。基于这些风险因素的简化 PDNV 风险评分的验证研究发现，具有 0、1、2、3、4 或 5 个风险因素的 PDNV 发生率约为 10%、20%、30%、50%、60% 和 80%。

三、儿童术后恶心呕吐/术后呕吐风险评估

儿童术后呕吐（postoperative vomiting，POV）/PONV 的风险因素与成人不同。3 岁以上儿童或青春期后女性接受某些手术（如扁桃体切除术和眼部手术）患 PONV/POV 的风险更高。儿童 POV 风险可以根据以下 4 个标准进行预测：手术持续时间 >30 min；年龄 >3 岁；POV/PONV 的个人或一级相关病史；斜视手术。基于 0、1、2、3 和 4 个因素的存在，POV 的风险分别为 9%、10%、30%、55% 和 70%。术后和出院后使用阿片类药物是儿童患者发生 PDNV 的独立危险因素。

第四节　降低术后恶心呕吐风险的方法

降低 PONV 基线风险的策略包括：① 使用多模式镇痛方案尽量减少围术期阿片类药物的使用；② 优先使用区域麻醉；③ 优先使用丙泊酚作为主要麻醉药物；④ 避免使用挥发性吸入麻醉剂；⑤ 日间手术患者充分补液。

一、多模式全身镇痛

多模式镇痛可以减少围术期阿片类药物的使用量，在疼痛产生前预防性静脉注射对乙酰氨基酚可减少术后恶心的发生。随机对照试验和荟萃分析表明，围术期使用 NSAIDs、COX-2 抑制剂以及小剂量氯胺酮可能减少术后吗啡的使用量，从而降低 PONV 的发生率。一项系统回顾和荟萃分析表明，术后患者自控镇痛（PCA）中添加 NSAIDs 或静注/肌注 NSAIDs 均可显著降低 PONV 的风险，与静脉注射对乙酰氨基酚相比，术后使用 PCA 降低 PONV 的效果更好。然而，非选择性 NSAIDs 与胃肠手术中的吻合口漏有关，应谨慎使用于此类患者。

二、椎管内麻醉或区域麻醉

（一）椎管内麻醉

一项荟萃分析结果提示，硬膜外麻醉显著降低 PONV 的风险，而在椎管内使用阿片类药物可能会增加 PONV 的发生风险。妇科手术后足够浓度的（例如，利多卡因 10 mg/ml 或等效药物）硬膜外镇痛可显著降低 PONV 发生率。

（二）区域麻醉

在结直肠手术中，连续筋膜下注射罗哌卡因和芬太尼静脉自控镇痛发生 PONV 的风险相似。在开放性胃切除术中，与吗啡静脉自控镇痛相比，术后 48 h 持续局部伤口浸润麻醉或硬

膜外麻醉可减少吗啡消耗量，降低 PONV 的发生率，缩短平均住院时间。双侧腹横肌平面阻滞（TAPB）减少了腹部手术后阿片类药物的使用量和 PONV 的发生，在结直肠手术中，与胸硬膜外麻醉相比，TAPB 组住院时间更短，但 PONV 的发生率没有差异。

三、丙泊酚全凭静脉麻醉

一项基于随机对照研究的系统回顾和荟萃分析结果提示，丙泊酚全凭静脉麻醉组 PONV 发生风险与预防性输注氟哌利多（5-HT$_3$ 受体拮抗剂）的吸入麻醉药组相当。当丙泊酚全凭静脉麻醉联合恶心呕吐预防性药物使用时，其 PONV 发生率进一步下降。

四、围术期应用右美托咪定

全身性应用 α$_2$ 激动剂（可乐定或右美托咪定）可减少术后阿片类药物的使用和 PONV 的发生率。在腹腔镜胆囊切除术中，切皮前静脉注射 1 μg/kg 右美托咪定可降低 PONV 的发生率，其预防恶心呕吐的作用相当于静脉注射 8 mg 地塞米松。预防性输注 0.5 μg/kg 右美托咪定可减轻患者术后 1 h 的疼痛，并可在术后 1~3 天促进全麻下行泌尿外科手术患者的早期活动。研究表明，术中输注短效 β 受体拮抗剂艾司洛尔可减少 PACU 内阿片类药物的需求以及 PONV 的发生风险。

五、其他干预措施

氧疗与 PONV 总体发生风险无关，但可降低腹部手术中早期呕吐的风险。与使用新斯的明逆转神经肌肉接头阻滞组的患者相比，使用舒更葡糖组患者的 PONV 发生风险更低。在腹腔镜腹部手术中，静脉注射利多卡因组患者 PONV 的发生风险较低，而现象未见于其他手术类型。

六、降低儿童的基线风险

少阿片类药物是降低 POV/PONV 基线风险的主要支柱。区域阻滞、围术期使用对乙酰氨基酚、静脉注射局麻药等是多模式镇痛的一部分，也是减少围术期阿片类药物使用量的重要手段。区域麻醉（使用或不使用全身性药物的骶管阻滞）在减少儿童疼痛、阿片类药物需求和呕吐发生率方面是安全有效的。其他区域镇痛技术，如 TAP 阻滞，也可能有助于减少阿片类药物的需求。在存在区域阻滞禁忌证的情况下，全身性非阿片类镇痛方案有助于减少 POV/PONV 的发生风险。在一项对 92 名接受扁桃体切除术的儿童进行的随机对照研究中发现，静脉注射利多卡因可降低 PONV 的发生风险。静脉注射 1.5 mg/kg 利多卡因可将儿童 POV 的发生率降低 62%。与静脉注射生理盐水相比，围术期静脉注射 15 mg/kg 对乙酰氨基酚组儿童 PONV 发生风险显著降低。研究表明，术前使用对乙酰氨基酚较术后使用对乙酰氨基酚更能有效降低 PONV 发生率。而与单纯使用对乙酰氨基酚相比，联合使用地塞米松组患儿的 PONV 发生率更低。

此外，开放性液体疗法仍然是降低 PONV 基线风险的一种行之有效的干预措施。一项涉及 150 名儿童的随机对照研究发现，使用 30 ml/kg 乳酸林格氏液进行开放性液体治疗可有效降低 PONV 的发生风险。α_2 受体激动剂在减少 PONV 中的作用得到越来越多的关注。与鼻内或口服咪达唑仑相比，接受鼻内右美托咪定治疗的儿童 PONV 发生率降低。与安慰剂组相比，口服可乐定组患者 PONV 的发作次数和对急救止吐药的需求显著减少。

第五节　术后恶心呕吐的药物预防措施

对有术后恶心呕吐风险的成人使用 2 种干预措施进行术后恶心呕吐的预防

（一）5-HT$_3$ 受体拮抗剂

（1）昂丹司琼：昂丹司琼是最常用和研究最多的 5-HT$_3$ 受体拮抗剂，被认为是 PONV 管理的"金标准"。4 mg 静脉注射剂量或 8 mg 含服片用作预防或治疗的单一或组合药物时，昂丹司琼呈现出较好的抗呕吐和抗恶心作用，生物利用度为 50%。昂丹司琼的抗恶心、呕吐作用与使用 4～8 mg 地塞米松或氟哌啶醇相似，但昂丹司琼的疗效低于 0.3 mg 雷莫司琼静脉注射、1～3 mg 格拉司琼、0.075 mg 帕洛诺司琼、80 mg 阿瑞吡坦口服以及 150 mg 福沙吡坦静脉注射。研究表明，昂丹司琼的抗恶心、呕吐效果比静脉注射 10 mg 甲氧氯普胺或右美托咪定更为有效。

（2）托烷司琼：一种竞争性和选择性 5-HT$_3$ 受体拮抗剂，具有抗恶心和止吐特性，主要用于化疗引起的恶心呕吐（chemotherapy-induced nausea and vomiting，CINV）。托烷司琼剂推荐剂量为 2 mg 静脉注射，然而，临床试验中托烷司琼的静脉注射剂量可高达 10 mg。研究发现，麻醉开始前静脉注射托烷司琼 5 mg 可有效预防乳腺和妇科手术后的恶心、呕吐。

（3）多拉司琼：一种高度特异性和选择性的 5-HT$_3$ 受体拮抗剂，适用于 PONV 的预防和治疗。多拉司琼对多巴胺受体的亲和力低，在麻醉结束前 15 min 给予成人 12.5 mg 的预防性静脉注射剂量与 4 mg 昂丹司琼的疗效相似。但多拉司琼可能延长 QT 间期。

（4）格拉司琼：与其他第一代 5-HT$_3$ 受体拮抗剂和静脉注射 8 mg 地塞米松相比，静脉注射格拉司琼 0.35～3 mg（5～20 μg/kg）也可有效的预防 PONV 的发生。一项研究表明，与静脉注射 4 mg 昂丹司琼相比，静脉注射 0.3 mg 格拉司琼能更加有效地降低 PONV 的发生。在接受中耳手术的患者中，术后 24 h 内格拉司琼组的 PONV 发生率低于昂丹司琼组。在接受腹腔镜胆囊切除术的患者中，格拉司琼组的 PONV 发生率在术后最初 24 h 内与帕洛诺司琼组相当，但在术后 24～48 h 内疗效较差。

（5）雷莫司琼：在日本和东南亚获得许可的第二代 5-HT$_3$ 受体拮抗剂，被批准用于治疗恶心、呕吐和腹泻型肠易激综合征。0.3 mg 静脉注射是预防和治疗 PONV 的最有效成人剂量和给药途径。雷莫司琼的常见不良反应包括嗜睡、头晕、肌肉疼痛、镇静、便秘和腹泻。雷莫司琼 0.3 mg 静脉注射预防 PONV 的效果较 4 mg 昂丹司琼更为有效。在进行 PCA（含阿片类药物）镇痛时，与安慰剂、10 mg 地塞米松或 0.075 mg 帕洛诺司琼相比，0.3 mg 雷莫司琼呈现的抗恶心、呕吐效果更佳。

（6）帕洛诺司琼：作为第二代 5-HT$_3$ 受体拮抗剂，帕洛诺司琼的半衰期为 40 h，具有 5-HT3/神经激肽 1（neurokinin 1，NK1）受体抑制作用。在几项关于 PONV 预防的荟萃分析研究中发现，0.075 mg 帕洛诺司琼比 4 mg 或 8 mg 昂丹司琼、1 mg 格拉司琼、5 mg 地塞米松、12.5 mg 多拉司琼、2 mg 托烷司琼或 0.3 mg 雷司琼更有效。帕洛诺司琼与口服 40 mg 阿瑞匹坦具有等效的抗恶心、呕吐作用。帕洛诺司琼联合七氟烷/氧化亚氮麻醉降低了 PONV 的发生率。与单独使用 TIVA 相比，帕洛诺司琼与 TIVA 联合使用可有效降低 PONV 的发生率。与单独使用帕洛诺司琼进行预防性治疗的患者相比，0.075 mg 帕洛诺司琼预防性治疗联合 PCA 中加入 0.075 mg 帕洛诺司琼患者 PONV 的发生率更低。

（二）糖皮质激素

（1）地塞米松：临床上，围手术应用糖皮质激素降低 PONV 已有多年的经验。目前，地塞米松的推荐剂量范围为 4～10 mg。针对地塞米松预防 PONV 荟萃分析研究发现，4 mg 地塞米松和 5 mg、8 mg、10 mg 地塞米松的止吐效果没有差异。地塞米松与 5-HT$_3$ 受体拮抗剂（主要是昂丹司琼）在预防 PONV 发生率方面的作用是相似的。但 0.075 mg 帕洛诺司琼在术后 0～24 h 内抗 PONV 的效果优于 8 mg 地塞米松。与 5-HT$_3$ 受体拮抗剂相比，地塞米松可减少了对镇痛药的需求。

（2）其他糖皮质激素：在减少 PONV 发生率和镇痛方面，甲泼尼龙与地塞米松具有相似的功效。一项荟萃分析结果表明，膝关节置换术围术期使用甲基强的松龙可显著减轻术后疼痛，其安全剂量范围为 40～125 mg。然而并非所有糖皮质激素对 PONV 预防均具有相似功效。在接受选择性乳腺癌手术的患者中使用 8 mg 倍他米松的试验中，与安慰剂相比，降低 PONV 发生的效果很小。

（三）NK1 受体拮抗剂

（1）阿瑞吡坦：一种 NK1 受体拮抗剂，半衰期为 40 h。40 mg、80 mg 和 125 mg 剂量的阿瑞吡坦均显示出较好的降低术后呕吐发生率的作用，但对术后恶心的影响较小。口服 40 mg 阿瑞吡坦具有与静脉注射 0.075 mg 帕洛诺司琼相同的预防 PONV 作用。一项荟萃分析结果表明，与其他止吐药和安慰剂相比，阿瑞吡坦可明显降低 POV 的发生率。与多种方式联合抗恶心、呕吐治疗相比，单用 NK1 受体拮抗剂即可取得较好治疗效果。当发生较严重的 PONV 时，例如胃和神经外科手术，NK1 受体拮抗剂可作为有效的预防性止吐药。

（2）卡索吡坦：已被证明减少 POV 的作用比减少恶心更强。与昂丹司琼相比，使用 NK1 受体拮抗剂可以延迟首次呕吐发作的时间。但卡索吡坦尚未被批准用于 PONV 的治疗或预防。

（3）罗拉吡坦：一种长效 NK1 受体拮抗剂，由于其半衰期为 180 h，因此可能对 PDNV 有

门诊及手术室外的精确麻醉

效。与静脉注射 4 mg 昂丹司琼相比，口服 70 mg 和 200 mg 的罗拉吡坦在术后 24 h 的抗恶心呕吐无明显差异，但术后 72 h 和 120 h 呕吐的发生率更低。罗拉吡坦尚未被批准用于 PONV 的治疗或预防。

（四）抗多巴胺药

（1）氨磺必利：一种多巴胺 D_2、D_3 受体拮抗剂，也是一种口服抗精神病药（临床剂量为 50～1200 mg/d）。氨磺必利的一种静脉制剂被美国 FDA 获批用于治疗 PONV。5 mg 氨磺必利可以达到缓解和降低恶心的效果。

（2）氟哌利多：预防 PONV 的剂量为 0.625～1.25 mg。建议在手术结束时给药，以优化术后止吐效果。一项纳入 20 122 例患者的大型回顾性研究发现，接受 0.625 mg 氟哌利多预防 PONV 的患者未发现多形性室性心动过速增加的风险。一项荟萃分析研究结果提示，<1 mg 的低剂量氟哌利多对于预防 PONV 发生是有效的。

（3）氟哌啶醇：0.5～2 mg 的低剂量氟哌啶醇可有效预防 PONV 的发生，其不良反应（包括 QT 间期延长）与 5-HT$_3$ 受体拮抗剂没有区别。在麻醉诱导后给予氟哌啶醇，0.625 mg 和 1 mg 氟哌啶醇所表现的疗效和不良反应没有区别，且无锥体外系不良反应。当用于治疗 PACU 中已发生的 PONV 时，1 mg 氟哌啶醇的疗效在给药后 4 h 和 24 h 与 4 mg 昂丹司琼相当，但患者镇静程度增加。

（4）甲氧氯普胺：一项纳入 3140 名患者的研究表明，25 mg 和 50 mg 的甲氧氯普胺可以显著降低 PONV 的发生率，但存在锥体外系症状的风险。

（5）奋乃静：是一种非典型抗精神病药和多巴胺受体拮抗剂。有限的数据表明，奋乃静可有效预防 PONV 且不会增加嗜睡或镇静风险，推荐使用剂量为静脉注射 5 mg。

（五）抗组胺药

（1）茶苯海明：可用于 PONV 的预防，但用于治疗 PONV 的最佳剂量、使用时间和不良反应目前尚不清楚。

（2）异丙嗪：在麻醉诱导时给予 25 mg 异丙嗪或 12.5 mg 异丙嗪联合 2 mg 昂丹司可有效降低中耳手术后 24 h 内的 PONV 发生率。对于已发生恶心、呕吐的患者，6.25 mg 异丙嗪即可产生较好的治疗效果。

（六）抗胆碱能药

透皮东莨菪碱可预防 PACU 和术后 24 h 内的 PONV。起效时间为 2～4 h，可在术前一天晚上开始使用。抗胆碱能药的不良反应较轻，最常见的是视觉障碍、口干和头晕。

（七）其他止吐药

（1）加巴喷丁：术前 1～2 h 口服加巴喷丁 600～800 mg 已被证明可降低 PONV 的发生。在腹腔镜胆囊切除术中，加巴喷丁可降低患者疼痛严重程度、吗啡总消耗量和 PONV 的发生。

加巴喷丁的主要缺点包括镇静、视力障碍、头晕和头痛。使用加巴喷丁时，应警惕与阿片类药物合用而加重的呼吸抑制风险。

（2）咪达唑仑：荟萃分析显示，在诱导时给予咪达唑仑后，与对照组相比，PON、POV 和 PONV 发生率降低。咪达唑仑联合其他止吐药的疗效优于单药治疗的效果。

（3）麻黄碱：手术切口附近肌注 0.5 mg/kg 麻黄碱可显著降低术后 3 h 的 PONV 发生率，止吐效果与肌注 0.04 mg/kg 氟哌利多 0.04 mg/kg 相当。麻黄碱对患者平均动脉压和心率的影响与安慰剂无明显差异，但对有冠状动脉缺血风险的患者应谨慎使用。

第六节　术后恶心呕吐的非药物预防措施

一、经皮穴位电刺激

刺激内关穴（PC6）可以显著降低术后恶心、呕吐及补救止吐药物的需求量。在预防恶心、呕吐方面，刺激 PC6 效果与甲氧氯普胺、环利嗪、丙氯拉嗪、氟哌利多、昂丹司琼和地塞米松等相当。此外，刺激双侧足三里穴（ST36）也可新竹降低 PONV 的发生率。

二、液体治疗

充足的液体是降低 PONV 风险的有效策略，这可以通过最大限度地减少围术期禁食禁饮时间或经静脉输液来实现。围术期补充晶体液（10～30 ml/kg）可降低 PONV 的发生风险以及急救止吐药的需求量。

三、碳水化合物负荷

许多快速康复路径（enhanced recovery pathway，ERP）中都包含了术前饮用含碳水化合物饮料的管理。但含碳水化合物饮料对 PONV 是否有影响仍有待进一步研究。

四、其他

研究表明，芳香疗法可以显著减少患者对救援性止吐药的需求，但对降低恶心、呕吐的严重程度无明显作用。在接受吸入麻醉剂且未使用预防性止吐药的患者中，吸入高浓度氧可减少恶心和呕吐。在全身麻醉下接受腹腔镜或乳房手术的女性患者中，咀嚼口香糖治疗 PONV 的效果并不劣于昂丹司琼。此外，抚触疗法、音乐等可能具有潜在的预防 PONV 的作用。

第七节 术后恶心呕吐治疗措施

据估计，在门诊手术中，大约 17% 的患者在出院后出现恶心，8% 的患者出现呕吐。当 PONV 预防失败时，患者应接受与 PONV 预防不同药理学类别的止吐治疗。与安慰剂相比，在 6 h 内重复使用同一类别的止吐药并不会带来额外的治疗益处。如果超过 6 h，如果没有其他可能的替代方案，给予第二剂 5-HT$_3$ 受体拮抗剂或丁酰苯。

在未接受 PONV 预防性治疗的患者中，5-HT$_3$ 受体拮抗剂如昂丹司琼和雷莫司琼是治疗 PONV 的一线药物。推荐治疗方案包括口服或静脉注射 4 mg 昂丹司琼，静脉注射 0.3 mg 雷莫司琼，静脉注射 0.1 mg 格拉司琼，静脉注射 0.5 mg 托烷司琼或静脉注射 6.25 mg 异丙嗪。静脉注射 5～10 mg 氨磺必利和 0.625 mg 氟哌利多也可用于 PONV 的治疗。联合多种止吐药治疗可能更有效地治疗已发生的 PONV。例如昂丹司琼＋氟哌利多＋地塞米松较昂丹司琼＋氟哌利多更有效；帕洛诺司琼＋地塞米松比单独使用帕洛诺司琼更有效。此外，30 μg/kg 咪达唑仑＋昂丹司琼优于单独使用昂丹司琼。目前，尚无 PONV 治疗的最佳联合用药方案，因此临床医生需谨慎考虑，联合治疗方案中使用的止吐药应从不同作用机制类别中选择。

参考文献

［1］ Apfel C C, Läärä E, Koivuranta M, et al. A simplified risk score for predicting postoperative nausea and vomiting: conclusions from cross-validations between two centers［J］. Anesthesiology, 1999, 91(3):693-700.

［2］ Apfel C C, Kranke P, Katz M H, et al. Volatile anaesthetics may be the main cause of early but not delayed postoperative vomiting: a randomized controlled trial of factorial design［J］. Br J Anaesth, 2002, 88:659-668.

［3］ Apfel C C, Philip B K, Cakmakkaya O S, et al. Who is at risk for postdischarge nausea and vomiting after ambulatory surgery［J］. Anesthesiology, 2012, 117:475-486.

［4］ Apfel C C, Kranke P, Eberhart L H. Comparison of surgical site and patient's history with a simplified risk score for the prediction of postoperative nausea and vomiting［J］. Anaesthesia, 2004, 59(11):1078-1082.

［5］ Leslie K, Myles P S, Chan M T, et al. Risk factors for severe postoperative nausea and vomiting in a randomized trial of nitrous oxide-based vs nitrous oxide-free anaesthesia［J］. Br J Anaesth, 2008, 101 (4):498-505.

［6］ Apfel C C, Heidrich FM, Jukar-Rao S, et al. Evidence-based analysis of risk factors for postoperative nausea and vomiting［J］. Br J Anaesth, 2012, 109:742-753.

［7］ Bhakta P, Ghosh B R, Singh U, et al. Incidence of postoperative nausea and vomiting following gynecological laparoscopy: a comparison of standard anesthetic technique and propofol infusion［J］. Acta Anaesthesiol Taiwan, 2016, 54(4):108-113.

[8] Schraag S, Pradelli L, Alsaleh A J O, et al. Propofol vs inhalational agents to maintain general anaesthesia in ambulatory and in-patient surgery: a systematic review and meta-analysis [J]. BMC Anesthesiol, 2018, 18 (1):162.

[9] Schaefer M S, Kranke P, Weibel S, et al. Total intravenous anaesthesia versus single-drug pharmacological antiemetic prophylaxis in adults: a systematic review and meta-analysis [J]. Eur J Anaesthesiol, 2016, 33:750-760.

[10] Apfel C C, Turan A, Souza K, et al. Intravenous acetaminophen reduces postoperative nausea and vomiting: a systematic review and meta-analysis [J]. Pain, 2013, 154:677-689.

[11] Ohkura Y, Haruta S, Shindoh J, et al. Effectiveness of postoperative intravenous acetaminophen (Acelio) after gastrectomy: a propensity score-matched analysis [J]. Medicine (Baltimore), 2016, 95:e5352.

[12] Scott M J, McEvoy M D, Gordon D B, et al. American Society for Enhanced Recovery (ASER) and Perioperative Quality Initiative (POQI) Joint Consensus Statement on optimal analgesia within an enhanced recovery pathway for colorectal surgery: part 2-from PACU to the transition home [J]. Perioper Med (Lond), 2017, 6:7.

[13] Bakri M H, Ismail E A, Ibrahim A. Comparison of dexmedetomidine and dexamethasone for prevention of postoperative nausea and vomiting after laparoscopic cholecystectomy [J]. Korean J Anesthesiol, 2015, 68:254-260.

[14] Guay J, Nishimori M, Kopp S L. Epidural local anesthetics versus opioid-based analgesic regimens for postoperative gastrointestinal paralysis, vomiting, and pain after abdominal surgery: a cochrane review [J]. Anesth Analg, 2016, 123:1591-1602.

[15] Radovanović D, Radovanović Z, Škorić-Jokić S, et al. Thoracic epidural versus intravenous patient-controlled analgesia after open colorectal cancer surgery. Acta Clin Croat, 2017, 56:244-254.

[16] Torgeson M, Kileny J, Pfeifer C, et al. Conventional epidural vs transversus abdominis plane block with liposomal bupivacaine: a randomized trial in colorectal surgery [J]. J Am Coll Surg, 2018, 227:78-83.

[17] Lee S H, Sim W S, Kim G E, et al. Randomized trial of subfascial infusion of ropivacaine for early recovery in laparoscopic colorectal cancer surgery [J]. Korean J Anesthesiol, 2016, 69:604-613.

[18] Zheng X, Feng X, Cai X J. Effectiveness and safety of continuous wound infiltration for postoperative pain management after open gastrectomy [J]. World J Gastroenterol, 2016, 22:1902-1910.

[19] Echevarría G C, Altermatt F R, Paredes S, et al. Intraoperative lidocaine in the prevention of vomiting after elective tonsillectomy in children: a randomised controlled trial [J]. Eur J Anaesthesiol, 2018, 35:343-348.

[20] Jun J H, Kim K N, Kim J Y, et al. The effects of intranasal dexmedetomidine premedication in children: a systematic review and meta-analysis [J]. Can J Anaesth, 2017, 64(9):947-961.

[21] Kamali A, Ahmadi L, Shokrpour M, et al. Investigation of ondansetron, haloperidol, and dexmedetomidine efficacy for prevention of postoperative nausea and vomiting in patients with abdominal hysterectomy [J]. Open Access Maced J Med Sci, 2018, 6:1659-1663.

[22] Choi Y S, Sohn H M, Do S H, et al. Comparison of ramosetron and ondansetron for the treatment of established postoperative nausea and vomiting after laparoscopic surgery: a prospective, randomized, double-blinded multicenter trial [J]. Ther Clin Risk Manag, 2018, 14:601-606.

[23] Paul A A, George S K, Ranjan R V, et al. Randomised control study of palonosetron versus dexamethasone in preventing postoperative nausea and vomiting following ear and nose surgeries under general anesthesia [J]. J Clin Diagn Res, 2018, 12(11):UC10-UC13.

门诊及手术室外的精确麻醉

［24］ Singh P M, Borle A, Panwar R, et al. Perioperative antiemetic efficacy of dexamethasone versus 5-HT$_3$ receptor antagonists: a meta-analysis and trial sequential analysis of randomized controlled trials［J］. Eur J Clin Pharmacol, 2018, 74(10):1201-1214

［25］ Parthasarathy P, Babu K, Raghavendra Rao R S, et al. The effect of single-dose intravenous dexamethasone on postoperative pain and postoperative nausea and vomiting in patients undergoing surgery under spinal anesthesia: a double-blind randomized clinical study［J］. Anesth Essays Res, 2018, 12(2):313-317.

［26］ Cortes-Flores A O, Jimenez-Tornero J, Morgan-Villela G, et al. Effects of preoperative dexamethasone on postoperative pain, nausea, vomiting and respiratory function in women undergoing conservative breast surgery for cancer: results of a controlled clinical trial［J］. European J Cancer Care. 2018; 27:e12686.

［27］ Kainulainen S, Lassus P, Suominen A L, et al. More harm than benefit of perioperative dexamethasone on recovery following reconstructive head and neck cancer surgery: a prospective double-blind randomized trial ［J］. J Oral Maxillofacial Surg, 2018, 76(11):2425-2432.

［28］ Smyla N, Eberhart L, Weibel S, et al. Amisulpride for the prevention and treatment of postoperative nausea and vomiting: a quantitative systematic review (meta-analysis)［J］. Drugs Future, 2019, 44:453.

［29］ Singh P M, Borle A, Makkar J K, et al. Haloperidol versus 5-HT3 receptor antagonists for postoperative vomiting and QTc prolongation: a noninferiority meta-analysis and trial sequential analysis of randomized controlled trials［J］. J Clin Pharmacol, 2018, 58:131-143.

［30］ Zorrilla-Vaca A, Marmolejo-Posso D, Stone A, et al. Perioperative dextrose infusion and postoperative nausea and vomiting: a meta-analysis of randomized trials［J］. Anesth Analg, 2019, 129:943-950.

［31］ Hines S, Steels E, Chang A, et al. Aromatherapy for treatment of postoperative nausea and vomiting［J］. Cochrane Database Syst Rev, 2018, 3:CD007598.

［32］ Darvall J N, Handscombe M, Leslie K. Chewing gum for the treatment of postoperative nausea and vomiting: a pilot randomized controlled trial［J］. Br J Anaesth, 2017, 118:83-89.

［33］ Swaro S, Karan D, Banerjee A. Comparison of palonosetron, dexamethasone, and palonosetron plus dexamethasone as prophylactic antiemetic and antipruritic drug in patients receiving intrathecal morphine for lower segment cesarean section［J］. Anesth Essays Res, 2018, 12:322-327.

［34］ Yoo J H, Kim S I, Chung J W, et al. Aprepitant in combination with palonosetron for the prevention of postoperative nausea and vomiting in female patients using intravenous patient-controlled analgesia［J］. Korean J Anesthesiol, 2018, 71:440-446.

［35］ Salman F T, DiCristina C, Chain A, et al. Pharmacokinetics and pharmacodynamics of aprepitant for the prevention of postoperative nausea and vomiting in pediatric subjects［J］. J Pediatr Surg, 2018, 21:21.

［36］ Geralemou S, Gan T J. Assessing the value of risk indices of postoperative nausea and vomiting in ambulatory surgical patients［J］. Curr Opin Anaesthesiol, 2016, 29:668-673.

［37］ Gustafsson UO, Scott MJ, Hubner M, et al. Guidelines for perioperative care in elective colorectal surgery: Enhanced Recovery After Surgery (ERAS®) Society Recommendations: 2018［J］. World J Surg, 2019, 43 (3):659-695.

［38］ Chiu C, Aleshi P, Esserman L J, et al. Improved analgesia and reduced post-operative nausea and vomiting after implementation of an enhanced recovery after surgery (ERAS) pathway for total mastectomy［J］. BMC Anesthesiol, 2018, 18:41.

［39］ Soffin E M, YaDeau J T. Enhanced recovery after surgery for primary hip and knee arthroplasty: a review of the evidence［J］. Br J Anaesth, 2016, 117(Suppl 3):iii62-iii72.

[40] Tan N L T, Hunt J L, Gwini S M. Does implementation of an enhanced recovery after surgery program for hip replacement improve quality of recovery in an Australian private hospital: a quality improvement study [J]. BMC Anesthesiol, 2018, 18:64.

[41] Macones G A, Caughey A B, Wood S L, et al. Guidelines for postoperative care in cesarean delivery: Enhanced Recovery After Surgery (ERAS) Society recommendations (part 3)[J]. Am J Obstet Gynecol, 2019, 221:247.e1-247.e9.

[42] Gemma M, Toma S, Lira Luce F, et al. Enhanced recovery program (ERP) in major laryngeal surgery: building a protocol and testing its feasibility[J]. Acta Otorhinolaryngol Ital, 2017,37:475-478.

门诊及手术室外的精确麻醉

名词索引

H

J

K

L

M

N

Y

Z